近代名医珍本医书重刊大系

（第三辑）

柳选四家医案评校

〔清〕柳宝诒　选按

潘华信　评校

天津出版传媒集团

天津科学技术出版社

图书在版编目（CIP）数据

柳选四家医案评校 /（清）柳宝诒选按；潘华信评校. -- 天津：天津科学技术出版社，2024.8

（近代名医珍本医书重刊大系. 第三辑）

ISBN 978-7-5742-1992-2

Ⅰ. ①柳… Ⅱ. ①柳… ②潘… Ⅲ. ①医案—研究—中国—清代 Ⅳ. ①R249.49

中国国家版本馆CIP数据核字（2024）第072988号

柳选四家医案评校

LIUXUAN SIJIA YIAN PINGJIAO

责任编辑：吴 頔 梁 旭

责任印制：兰 毅

出 版：天津出版传媒集团
天津科学技术出版社

地 址：天津市西康路35号

邮 编：300051

电 话：（022）23332392（发行科）23332377（编辑部）

网 址：www.tjkjcbs.com.cn

发 行：新华书店经销

印 刷：河北环京美印刷有限公司

开本 880×1230 1/32 印张12.25 字数244 000

2024年8月第1版第1次印刷

定价：89.00元

近代名医珍本医书重刊大系第三辑专家组

学术顾问： 李佃贵

中医策划： 黄樵伊　党　锋

学术指导： 罗　愚　李翊森　严冬松

整理小组： 董昌盛　王慧如　吴思沂　卢　曦　肖若男　瞿力薇

来晓云　郭　铭　王杰茜　杨竹青　宋美丹　李盈月

张　云　郭晋良　周　洁　杨守亲　张钊坤　陈瑞芬

吴文博　庞　颖

推荐文

中医药是我国劳动人民在长期防治疾病的实践中创造的独具特色的医学瑰宝，千百年来为中华民族的繁衍昌盛做出了不可磨灭的贡献。弘扬中医文化，传承国药精粹，使其更好地造福于民，是我们新时代中医药人的神圣职责和义务。

当前，中医药的发展正处在能力提升关键期，国际社会对中医药的关注度也在日益提升。近年来，党和国家领导人非常重视发挥中医药在对外交流合作中的独特作用，并对新时期中医工作做出重要指示：一是全新、明确地界定了中医药学在中华文化复兴新时期的关键地位，是“打开中华文明宝库的钥匙”；二是指出了深入研究和科学总结中医药学的积极意义，即“丰富世界医学事业、推进生命科学研究”；三是揭示了中医药学在国际文化交流与合作中的重要作用，即“开启一扇了解中国文化新的窗口，为加强各国人民心灵沟通、增进传统友好搭起一座新的桥梁”。

天津科学技术出版社有限公司和北京文峰天下图书有限公司共同打造的“近代名医珍本医书重刊大系”第三辑包含了多位中医名家代表作，如《俞介庵经验集》《临证心得》《蒲园医案》《柳选四家医案评校》《岭南儿科双璧》《鲟溪医论选研究》等。像赵献可、柯琴、唐容川、高学山、周学海、周慎斋等医家的代表作也囊括其中。

这些医家对中医发展、中医学术研究具有独特见地。时至今日，他们的学术思想和医案对临床及各类医学问题的研究仍具有重要参考和启迪作用。现将他们的经典医案和医论汇集整理重新出版，以为读者提供一份难得的了解、研究、继承中医的宝贵资料。

此系列丛书的出版，不仅具有示范意义，对全国中医药学术传承发展，也将起到积极的推动作用。且该丛书的点校与出版，并非单纯的医史研究，也非单纯的文献整理点校，而是有着很专业的实用价值。在阅读过程中，读者可以与这些医家的思想碰撞，产生火花。欣慰之余，愿为之推荐。

名老中医药专家学术经验继承工作指导老师

李佃贵

2023年1月16日

序　言

“近代名医珍本医书重刊大系”具有包含医家更多，选取品种更全、更具代表性，梳理更细致，点校者权威等特点。在第一、二辑的基础上，第三辑继续扩充多位中医名家代表作，共计22个品种，不仅包括《俞介庵经验集》《临证心得》《蒲园医案》《柳选四家医案评校》《岭南儿科双璧》《鲟溪医论选研究》等作品，而且还包含了赵献可、柯琴、唐容川、高学山、周学海、周慎斋等医家的代表作。

这次点校着重以中医传统理论结合著者学术经验予以诠解，汇辑各家注解，但不为古人注释所囿，联系所论的因、证、治疗等加以阐论和分析，凭证论治，论证用药。这套书深挖中华医藏，系统梳理多位中医名家代表作，可以为中医研究者提供坚实的文献研究基础，承前启后，为复兴中医药文化、提升中医药社会地位提供理论基础；也进一步贯彻了新时期中医工作重要指示精神：全新、明确地界定了中医药学在中华文化复兴新时期的关键地位，是“打开中华文明宝库的钥匙”。

“近代名医珍本医书重刊大系”是目前最系统地甄选多位中医名家代表作的系列丛书，特聘国医大师李佃贵指导，并邀请当今的中医名家、青年临床医师加入，进行严谨的点校重刊，旨在为研究中医药知识提供理论基础，传承发展祖国中医药文化。

全景脉学创始人

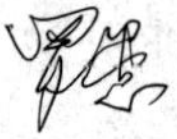

2023年2月11日

目　录

静香楼医案上卷

静香楼医案下卷

继志堂医案上卷

继志堂医案下卷

环溪草堂医案上卷

环溪草堂医案中卷

环溪草堂医案下卷

爱庐医案

评选静香楼医案两卷

此案为尤在泾先生所著。先生名怡，字在泾，自号饲鹤山人，江苏长洲县人。邃于医学，于仲景书尤能钻研古训，独标心得。时吴下以医名者如叶氏桂、徐氏大椿、王氏子接，均煊耀一时，先生与之联镳接轸，辉映后先，于医道中可谓能树一帜者。所著有《伤寒论贯珠集》《金匮心典》《医学读书记》，均刊行，唯此案未经授梓，其附刻于《读书记》后者，仅有三十余条，非全本也。此本为吾邑吴氏所抄藏，咸丰兵燹后，诒于詹文桥张氏斋头见之，假归抄录，复就其中选精粹者，得十之五，评录如左，分上下两卷。窃念近时医学荒废，其简陋剽袭、毫无心得者无论已，间有钻研古籍、不知通变者，动辄以仲景为家法，而咎今人不能用古方，目为庸陋，其实古方今病，往往枘凿不相入，执而用之，偾事者多矣。及读先生此案，而不觉憬然有悟也。先生博极群籍，尤服膺仲景之书，所著《伤寒论》《金匮》两注，上溯仲景心传，独抒已见，读其书者，无不知先生之于仲景，不啻升其堂而入其室已。乃观此案，论病则切理餍心，源流俱澈，绝不泛引古书；用药则随证化裁，活泼泼地，从不蹈袭成方，可见食古期乎能化，裁制贵乎因时，彼徒执古书者，不且与王安石之《周官》，房琯之车战，其弊适相当哉！是故读他人之案，有不用古方者，或犹疑其服古未深，未能得力于仲景也，若先生则读书不可谓不多，用功不可谓不切，其沈酣于仲景之书，尤不可谓其不深，乃其论病之平易近情也如是，立方之妥帖易施也如是，是则此案不第为治病之良规，并可为读古之心法已。用书之以审后之读此案者。

光绪二十六年庚子二月下旬　江阴后学柳宝诒识

静香楼医案上卷

长洲 尤怡在泾 著

内伤杂病门

1.阴亏于下，阳浮于上，服八味丸不效者，以附子走窜不能收纳耳，宜加减法。

桂都气丸

【**诒按**】议论精细，可为用药者开一悟境。

【**潘评**】“阴亏”两字极宜讲究。阴亏火旺、厥阳独亢为阴亏，阴血不足，阴精亏损亦为阴亏，历来诸贤各有发明，未可划一而论，贸然骤进寒凉。如朱丹溪治阴虚证，虽大抵不离知、柏，然每兼以扶养精血之品，阴血虚而相火盛者，主以四物汤加知柏，阴精虚而相火旺者，主以大补阴丸，其学验垂为圭臬，有明诸家辄矜式之。晚明张介宾注重阳气著称于世，亦以真阴为立论之本，撰《真阴论》阐发详明，所谓“不知此一阴字，正阳气之根也”，幸勿以汲汲温阳印象模糊之说概括其旨。《景岳全书》：“凡虚损之由……无非酒色、劳倦、七情、饮食所致，故或先伤其气，气伤必及于精，或先伤其精，精伤必及于气，但精气在人无非谓之阴分，盖阴为天一之根，形质之祖，故凡损在形质者，总曰阴虚，此大目也。”张氏谓损证无不伤及形质，皆为阴虚之病，与现今所称之阴虚，又相径庭，其范围颇广，非仅就虚热证言，其证有“无火、无水”之别，曾曰：“人知阴虚唯一，而不知阴虚有二，如阴中之水虚，则病在精血；阴中之火衰，则病在神气。”与赵献可《医贯》所称“阴虚有二，有阴中之水虚，有阴中之火虚”如出一辙，盖或非张、赵独议，当时医风使然也。景岳论治阴虚，总以甘补为主，惯用熟地、枸杞、当归、山萸、杜仲等；阴中火衰者，杂以人参、鹿角胶、附子等；阴中水亏者，益入生地、麦冬、沙参、芍药等；其学验深有影响于清代诸家。本案所云“阴亏于下，阳浮于上”，指精血不足于下，虚阳浮越于上，然非格阳、戴阳重证，无厥脱之虑，非回阳救逆之治，附子雄刚助火，断非所宜，故而不效。改六味丸、五味滋阴敛摄为主，佐入肉桂一味，引火归原，所谓据其窟宅而招之。总之，其法亦景岳余绪可知耳。

2.肝阳盛，肝阴虚，吸引及肾，肾亦伤矣。益肝体，损肝用，滋养肾阴，俾水木相荣，病当自愈。

生地　白芍　小蓟　赤芍　当归　血余　丹皮　阿胶　甘草　茅根

【诒按】此必因肝火而见血者，故方药如此。

【潘评】属景岳所称阴中水亏之证。

3.左关独大，下侵入尺，知肝阳亢甚，下吸肾阴，阴愈亏，则阳益张矣。滋水清肝，乃正法也。

知柏八味丸　加天冬　龟板　杞子

【诒按】方中似宜再增清肝之品。

4.阴不足者，阳必上亢而内燔，欲阳之降，必滋其阴，徒恃清凉无益也。

生地　知母　甘草　黑栀　麦冬　元参　丹皮　地骨皮

【诒按】案语精粹，有名隽气。

5.肾精不足，肝火乘之，故有筋挛骨痿，耳窍二阴气出

等证，夫肝火宜泄，肾精宜秘，于一方之中，兼通补之法，庶几合理，然非旦夕所能奏功也。

生地　川楝子　茯苓　阿胶　丹皮　女贞子

【诒按】论病深中肯綮，方中可增白芍、牡蛎。

6.肝阴不足，肝火偏胜，伤肺则咳，自伤则胁痛。

阿胶　兜铃　丹参　炙草　归身　白芍　玉竹　川斛

【诒按】既有胁痛见症，似当兼与通络清肝，宜加丹皮、山栀、青皮、橘络、旋覆等味。

【潘评】古人治劳嗽常用阿胶，此方即补肺阿胶汤之变法。今日临床治嗽绝少用之，间投者以止血为主，尚须少痰、无痰，已非古人补阴初衷，盖古今用药习惯之不同耳。本案有胁痛，即叶桂所称络病，用仲景旋覆汤为主治，《临证指南》中颇多见之，故柳氏按有宜加旋覆等味之说。

7.咯血胁痛，项下有核，脉数恶热，咽痛便溏，此肝火乘脾之证。反能食者，脾求助于食，而又不能胜之，则痞耳。治在制肝益脾。

白芍　茯苓　川连　牡蛎　炙草　木瓜　益智　阿胶

【诒按】论病明快，方中拟加丹、栀、夏枯草。

【潘评】柳按谓可加入丹、栀、夏枯，值得商榷。劳损而致便溏，中土已惫，断无寒凉之理，矧山栀滑利，可增泄泻，恐火未得戢而根本先拨耳。玩味尤治，颇称允当，酌加山药、沙参之类育养脾阴，一固砥柱，二清浮火，不知有当高明否？

8.饮食既少，血去过多，阴气之伤，盖已甚矣。兹复

忧劳惊恐，志火内动，阴气益伤，致有心烦、体痛、头痛等症，是当滋养心肝血液，以制浮动之阳者也。

生地　石斛　麦冬　丹皮　元参　知母　茯苓　甘草

【诒按】肝阴既亏，肝火上炎，宜再加归、芍，以滋养之，羚羊、菊、栀以清泄之。

【潘评】本案专主甘寒养阴，于凉肝泻火一层似少理会，柳按极是，加入羚、菊最为合拍。现今羚羊专作平肝息风用，不知其清热之功独擅胜场，此金元前医方多作记载，足资证明。柳按借作清泄，盖古意勿替耳。

9.肝藏失调，侵脾则腹痛，侮肺则干咳，病从内生，非外感客邪之比，是宜内和藏气，不当外夺卫气者也。但脉弱而数，形瘦色槁，上热下寒，根本已漓，恐难全愈。

归身　白芍　炙草　茯苓　桂枝　饴糖

【诒按】此内补建中法，宜于腹痛，而不宜于干咳，宜加清肝保肺之味，乃为周匝。

【潘评】腹痛多阳虚，干咳主阴亏，故有上热下寒见症，兼治非易。《灵枢·邪气藏府病形》：“阴阳形气俱不足，勿取以针，而调以甘药。”此尤氏所依托，如柳按云宜加清肝，恐苦寒增腹痛，亦无补止嗽，按证须加润肺之品，如米炒南、北沙参、蜜炙枇杷叶之类为妥。

10.形盛脉充，两尺独虚，下体麻痹，火浮气急，此根本不固。枝叶虽盛，未足恃也。

熟地　山药　沙苑　杞子　丹皮　茯苓　桑葚　牛膝

【诒按】如此脉证，似可参用肾气法，以温摄之。

11.真阳以肾为宅，以阴为妃，肾虚阴衰，则阳无偶而荡矣，由是上炎则头耳口鼻为病，下走则膀胱二阴受伤。自春及秋，屡用滋养清利之剂，欲以养阴，而适以伤阳，不能治下，而反以戕中。《内经》所谓“热病未已，寒病复起”者是也。鄙意拟肾气丸，直走少阴，据其窟宅而招之，同声相应、同气相求之道也。所虑者病深气极，药入不能制病，而反为病所用，则有增剧耳。

肾气丸

【**诒按**】立论透切，医案中仅见之作。

【**潘评**】不讲明具体症状，令人难以领会其治方妙谛，谅大抵是火热见症，上则头面诸窍，下则膀胱二阴，然既是火热，桂、附总难入口，故尤氏亦有增剧之忧。叶桂发明九窍不和证治，或与此案相类，只用甘凉甘平濡润之品育养胃阴，能收潜移默化之功，而无气火增剧之弊，洵为得当之法，然叶、尤同时，谅未之借鉴耳。

12.真阳气弱，不荣于筋，则阴缩；不固于里，则精出；不卫于表，则汗泄。此三者，每相因而见，其病在三阴之枢，非后世方法可治。古方八味丸，专服久服，当有验也。

八味丸

【**诒按**】见识老到，议论明确，此为可法可传之作。

【**潘评**】本案用附、桂，可师可法，前证投肾气，是以药试病。

13.胃寒背冷，食入则倦，喜温恶清。以背为阳位，胃为阳土，土寒而食不运，阳伤则气不振也。治宜温养阳气。

人参　桂枝　益智仁　厚朴　炮姜　茯苓　炙草　白术

【诒按】此温中和气、平正通达之方。

14.中气虚寒，得冷则泻，而又火升齿衄，古人所谓胸中聚集之残火，腹内积久之沉寒也。此当温补中气，俾土厚则火自敛。

四君子汤　加益智仁　干姜

【诒按】议病立方，均本喻氏。近时黄坤载亦有此法。

【潘评】金元前医方多寒温错杂之剂，乌、附、姜、桂与羚、膏、寒水、芩、连等合用，概不少见。古风淳朴，按症置药，是为尚实之治。宋后诸子，各逞私见，或主寒凉，或狃温补，习俗相沿，去古渐远，遂不知唐宋医药偏杂之三昧矣。如本案证情，恐非用古法不效，治病须立足证候，不能从固有臆想出发。自清以后，医学又崇尚王道，辄持四君、六君辈应付一切复杂病证，本案见其一斑，盖薛立斋之遗绪，医学之亦一偏也。

类中门

1.类中偏左，于法为逆，犹幸病势尚轻，可以缓图取效。原方补少通多，最为合理，唯是阳脉则缓，阴脉则急，所以指节能屈不能伸，此亦病之关键处，不可忽也。《经》云："肝苦急，宜食甘以缓之。"于前方中，增进阴药之甘润者一二，更为美备。

人参　茯苓　半夏　白术　炙草　橘红　麦冬　竹沥　姜汁

【诒按】此六君加麦冬、竹沥、姜汁也。

【潘评】中风一证，金元诸子颇多发挥，河间主心火，东垣主气虚，丹溪主痰热，各有所谓，于内风证治俱有建树，而外风极少顾及，似当时绝无真中一证，使明清医家罕识古方大小续命之旨，唯喻西昌竭力称道侯氏黑散，妄生填窍曲说，言辞虽周详，终难令人信服。其实西北高寒，非无真中，古方不可废也，彼地医者，近来海上，犹每每道及之。又唐宋医家于内风亦非一无倡明，孙思邈于《千金方》中极其注重痰热两字，立方竹沥、荆沥汤治之，谆言风入主热，必循此法治疗，其论与刘河间心火说相合，其治被丹溪窥破，广为应用，后人皆以为朱氏发明，不复知《千金》为刘、朱之嚆矢也。本案用六君，乃系宋人《局方》，竹沥、姜汁即是《千金》竹沥汤大意，总属唐宋风范，案中加入麦冬一味，虽是尤氏新意，亦属东垣余绪，李氏著中屡屡可见耳。

【再诊】加当归。

脉虚而涩，左半手足麻痹，食不知味，此气血不能运行周体，乃类中之渐也。

桂枝　茯苓　归身　半夏　炙草　黄芪　天麻　首乌

【诒按】滋养疏化，虚实兼到。

2. 内风本皆阳气之化，然非有余也，乃二气不主交合之故。今形寒跗冷，似宜补阳为是，但景岳云："阳失阴而离

者，非补阴无以摄既散之元阳。”此证有升无降，舌绛牵掣，喑不出声，足躄不堪行动，当与河间肝肾气厥同例，参用丹溪虎潜法。

熟地　萸肉　牛膝　锁阳　虎骨　龟板

【诒按】持论明通，立方简当。

【潘评】河间地黄饮子治喑厥风痱，当是中风之后，肝风痰热已息，虚象毕呈，始可用之，盖滋养之剂也，实与治风无涉。其方非河间所立。《圣济总录》有载，称地黄饮，治风后肢体弛废，喑厥口噤，借以滋养精血，恢复体用，或专作治风通剂，虚虚实实，鲜有不偾事矣。

【再诊】地黄饮子，去附子，加鹿鞭子，煎胶打丸。

3.热风中络，口歪舌蹇，咽痛，治以清滋。

羚羊角　元参　钩藤　甘菊　甘草　石菖蒲　生地　竹沥

【再诊】生地　阿胶　麦冬　知母　贝母　甘菊　甘草　元参

【三诊】咽喉干痛，滋清不愈，宜从降导。

肾气丸　淡盐汤送下

【诒按】先清之，继滋之，终用引火下行之法。步伐井然，凌躐急功者，可取法焉。

【潘评】本案先后三大治法可资借鉴，初起平肝息风、清热化痰，继以养阴清热、廓清余氛，复以培养肝肾、引火归原。进退有序，井然不紊，亦治风之一定规程，不可僭越。以药测证，谅无肢体瘫痪，仅见浮火见症，是风证之轻者，故不用地黄饮子，主在养阴，然三诊时咽喉干痛，是液涸无以上承，滋阴大法当始终不移，缪希雍所谓阴无骤补之理是也。今滋清不愈，换用肾气法，虽用淡盐汤，说来头头是道，于证大背，恐厥火大炽，前功尽弃，幸未可轻率尝试也。

4.方书每以左瘫属血虚，右痪属气虚。述频年已来，齿疼舌赤，常有精浊，纳谷如昔，卒然右偏肢痿，舌强口㖞语謇，脉浮数动，此乃肝肾两虚，水不涵木，肝风暴动，神必昏迷，河间所谓肝肾气厥、舌喑不语，足痱无力之证。但肾属坎水，真阳内藏，宜温以摄纳，而肝脏相火内寄，又宜凉以清之，温肾之方，参入凉肝，是为复方之用。

地黄饮子去桂附　加天冬　阿胶

【**诒按**】即古法而化裁之，参详脉证，斟酌尽善。

【**潘评**】中风卒起，水亏火炽，断无用地黄饮子之理，况脉浮动数，俱是实邪热象，柳按“参详脉证，斟酌尽善”，不知所据何出？尽属溢美之词。皆不悉地黄饮子古人用法，未究其理，盲目习用，成为格套，即徐大椿之所谓耳食之徒也。本治虽去桂附，蓉、戟终是温热，于证不合，一味天冬清热养阴，无能为力矣。

5.寒热后，邪走手少阴之络，猝然不语，肩背牵引不舒，宜辛以通之。

菖蒲　远志　甘草　木通　当归　丹皮　丹参　茯苓

【**诒按**】方法轻灵，恰合余邪入络治法。

6.脉濡，按之则弦，右肩及手指麻木，两腿酸痒，难以

名状，此脾饮肝风，相合为病，乃类中之渐，不可不慎。

首乌　天麻　刺蒺藜　羚羊角　炙草　茯苓　半夏　白芍　丹皮　广皮　姜汁和竹沥泛丸

【诒按】以二陈、姜汁、竹沥除痰饮，以丹、芍、羚、蒺、首乌、天麻治肝风，两层俱到，就见证论，归身、牛膝、橘络亦可加入。

【潘评】治风用首乌乃是古法，《圣济总录》何首乌方（首乌、牛膝）："治风脚软，腰膝疼，行履不得，遍身瘙痒。"可见尤氏用药渊源有自，读书所得，然既曰"脾饮、肝风相合为病"，于脾饮似少顾及，宜加入指迷茯苓丸，最是贴切实效。

痿痹门

1.脉虚而数，两膝先软后肿，不能屈伸，此湿热乘阴气之虚而下注，久则成鹤膝风矣。

生地　牛膝　茯苓　木瓜　丹皮　薏仁　山药　萸肉　泽泻　萆薢

【诒按】正虚着邪，故补散宜并用，湿而兼热，故滋、燥不可偏，此以六味治阴虚，增入牛膝、木瓜、薏仁、萆薢以除湿热，所谓虚实兼顾也。

内风门

【潘评】前有类中门，此又设内风门，类中属内风，只内风范围稍大而已。内风、类中宜与外风、真中对待讲，今类中，内风分立门户，反使读者胸不了了。及观内风门具体证治，大抵属肝阳化风，而未成中风者，即《临证指南》中“肝风”“眩晕”等门类是也。

1.肢麻头晕，此肝病也，便溏食减，脾亦病矣，宜节劳养气，毋致风动为佳。

羚羊角　白术　刺蒺藜　茯苓　炙草　天麻　白芍　广皮

【诒按】肝脾两治，方法周到。

【潘评】肝脾两治之中，尤氏之治侧重在肝，《临证指南》肝风门席案，与本案相类，治疗则重在脾。并称“气愈伤，阳愈动”，“法当甘温益气，攻病驱风，皆劫气伤阳，是为戒律”，用参、芪为主。病机相合，治疗俨然两大法门，先贤成法，不可泥执，只在善读书人据证灵活动用。

2.眩晕呕恶，胸满，小便短而数，口中干，水亏于下，风动于上，饮积于中，病非一端也。

羚羊角　细生地　钩藤　天麻　茯苓　广皮　半夏　竹茹

【诒按】病非一端，方却打成一片，非熟于制方之义者不能，拟再增生牡蛎。

【再诊】前方去生地加麦冬

【三诊】人参　茯苓　麦冬　羚羊角　天麻　半夏　炙草　石斛　广皮

3.肝阴不足，则火动生风，脾失健运，则液聚成痰，调理肝脾，当渐愈也。

半夏　茯苓　广皮　钩藤　生地　竹沥　麻仁汁

【诒按】案属通论，方中宜加用白芍，方能顾到肝经。

【再诊】和养中气。

人参　陈皮　生谷芽　石斛　茯苓　木瓜

4.肝阳化风，逆行脾胃之分，胃液成痰，流走肝胆之络，右腿麻痹、胸膈痞闷所由来也。而风火性皆上行，故又有火升、气逆、鼻衄等证，此得之饥饱劳郁，积久而成，非一朝一夕之故也。治法清肝之火，健脾之气，亦非旦夕可图已。

羚羊角　广皮　天麻　甘草　枳实　半夏　茯苓　白术　麦冬

【诒按】持论明通，立方周匝，看似平淡无奇，实非老手不办。亦当加入白芍。

【潘评】于今则用半夏白术天麻汤加减，尤氏称非旦夕可图，羚羊似无久服之可能。肝旺火炽者，酌加寒凉酸甘之品，于肝阳及痰皆有所兼及。

5.此肝风挟痰上逆之证，肢冷自汗，有似阳脱，实非脱也。目与唇口牵引，时复歌笑，治宜先却邪气，而后养正。

羚羊角　白茯苓　竹茹　郁金　半夏　甘草　钩藤　橘红

【诒按】治法得当。时复歌笑，是心脏受邪之象，菖蒲、远志、胆星、清心牛黄丸之类，均可选入。

6.肝属风木，性喜冲逆，其变动为振摇强直，其治法宜柔木息风。

细生地　钩藤　归身　茯苓　阿胶　天麻　羚羊角　山药　柏子仁　刺蒺藜

【诒按】此方可加木瓜、白芍。

7.脾失运而痰生，肝不柔而风动，眩晕食少所由来也。

白术　天麻　首乌　广皮　半夏　羚羊角　茯苓　钩藤

【诒按】案语简练，方亦纯净。

【潘评】首乌养血祛风，古法惯用，然于痰湿之体，总有顾忌，虑滋养未效，先增碍食、呕恶。

8.四肢禀气于脾胃，脾胃虚衰，无气以禀，则为振颤，土虚木必摇，故头晕也。

归芍六君子汤　加黄芪　天麻

【诒按】案语说理朴实，立方以扶正为主，似宜再加息风之品，其所加之黄芪，恐非肝风升动者所宜。

9.木旺乘土，土气不宣，痰涎郁聚，传走经络，故头旋脚弱，有似虚象，实则未可徒补也。

首乌　橘红　茯苓　薏仁　木瓜　钩藤　刺蒺藜　半夏　炙草

【诒按】首乌似嫌其涩，不如用生于术为妥，拟再加牛膝、竹沥、姜汁。

【潘评】要把握得住木摇由土虚引起，则参、芪可以放胆投用，培土即所以抑木也，东垣、石山、景岳、天士皆作如是观。

神志门

1.骤尔触惊，神出于舍，舍空痰入，神不得归，是以有恍惚昏乱等证。治当逐痰，以安神藏。

半夏　胆星　钩藤　竹茹　茯神　橘红　黑栀　枳实

【诒按】叙病如话如画，此等方案，非有切实功夫者不能，所谓成如容易却艰辛也。

【潘评】触惊神昏之证，逐痰固为重要，重镇之药如珍珠、磁石、琥珀之类亦不可缺，所谓惊者平之是也。前程门雪先生擅用淮小麦，养心安神亦可加入。唯神志为病，“释情遣疾”者为上工，此《千金》不朽名言，后唯张从正于此独擅胜场。《儒门事亲》中颇多阐发，盖以五行相胜之理，诱情制情，以平其有余，所谓：“悲可以治怒，以怆恻苦楚之言感之；喜可以治悲，以谑浪亵狎之言娱之；恐可以治喜，以迫遽死亡之言怖之；怒可以治思，以污辱欺罔之言触之；思可以治恐，以虑彼志此之言夺之。”理宗《内经》，引申有致，不无临床借鉴意义。如临床心理咨询门诊，常有以情易情病例见诸报端，与古法不谋而合，因知先贤所论确具实用价值，未可等闲视之也。

2.惊悸易泄，腰疼足软，有似虚象，而实因痰火，盖脉

不弱数，形不枯瘁，未可遽与补也。

半夏　炙草　秫米　橘红　茯苓　竹茹　远志　石菖蒲

【**诒按**】此秫、夏合温胆加味也，认证既确，立方自然入彀。

【**潘评**】尤案称是痰火，实乃痰湿为祟，所见诸虚象，皆可由痰湿引起，所谓大实如羸状。然苔必腻，脉谅濡滑，借以为据，后有此等用药也。

3.搐搦厥逆，合目则发，此肝胆痰热，得之惊恐，病名痫厥。

半夏　橘红　竹茹　胆星　炙草　石菖蒲　枳实　茯苓。

【**诒按**】痰火之邪，因惊恐直犯肝胆，故见症如此。卧则阳气入于阴，合目则发，是阳气扰动阴脏，致痰猝发而病作也。方中拟加羚羊角、黄连。

【**潘评**】本证属肝火痰热，用药与前案相类，殊令人不解，诒按绝妙，直中肯綮，羚羊必用，黄连宜胡。

4.骤惊恐惧，手足逆冷，少腹气冲即厥，阳缩汗出。下元素亏，收摄失司，宜乎助阳以镇纳。第消渴、心悸，忽然腹中空洞，此风消肝厥见象，非桂附刚剂所宜。

炒黑杞子　舶茴香　当归　紫石英　细辛　桂枝

【**诒按**】风消肝厥之证，当于温养中，佐以滋阴，方中细辛一味，不识何意，愚意再加牛膝、白芍、牡蛎。

【**潘评**】尤治颇佳，是唐人方遗意，温润益精，辛甘化阳。宋前制，于温养填精药中每伍入细辛、防风等，借辛味开发，宣通气液，其补遂为通补，殆即本方入细辛之义欤？

5.肝火挟痰上逆，为厥癫疾。

半夏　钩藤　茯苓　枳实　广皮　竹茹　郁金　羚羊角

【**诒按**】方极清稳。

痰饮门

【**潘评**】痰饮与咳喘各立门户，然痰饮属病机，咳喘系症状，原未可同量齐观，清代医方历来如此分类，令学者混淆。痰饮是水气阴邪，射肺则为咳逆倚息，仲景有温药和之治疗大意，其骤发者青龙汤为主，迁延者苓桂术甘为主，缓以图本用肾气丸，亦上中下三焦受饮之不同方法，后人治饮大致未越此藩篱。

1.肺饮。

紫菀　半夏　桑皮　白前　杏仁

【**诒按**】饮邪在肺，不及于胃，故专用肺药。

2.饮邪射肺为咳。

半夏　杏仁　干姜　北五味　白芍　炙草　茯苓　桂枝

【**诒按**】此治饮正法也。

3.秋冬咳嗽，春暖自安，是肾气收纳失司，阳不潜藏，致水液变化痰沫，随气射肺，扰喉喘咳，不能卧息，入夜更重，清晨稍安。盖痰饮乃水寒阴浊之邪，夜为阴时，阳不用事，故重也。仲景云："饮病当以温药和之。"《金匮》饮

门·短气倚息一条，分外饮治脾、内饮治肾，二脏阴阳含蓄，自然潜藏固摄。当以肾气丸方，减牛膝、肉桂，加骨脂以敛精气，若以他药发越阳气，恐有暴厥之虑矣。

肾气丸减牛膝　肉桂　加补骨脂

【**诒按**】此案推阐病原，极其精凿。

4.往昔壮年，久寓闽粤，南方阳气易泄，中年以来，内聚痰饮，交冬背冷喘嗽，必吐痰沫，胸脘始爽，年逾六旬，恶寒喜暖，阳分之虚，亦所应尔。不宜搜逐攻劫，当养少阴肾藏，仿前辈水液化痰阻气以致喘嗽之例。

肾气丸减牛膝　肉桂　加北五味　沉香

【**诒按**】议论明确，立方亦报精当。

5.久遗下虚，秋冬咳甚，气冲于夜，上逆不能安卧，形寒足冷，显然水泛而为痰沫，当从内饮门治，若用肺药则谬矣。

桂枝　茯苓　五味　炙草　白芍　干姜

【**诒按**】古人云："内饮治肾。"据此证情，似可兼服肾气丸，以摄下元。

【**潘评**】饮邪致喘，就临床所见，亦有虚实之辨，大抵春、秋间突然发病者属实，当用肺药，如大、小青龙汤之类；久饮而致动辄气促者属虚，当敛摄，如肾气、桂味都气、参蛤之属。然亦有新病暴发而元气欲漓、久喘本亏而痰实蕴阻者，又不可一概而论。古人内饮治肾，用肾气丸，外饮治脾，叶桂用外台茯苓饮，论理如此，而临床内、外饮殊难剖别，治疗亦自笼统也。

6.肝风与痰饮相搏，内壅脏府，外闭窍隧，以致不寐不饥，肢体麻痹。迄今经年，脉弱色悴，不攻则病不除，攻之则正益虚，最为棘手。

钩藤　菖蒲　刺蒺藜　远志　竹沥　郁金　胆星　天竺黄

另指迷茯苓丸临卧服

【**诒按**】病属难治，而立方却周匝平稳，非学有本原者不能办此。

7.肝阳因劳而化风，脾阴因滞而生痰，风痰相搏，上攻旁溢，是以昏晕体痛等证见也。兹口腻不食，右关微滑，当先和养胃气，蠲除痰饮，俟胃健能食，然后培养阴气，未为晚也。

半夏　秫米　麦冬　橘红　茯苓

【**诒按**】审察病机，以为立方步伐，临证者宜取法焉。

【**潘评**】《经》云："阳气者烦劳则张。"因劳倦而致肝阳鸱张，化风掀扰。"脾阴因滞而生痰"句值得推敲，刘完素云："五脏六腑、四肢百骸受气皆在于脾胃，土湿润而已。"朱丹溪称："脾具坤静之德，而有乾健之用。"胡慎柔曰："脾胃润，使津液四布，百骸通泽。"皆言脾土本气主湿润，即为脾阴概念，亦可理解为脾之本体，故脾土之生理功能如运化水谷、生化输布精微、统摄血液等皆不离脾阴之为根蒂。尤氏本案言脾阴滞而生痰，指脾阴湿润有余，滋生痰湿，临床惯称脾阳或脾气不足，水化为痰，不以脾阴滋滞相称，然两者一也。本案种种见症，皆是痰湿为祟，故持化痰为先，然肝阳化风不离热象，佐以麦冬监制，亦所谓“培养阴气”之试探也。

咳喘门

1.风热不解，袭入肺中，为咳为喘，日晡发热，食少体倦，渐成虚损，颇难调治。勉拟钱氏阿胶散，冀其肺宁喘平，方可再商他治。

阿胶　茯苓　马兜铃　薏米　杏仁　炙草　糯米　芡实

【再诊】青蒿　丹皮　鳖甲　茯苓　石斛　甘草　归身　广皮　白芍

【诒按】此正虚而兼感外邪之证，乃内伤挟外感病也。

2.久嗽脉不数，口不干，未必即成损证，此为肺饮，郁伏不达故也。

厚朴　煨姜　桑皮　杏仁　广皮　甘草　半夏

【诒按】此属饮寒伤肺，乃内因之实证也。

【潘评】既称“肺饮”，当列入前痰饮门中为妥。

3.体虚邪滞，肺络不清，脉弦而细，幸不数耳。

沙参　桑叶　杏仁　茯苓　马兜铃　贝母　甘草　粳米

【诒按】案语得看病之窍，最宜留意。

4.肺阴不足，肺热有余，咳则涕出，肌体恶风，此热从窍泄，而气不外护也。他脏虽有病，宜先治肺。

阿胶　贝母　沙参　马兜铃　杏仁　茯苓　炙草　糯米

【诒按】此等证虚实错杂，若粗工为之，或与疏散，或与补涩，均足致损。

5.肺病以中气健旺能食便坚为佳，兹喘咳已久，而大便易溏，能食难运，殊非所宜。诊得脉象与前无异，但能节饮食，慎寒暖，犹可无虞。

沙参　贝母　炙草　杏仁　薏仁　橘红　枇杷叶

又丸方：六味丸加五味子　肉桂

【诒按】不刊之论，读者最宜记好。

6.咳嗽，食后则减，此中气虚馁所致，治宜培中下气法。

人参　半夏　粳米　南枣　麦冬　炙草　枇杷叶

【诒按】此证不甚多见，学者须记之。

【潘评】此证临床间或见之，大抵因中虚引起，治以甘药，阳虚者建中汤为主，阴亏者麦门冬汤为主。然临床每见症不纯，寒热错杂，殊难贸然言阴虚、阳虚，尤氏本案即此等证治。所谓下气即枇杷叶一味，乃薛枕晚明缪希雍之学，《临证指南》中亦颇多见之，盖距缪氏不远沿循其辙故也。

7.久嗽便溏，脉虚而数，脾肺俱病，培补中气为要，恐后泄不食，则瘦削日增也。

人参　白芍　扁豆　薏仁　广皮　茯苓　炙草　山药（蜜炙）　炮姜炭

【诒按】此亦脾肺两治之法，较前数方为切实，亦以此证中气虚寒，无咽干、溺涩等虚热亢炎之症，故用药稍可着力耳，然欲求效难矣。

8.阴虚于下，阳浮于上，咳呛火升，甚于暮夜，治肺无益，法当补肾。

熟地　杞子　天冬　白芍　茯苓　山药　丹皮　龟板

【**诒按**】此方即胡桃、五味，均可加入。

【**潘评**】咳喘属内伤者，大抵可分为阳虚、阴虚两种，阳虚者为痰饮，阴虚者为燥嗽。痰饮以温药和之，温煦阳气、蠲化阴邪；燥嗽以润药滋之，润其阴津、湿化燥痰。历来于燥嗽证治似少剖析明白，令后学印象模糊，然明清医案中，于燥嗽治疗，间有卓识而可资师法者，如喻西昌用阿胶，叶天士用熟地，皆师承古法，别具一格，尤案此方用药亦可见一端焉。

9.干咳无痰，是肝气冲肺，非肺本病，仍宜治肝，兼滋肺气可也。

黄连　白芍　乌梅　甘草　归身　牡蛎　茯苓

【**诒按**】方中少润肺之品，拟加北沙参、桑白皮，再肝之犯肺，必挟木火，栀、丹亦应用之药也。

10.风伤于上，湿伤于下，上为咳嗽痰多，下为跗肿酸痛。宜先治上，而后治下。

薄荷　杏仁　桔梗　旋覆花　甘草　象贝　连翘　前胡

【**诒按**】肺主一身之治节，故以治肺为先。

11.咳甚于夜间，肌热于午后，此阴亏也。浊痰咳唾，鼻流清涕，是肺热也。病本如是，奏功不易。拟甘咸润燥法。

阿胶　燕窝　沙参　海浮石　瓜蒌霜　川贝　杏仁　甘草

【诒按】此证痰必干黏，故用药如是。

【潘评】燥嗽见症非仅干咳无痰或少痰之谓，不能以痰量多寡区别痰饮、燥嗽。饮邪流溢虽无痰咳出亦是痰饮，痰多黏稠不易咯出者亦为燥嗽。皆由痰液之性质决定。痰饮用燥药，燥嗽用润药，为治疗大法，故尤氏此治用甘咸润燥法，柳按称此证痰必干黏，一语中的，正喻西昌所谓“伤燥之咳，痰黏气逆”。

12.内热与外热相合，肺胃受之，则咳而不能食，头胀肌热心烦，宜清上中二焦。

竹叶　芦根　花粉　杏仁　贝母　知母　桔梗　橘红

【诒按】此外感温燥之咳，故专用清泄。

13.脉细数促，是肝肾精血内耗，咳嗽必吐呕清涎浊沫，此冲脉气逆，自下及上，气不收纳，喘而汗出，根本先拨，药难奏功，医若见血为热，见嗽治肺，是速其凶矣。

人参(秋石制)　熟地　五味子　紫衣　胡桃

【诒按】此难治之证，在咳嗽门中，亦别是一种也。

【潘评】燥嗽下损，精血残惫，想见其症必然久喘咳呛痰血，气促不足以息，喘极则汗出如瀋，毛瘁色夭，唇甲青紫，由尪羸而入险途，法在不治。尤方宗张介宾意。

14.脉虚数，颧红声低，咳甚吐食，晡时热升，多烦躁，此肝肾阴亏，阳浮于上，精液变化痰沫。病已三年，是为内损，非消痰治嗽可愈，固摄下焦，必须绝欲，以饮食如故，经年可望其愈。

都气丸加女贞子　枸杞子　天冬

【诒按】用药颇为切实。

15.脉微小，形寒，久嗽失音，是气馁阳损，议固胃阳，取甘温之属。

蜜炙生姜　炙草　白芍　黄芪　大枣

【诒按】此亦虚咳中另一法门。

16.咽痛声哑，有肺损、肺闭之分，所谓金破不鸣、金实亦不鸣也。此证从外感风热而来，当作闭治，温补非宜，所虑者，邪不外达而内并耳。

阿胶　杏仁　桔梗　贝母　牛蒡　元参　甘草　粳米　马兜铃

【诒按】此钱氏补肺之类，乃虚实兼治之法。

17.用复脉甘润法，呛止音出，得益水濡润之力也，无如胃弱便溏，此药不宜再用，仿《金匮》麦门冬汤，义取养土之阴，以生肺金。

麦门冬汤

【诒按】此用药转换法也。

【潘评】尤氏治学心折仲景，于《伤寒》《金匮》注中独标卓识，上溯长沙心传。而其论证给药，能如此切当周匝，深得仲师精髓，更为难能。《临证指南》中亦有相类治法，盖不过一二人而已。

18.久咳便溏腹满，脾肺同病，已属难治，况脉数、口干潮热，肝肾之阴亦不足耶。

白芍　薏仁　茯苓　莲肉　炙草　广皮　扁豆

【诒按】病重药轻，恐难奏效，且于肝肾亦未顾到，拟加用水泛六味丸一两，绢包入煎。

【潘评】本案治疗，颇具匠心，侧重在扶养脾胃之阴，以便实、安谷为吉。柳按称病重药轻，未顾肝肾，未免求全责备，用药不能面面俱到，盖临诊既久自有会心耳。骤投六味丸，未必能挽多少肝肾之阴，恐便溏、腹满或有所增剧。

19.咳而吐沫，食少恶心，动作多喘，中气伤矣，非清肺治咳所能愈也。

人参　半夏　麦冬　茯苓　粳米　大枣

【诒按】此胃虚咳嗽也，方宗《金匮》大半夏、麦门冬两汤之意。

20.咳而衄，阴不足火内动也；恶心不食，宜先治胃。

竹茹　粳米　广皮　石斛　贝母　杏仁

【诒按】既有火动而衄，见症宜兼清降。

21.浮肿咳喘，颈项强大，饮不得下，溺不得出，此肺病也。不下行而反上逆，治节之权废矣，虽有良剂，恐难奏效。

葶苈大枣泻肺汤

22.脉寸关大而尺小，口干，上气不下，足冷不温，此阳气不潜，当用阴中阳药治之。

六味丸加牛膝　车前　五味　肉桂

【诒按】此兼肾气、都气两方之意。

23.脉数减，咳亦缓，但浮气不得全归根本，宜补益下

焦，以为吸受之地。

六味丸加五味子　菟丝子

又丸方：

六味丸加五味子　杜仲　芡实　莲须　菟丝子　杞子　蜜丸每服五钱

【诒按】议论稳实，方亦妥帖。

24.气喘足冷至膝，唇口干，鼻塞，脉虚小，下气上逆，病在根本，勿以结痰在项，而漫用清克也。

肾气丸三钱盐花汤送下

【诒按】识见老当。

25.久咳喘不得卧，颧赤足冷，胸满上气，饥不能食，此肺实于上，肾虚于下，脾困于中之候也。然而实不可攻，姑治其虚，中不可燥，姑温其下，且肾为胃关，火为土母，或有小补，未可知也。

金匮肾气丸

【诒按】拟再用旋覆代赭汤送下，则上中两层亦可关会矣。

26.两寸浮大，关尺沉小，气上而不下，喘咳多痰，肝肾之气上冲于肺，宜以肾气丸，补而下之。

肾气丸

【诒按】此治本之法。

27.下虚上实，当治其下，勿清其上，真气归元，痰热自降，宜以十味肾气丸主之。

十味肾气丸

【诒按】识见卓老。

【潘评】十味肾气丸图本极当，然此等证亦宜兼顾其标，川贝、竹沥之类似不可少，痰热既清，气道自畅，缓得一分气机，延得一分生机也。

失血门

1.络热血溢，时气所触，非阴虚火浮之比，慎勿以滋腻治也。

荆芥　丹皮　茺蔚子　丹参　郁金　藕汁　细生地　小蓟炭

【诒按】勘证用药，老眼无花。

【潘评】是宋人方余绪，非究心唐宋医方不能也。藕汁、生地汁乃古人止血主药。

2.吐血得劳与怒即发，脉小数，微呛，得之思虑劳心，宜早图之，勿使延及肺家则吉。

阿胶　丹皮　牛膝　丹参　小蓟炭　三七　藕汁　童便

【诒按】此治吐血之正法，能止血而无留瘀之弊，最为稳当。

【再诊】前方去丹参　三七　藕汁　童便　加生地　白芍　茺蔚子

又丸方：六味丸加阿胶　五味子　小蓟炭　莲须　水泛丸

3.失血咳逆，心下痞满，暮则发厥，血色黯，大便黑，肝脉独大，此有瘀血，积留不去，勿治其气，宜和其血。

制大黄　白芍　桃仁　甘草　当归　丹皮　降香

【诒按】此专治瘀积之法。

4.病后失血，色紫黑不鲜，此系病前所蓄，胸中尚满，知瘀犹未尽也，正气虽虚，未可骤补，宜顺而下之。

小蓟炭　赤芍　生地　犀角　郁金　丹皮　茺蔚子　童便

【诒按】此必尚有郁热见症，故方中用犀角，既有留瘀未尽，可加醋炙大黄炭。

【潘评】以上诸方，专重在凉血散瘀，乃此老见识真切处，前案大黄不如用生，且须后下，更具实效，所谓血入胃家，亦胃家实也。“勿治其气”似针对缪希雍降气说言。后方用犀角地黄汤，其方原出《小品》，陈延之称丹皮芍药汤，《千金》改称犀角地黄汤，《圣济》又称地黄汤。宋时此方最为习用，医书屡屡见之，犀角与地黄、芍药等量，竟一两之多，其止血之效自不待言。又《圣济》犀角汤方，“治伤寒吐血不止，喜忘如狂，热毒不散，内有蓄瘀”，方用犀角、大黄、芍药、黄芩、丹皮、生地，较犀角地黄汤又增大黄、黄芩，即参入大黄泻心汤意，更通利涤热，曲突徙薪，较尤方又胜一筹，亦柳按所意指也。

5.凡有瘀血之人，其阴已伤，其气必逆，兹吐血紫黑无多，而胸中满闷，瘀犹未尽也，而舌绛无苔，此阴之亏也，呕吐不已，则气之逆也。且头重足冷，有下虚上脱之虑，恶寒谵语，为阳弱气馁之征。此证补之不投，攻之不可，殊属

棘手。

人参　茯苓　三七　吴萸　乌梅　牡蛎　川连

【诒按】论病则层层俱透，用药亦步步着实，此为高手。

6.失血后，气从下逆上，足冷头热，病在下焦，真气不纳。

六味丸加五味　牛膝　牡蛎

【诒按】方亦妥当，若再进一层，可用金匮肾气法，以导火下行。

7.血去过多，气必上逆，肺被其冲，故作咳嗽，此非肺自病也，观其冲气甚，则咳甚，冲气缓，则咳缓，可以知矣。拟摄降法，先治冲气。

金匮肾气丸去肉桂　加牡蛎

【诒按】认证独得，法亦老当。

8.脉寸静尺动，屡经失血，觉气从下焦上冲，则呛，劳动则气促不舒，此病不在肺而在肾，治嗽无益，宜滋肾阴。

熟地　天麻　牡蛎　茯苓　杞子　萸肉　五味子

【诒按】病与上条相同，方中用天麻，不知何意。

9.心脉独大，口干易汗，善怒血逆，此心阴不足，心阳独亢，宜犀角地黄汤。

犀角地黄汤加茅根　甘草　山栀

【诒按】方案均精简熨帖。

10.痰中有血点散漫，此心病也，口干心热，当是伤暑，因暑喜归心故耳。

生地　茯神　扁豆　甘草　丹皮　竹茹　麦冬　藕汁

【**诒按**】方法清灵可喜。

11.葛可久论吐血治法，每于血止瘀消之后，用独参汤，以益心定志，兹以阴药参之，虑其上升，而助肺热也。

人参　沙参　生地　阿胶　牛膝　茯苓

【**诒按**】此失血后服人参一定之法。

【**潘评**】血证后补虚用甘寒、甘平法为宜，尤氏此方最为帖当。止血之后非不宜独参汤，奈今人体质多火，持参补虚每致火炽，加入沙参、麦冬、生地等方保无虞。明季有寒温之争，或偏用人参，或专嗜苦寒，《先醒斋医学广笔记》："今之疗吐血者，大患有二。一则专用寒凉之味，如芩、连、山栀、四物、黄柏、知母之类，往往伤脾作泄，以致不救；一则专用人参，肺热还伤肺。"可资借鉴，非今人已绝无犯其戒也。

12.劳伤失血，心下痛闷，不当作阴虚证治，但脉数咳嗽潮热，恐其渐入阴损一途耳。

生地　桃仁　楂炭　郁金　赤芍　制大黄　甘草　丹皮

【**诒按**】此证如早服补涩，则留瘀化热，最易致损，须看其虚实兼到，绝不犯手。

【**潘评**】明末医家于内伤杂病惯作阴虚证治，景岳阐发甘温，希雍为主甘寒，无不围绕阴虚而言。缪希雍《先醒斋医学广笔记》创论吐血三要法："宜行血，不宜止血""宜补肝，不宜伐肝""宜降气，不宜降火"。专主"阴虚火炽"之证，清代医家翕然相从，奉为圭臬，动辄持养阴法主治一切血证，置实际证情于不顾，亦当时医界之一弊端，徐大椿、吴瑭书中每有道及。本案称“不当作阴虚证治”，实指不袭时俗，强调化瘀，是尤怡医学之立异鸣高处。

13.阴不足而阳有余，肝善逆而肺多郁，脉数气喘，咳逆见血，胁痛，治宜滋降，更宜静养，不尔，恐其血逆不已也。

小生地　荆芥炭　白芍　童便　郁金　藕汁　小蓟炭

【**诒按**】此亦气火上逆之证，可加牛膝、丹皮。

14.离经之血未净，而郁于内，寒热之邪交煽，而乱其气。是以腹满呕泄，寒热口燥，治当平其乱气，导其积血，元气虽虚，未可骤补也。

丹皮　楂炭　泽兰　赤芍　郁金　丹参　牛膝　小蓟

【**诒按**】此证挟外感之邪，可加荆芥炭、黑穞豆灰。

15.久咳见血，音喑咽痛，乍有寒热，此风寒久伏，伤肺成劳。拟钱氏补肺法，声出则佳。

阿胶　杏仁　马兜铃　牛蒡　薏仁　贝母　糯米

又膏方：阿胶　贝母　甘草　橘红　杏仁　苏子　米糖　白蜜　姜汁　紫菀　木通　梨汁　桔梗　牛膝　萝卜汁　茯苓

【**诒按**】此正虚邪实之证，用药能两面兼顾，尚称稳适。

虚损门

1.虚损至食减形瘦，当以后天脾胃为要，异功散五六服，颇得加谷。今春半地气上升，肝木用事，热升心悸，汗出复咳，咳甚见血，肝阳上炽，络血遂沸，昨进和阳养阴之剂，得木火稍平，仍以前方加白芍，制肝安土。

生地　白芍　麦冬　阿胶　女贞子　甘草

【诒按】方亦稳合，可加牡蛎、丹皮。

2.罗氏论虚劳之证，多因邪伏血郁而得，不独阴亏一端也。临晚寒热，时减时增，其为阳陷入阴可知，滋肾生肝，最为合法，略加损益，不必更张也。

熟地　白芍　茯苓　丹皮　山药　柴胡　炙草　鳖甲

【诒按】于养阴中，加柴胡以达邪，佐鳖甲以搜阴。虚实兼到，极为灵巧，然既云邪伏血郁，似宜加当归。

【再诊】热渐减，头中时痛，脉数不退，喉中痰滞不清。

青蒿　丹皮　熟地　鳖甲　炙草　牛膝　茯苓　小麦

【诒按】似当兼清痰滞。两方中熟地，不如改用生地为稳。

【三诊】体虽不热，脉仍细数，宜养阴气。

六味丸去萸肉　泽泻　加白芍　牛膝　青蒿　鳖甲

3.面黧形瘦，脉虚而数，咳嗽气促，腰膝无力，大便时溏，此先后天俱虚。虑其延成虚损，清润治肺之品，能戕中气，勿更投也。

紫河车　熟地　山药　萸肉　五味子　丹皮　茯苓　杜

仲　泽泻　牛膝　加蜜丸　每服五钱

【诒按】案语得治虚要旨，方亦精当。

4.络脉空隙，气必游行作痛，最虑春末夏初，地中阳气上升，血随气溢，趁此绸缪，当填精益髓。盖阴虚咳嗽，是他脏累及于肺，若治以清凉，不独病不去，而胃伤食减，立成虚损，难为力也。

熟地　金樱子膏　鹿角霜　五味子　湘莲子　萸肉　山药　茯苓　海参（漂净熬膏）

右为细末，即以二膏捣丸。

【诒按】此必有遗精腰酸等证，故用药亦不重在咳嗽也。

【潘评】数案治虚补精皆以熟地为主药，便溏、妨食俱在所不顾。《景岳全书·本草正》："地黄产于中州沃土之乡，得土气之最厚者也，其色黄，土之色也，其味甘，土之味也，得土之气而曰非太阴、阳明之药，吾勿信也。"主张熟地乃补脾胃之药，属张氏之卓识，与时医观点相左，尤氏诸案殆滥觞景岳耳。

汗病门

1.汗出偏沮，脉来不柔，时自歇之，知肝阳有余，而胃阴不足，于是稠痰浊火，扰动于中，壅滞于外。目前虽尚安和，然古人治未病不治已病，知者见微知著，须加意调摄为当。

人参　川石斛　麦冬　南枣　制半夏　丹皮　茯苓　炙草　小麦

【诒按】此想系左半有汗、右半无汗之证，细绎案语，是防其将患偏痱之意。

2.心阴不足，心阳易动，则汗多善惊；肾阴不足，肾气不固，则无梦而泄。以汗为心液而精藏于肾故也。

生地　茯神　甘草　麦冬　川连　柏子仁　元参　小麦　大枣

【诒按】案语心肾并重，方药似专重于心，再加五味子、牡蛎、沙苑等摄肾之品，则周匝矣。

诸郁门

1.中年脘闷，多嗳多咳，此气郁不解也。纳谷已减，未可破泄耗气，宜从胸痹例，微通上焦之阳。

薤白　瓜蒌　半夏　桂枝　茯苓　姜汁

【诒按】方法轻灵。

【潘评】气郁不解，治疗多从香燥，如越鞠丸、四七汤、四磨汤之属，然阴亏火旺之质殊不相宜。本案治方，根蒂仲景，兼取唐宋方意，轻灵润泽，别具一格。

2.郁气凝聚喉间，吞不下，吐不出，梅核气之渐也。

半夏　厚朴　茯苓　苏梗　旋覆花　橘红　枇杷叶　姜汁

【诒按】此于《金匮》成方中，加旋覆、杷叶，最有巧思。

3.寒热无期，中脘少腹剧痛，此肝脏之郁也。郁极则发为寒热，头不痛，非外感也，以加味逍遥散主之。

加味逍遥散

【诒按】此木郁达之之法。

4.病从少阳，郁入厥阴，腹从厥阴，逆攻阳明，寒热往来，色青、颠顶及少腹痛，此其候也。泄厥阴之实，顾阳明之虚，此其治也。

人参　柴胡　川连　陈皮　半夏　黄芩　吴萸　茯苓　甘草

【诒按】此从左金、逍遥化裁而出，若再合金铃子散似更周到。

5.此血郁也，得之情志，其来有渐，其去亦不易也。

旋覆花　薤白　郁金　桃仁　代赭石　红花

【诒按】此必因血郁而络气不通，有胸膈板痛等见症，故立方如此。

【潘评】血郁为络病，诸痛证尤多见之，“络以辛为泄”，大抵以辛润通络法为主治，如仲景旋覆花汤之类合入当归、桃仁、川芎、薤白汁等。若邪伏深邃，更借虫蚁飞走诸灵，如䗪虫、水蛭、虻虫、全蝎、山甲等搜剔络脉、松透病根。其方治叶天士独负盛名，然薛生白、吴鞠通等学验亦并无二致，尤氏此方亦尽合叶旨，而叶、薛、尤等同时，想非天士个人独识，乃当时吴申诸医治疗风气，依托于叶，遂名扬天下矣。

呕哕门

1.胃虚气热，干呕不便。

橘皮竹茹汤　加芦根　粳米

【再诊】呕止热退。

石斛　茯苓　半夏　广皮　麦冬　粳米　芦根　枇杷叶

【三诊】大便不通。

生首乌　元明粉　枳壳

【四诊】大便通，脉和，唯宜滋养。

石斛　归身　秦艽　白芍　丹皮　炙草　茯苓　广皮

【诒按】选用四方，运意灵巧，自能与病机宛转相赴。

【潘评】初诊洁净，再诊兼备，三诊胆识，四诊驳杂。四诊所谓滋养，按天士学验大抵是沙参、玉竹、麦冬、芦根、石斛等，甘寒育养胃阴以善其后，习俗相沿，而成治虚之一大格套。观尤氏此治，略未受天士影响，养阴和营清热化湿熔于一炉，虽似驳杂，而取法宋前，切实可师也。

2.下既不通，势必上逆而为呕，所谓幽门之气，上冲吸门是也。治法自当疗下，但脉小目陷，中气大伤，宜先安中止呕，呕定再商。

人参　茯苓　刺蒺藜　竹茹　半夏　广皮　芦根　石斛

【诒按】似当兼通幽门，乃能止呕，拟加生枳实。

3.痛呕之余，脉当和缓，而反搏大，头晕欲呕，胸满不食，神倦欲卧，虑其土溃木张，渐致痉厥。法当安胃清肝，

亦古人先事预防之意。

半夏　茯苓　广皮　白风米　钩藤　竹茹　枇杷叶　鲜佛手

【诒按】议论极是，但恐药力不足以济之，然方却清稳。所谓清肝者，只不过钩藤、竹茹而已，拟再加木瓜、白芍，较似有力。

4.病从肝起，继乃及胃，兹又及于肺矣。然当以胃气为要，久病之体，必得安谷不呕，始可图功。

石斛　芦根　茯苓　麦冬　广皮　木瓜　枇杷叶　粳米

【诒按】叙病简要清澈，非绩学者不能，方亦中窾。

5.胃有火邪，故呕而不食，胆有热邪，故合目自汗。

橘皮竹茹汤　加石斛

【诒按】山栀必不可少，以其专清胆热故也，川连亦在应用之列。

【潘评】山栀虽清胆热，其药令人增呕，故本证不宜。川连最为恰当。

【再诊】前方去石斛　加木瓜

6.嘈杂得食则已，此痰火内动，心胃阴气不足。

生地　山栀　半夏　麦冬　茯苓　丹皮　竹茹　炙草

【诒按】阴虚而挟痰者，用药最难恰好，方中可加石斛、广皮。

【潘评】复杂病症，常用方剂不敷应用者，当从唐宋医籍寻检方治，本案嘈杂，得食则已，属胃虚，又兼痰火内动，阴虚素质，治疗捉襟见肘，兼顾非易。尤治已是苦心经营，颇称允当，然《太平圣惠方》有生姜煎，专治脾胃气弱、黄瘦之症，药只三味：生姜汁一合、蜜二合、生地汁一升。养阴化痰、和胃清热，并行不悖，清灵润泽之效得未曾见，移作此证之治，不识有当高明否？

7.痰气阻逆咽嗌，时自呕恶，此证利在清降，失治则成噎膈。

半夏　枇杷叶　旋覆花　竹茹　茯苓　麦冬　橘红　郁金　生姜

【诒按】用药灵动。

8.气郁痰凝，阻隔胃脘，食入则噎，脉涩，难治。

旋覆花　代赭石　橘红　半夏　当归　川贝　郁金　枇杷叶

【诒按】旋覆代赭为噎膈正方，食入则噎，肺气先郁，故加郁、贝、枇杷叶，唯脉涩者正虚，可加人参。

【潘评】古人治噎，总在滋润、化痰瘀上下功夫，《脉因证治》有秘方治噎膈，用童便、牛羊乳、韭汁、竹沥、甘蔗汁，除童便令人颇难接受外，其余皆可融合代茶。又《医学心悟》有启膈散，能开关通膈，药用沙参三钱、丹参三钱、茯苓一钱、川贝母（去心）一钱五分、郁金五分、砂仁壳四分、荷叶蒂二个、杵头糠五分。疗效极佳，屡试不爽，倘辅以韭汁牛乳饮，效验尤妙不可思议，唯杵头糠原书分量太小，须用一两，而寻常药肆中，近又不备，惜哉！尤氏治噎，已具程钟龄启膈散意，两贤同时而程略先，想当时风气使然耳。

9.脉疾徐不常，食格不下，中气大衰，升降失度。

旋覆花　代赭石　麦冬　茯苓　半夏　广皮　人参　枇杷叶

【诒按】此中气大伤，故用参、麦。

10.朝食暮吐，肝胃克贼，病属反胃。

旋覆花　代赭石　茯苓　半夏　吴萸　生姜　粳米　人参　枇杷叶

【诒按】此专治吐，故加姜、萸。

【潘评】大抵噎膈属火，反胃属寒。本案温运之品似嫌不足。

11.谷之不入，非胃之不纳，有痰饮以阻之耳。是当以下气降痰为法。代赭之用，先得我心矣。

旋覆代赭汤

【诒按】识既老当，笔亦爽健。

12.因气生痰，痰凝气滞，而中焦之道路塞矣。由是饮食不得下行，津液不得四布，不饥不食，口燥便坚，心悸头晕，经两月不愈，以法通调中气，庶无噎膈腹满之虑。

旋覆代赭汤加石菖蒲　枳实　陈皮

【诒按】论病则源流俱澈，用药则标本兼到，细腻熨帖，传作何疑。

13.中气叠伤，不能健运，朝食暮吐，完谷不腐。诊得脉虚色黑，腰脚少力。知不独胃病，肾亦病矣。此岂细故

哉!

人参　附子　川椒　茯苓　益智仁

【再诊】前方去川椒　益智　加川连　肉桂

【诒按】完谷不腐，色黑腰软，肾伤之征也。改方加桂、连，是交济法。

静香楼医案下卷

长洲　尤怡在泾　著

伏气门

1.肝阴素亏，温邪扰之，发为痉病，神昏龂齿，瘛疭不定。法当滋肝养阴，以荣筋脉，清涤痰热，以安神明者也。若能应手，尚可无虑。

羚羊角　茯神　钩藤　贝母　阿胶　鲜菖蒲　竹沥

【**诒按**】此证若表邪未解，当去阿胶，加小生地，或鲜生地。

【**又按**】此系伏气发温之证，与外感风温，有外内之别，此证邪由少阴外发，溃入厥阴，故见症如此。羚羊角、钩藤息风清热，皆治标之品也，若图其本，当从阴分托邪，俾得外达三阳，再与随经清泄，乃奏全功。病原治法，详载《温热逢源》中，兹不赘述。

【**潘评**】柳宝诒先生究心温热证治，卓荦大成，撰著《温热逢源》，剖析详备，其立论大意，专主六经形证，尝曰："近贤叶氏始有伤寒分六经，温病分三焦之论，谓出河间，其实温热病之法，至河间始详。至温病分三焦之论，河间并无此说，其书具在，可复按也。厥后吴鞠通著《温病条辨》，遂专主三焦，废六经而不论，殊不知人身经络，有内外深浅之别，而不欲使上下之截然不通也。"理宗《灵》《素》，抨击三焦机械分割之缺陷，不无卓识。本案柳按但言少阴、厥阴、三阴三阳，只字不提三焦之说，是其证也。又柳氏重视伏气发温，颇多阐发，称："近人专宗叶氏，将伏气发温之证置而不讲，每逢温邪，无论暴感伏气，概用叶氏辛凉轻浅之法，银翘、桑菊随手立方……茫然不知伏气为何病。”本案险重，邪势猖披，柳按断为伏气发温，称尤治大抵治标之品，所谓图本，指从阴分托邪，外达三阳，“第一先为热邪寻出路，如在经者，从斑汗解，在腑者，从二便出是也”，“参以扶正养阴，必使邪退，而正气乃能立脚”。随经清泄，随虚补养，即其所谓“祛邪扶正两意为提纲”。其说于叶、王之外，亦可备一格。

2.热伤津液，脉细口干，难治。

芦根　知母　川斛　蔗浆　细生地　麦冬　甘草　梨汁

【诒按】此存阴泄热之正法，所云“难治”，想因脉细之故。

【潘评】脉细而云“难治”，似不足为凭，想当时具体临床必有其他依据，而方案则未之记述。

3.热不止，头痛不已，紫斑如锦纹，咽痛，表里邪盛，最为重证。

犀角　豆豉　赤芍　元参　牛蒡　丹皮　黄芩　甘草

【诒按】当加鲜生地。

【再诊】去豆豉　丹皮　加桔梗　鲜生地　射干

【潘评】自叶桂《温热论》问世后，卫、气、营、血辨治被医界尊为准绳，在卫则汗，到气则清，入营透热转气，入血凉血散血，界限森严，划期为治，前后不循缓急之法，虑动手便错。然临床证情至为复杂，远非叶说之单纯划一，天时、运气、地理环境、社会习俗、禀赋体质等皆今古有异，殊难刻舟求剑，执泥其说。以温热病言，今人阳旺居多，一有所感，常呈内热燔炽，然因时代进步，物质条件改善，夏日贪凉，严冬衣薄，亦为时髦所趋。于时极易兼夹风寒之邪，遂成内热外寒之证，法当表里双解。而临床见此等证每以桑菊、银翘辈治之，外寒不能解，里热不得泄，六淫之邪皆从火化，久则成焦头烂额客耳，故不可以叶氏说为桎梏，贵在临证变化消息。尤氏本案，卫邪未罢，营血内燔，用犀角地黄汤合豆豉为主，未循叶氏所谓前后缓急之法也。用豆豉最妙，开泄邪热，令外邪不得深入，内热有所出路，豆豉与鲜生地合用为黑膏汤，出诸《肘后》，千古不刊名方也。尤氏此等方治，显然治温高手焉。

4.热病十二日不解，舌绛口干，胸满气促，邪火为患亦已甚也。宜景岳玉女煎，清热而存阴，否则神识昏冒矣。

鲜生地　石膏　麦冬　知母　竹叶　甘草

【**诒按**】此气血两燔之治法。

5.热病四日不汗，而舌黄、腹中痛、下利，宜先里而后表，不尔，恐发狂也。

大黄　柴胡　枳实　厚朴　赤芍

【**诒按**】先里后表，因里证已急，于病机固当如是。

6.舌干脉数，汗为热隔，虽发之亦不得，唯宜甘寒养液，虽不发汗，汗当自出，然必足温而后热退，乃吉。

青蒿　知母　芦根　生地　蔗浆　竹叶

【**诒按**】养液以为作汗之源，是治温要旨。

【**潘评**】外感发热，不论邪在卫、气、营、血，凡无汗者皆须发汗，不拘于“在卫汗之”之说，有汗则不可复发，以免劫津。无汗而发之不得汗，每属胃阴虚，须滋养胃阴以为汗源，本案即是其例。

外感门

1.头面肿痛，此风邪上盛。宜辛凉解散。

荆芥　杏仁　桔梗　牛蒡　薄荷　甘草　马勃　苍耳子

2.风温挟痰，留滞上焦，辛凉解散，原为合法，时至不解，不足忧也。

牛蒡　连翘　薄荷　川贝　豆豉　杏仁　桔梗　葱白

【**诒按**】此风温初起之方。

3.风温郁于肺胃，咳而胸满痰多，胁下痛，脉数口干。

芦根　薏米　瓜蒌　甘草　杏仁　红花　桃仁　贝母

【**诒按**】桃仁、红花，因胁痛而用之，以和血络也。若邪郁，可加豉、蒡，口干，可加翘、芩。

4.脉右大，舌黄不渴，呕吐黏痰，神躁，语言不清，身热不解，此劳倦内伤，更感湿温之邪，须防变端。

厚朴　茯苓　滑石　陈皮　竹叶　蔻仁　菖蒲根汁

【**诒按**】此温邪而挟湿者，湿热上蒙，故证情如是，此方可以为法。

湿病门

1.脐中时有湿液腥臭，按脉素大，此少阴有湿热也，六味能除肾间湿热，宜加减用之。

六味丸去山药　加黄柏　萆薢　女贞子　车前子

【**诒按**】六味治肾间湿热，前人曾有此论，借以治脐中流液，恰合病机。

【**潘评**】湿液腥臭之病，总以清化湿热为主，虽古人有六味丸除肾间湿热之说，熟地似不敢轻投。

疟疾门

1.暑风成疟，恶心胸满，和解则愈。

半夏　黄芩　茯苓　知母　厚朴　陈皮　竹叶　生姜

【**诒按**】小柴胡法之和解，和其表里两歧之邪也。此之和解，和其湿热两混之邪也。姜、夏、朴、广去其湿也。芩、知、竹叶清其热也。两意兼用，故亦云和解也。

【**又按**】此湿热并重者，故清燥兼用。此与下条皆暑湿内伏，发时疟之病，苦辛宣泄，最为合法，若拘于疟疾之成方，概用柴胡、鳖甲则误矣。

2.暑风相搏，发为时疟，胸满作哕，汗不至足，邪气尚未清解，当以苦辛温法治之。

藿香　半夏　杏仁　通草　厚朴　广皮　竹叶

【诒按】此湿重于热者，故用药稍偏温燥。

3.疟发而上下血溢，责之中虚，而邪又扰之也，血去既多，疟邪尚炽，中原之扰，犹未已也，谁能必其血之不复来耶？谨按古法，中虚血脱之证，从无独任血药之理，而疟病经久，亦必固其中气，兹拟理中一法，止血在是，止疟亦在是，唯高明裁之。

人参　白术　炮姜　炙草

【诒按】识见老确，议论精切，所立理中一法，诚属血脱益气、固中止血之要药。唯愚意所欲商者，疟来而上下血溢，必因疟疾之热扰及血络而然，于理中法内参用安营清络之意，似乎更为周到，且标本兼顾，于立方正意，亦不相刺谬也。

4.三疟是邪伏阴分而发，非和解可愈，久发不止，补剂必兼升阳，引伏邪至阳分乃愈。

人参　归身　鹿角胶　杞子　鹿茸　附子　茯苓　沙苑

【潘评】升阳之说，易水、东垣为嚆矢，然其旨在升脾。明张介宾、周慎斋亦各为发挥，慎斋以人参、鹿茸合用治便泄，叶桂矜式之，倡升举督阳说，亦不离参、茸，治奇经阳陷，遂为名论垂世。观尤案此治与叶氏法如出一辙，信为时代治风而非天士独家发明也。

【诒按】阴疟本有此法，而不能概用此法，须相题为之。

5.疟病方已，遂得脾约，脾约未已，又增厥疼，心腹时满时减，或得身热汗出，则疼满立止。明系疟邪内陷于太阴、阳明之间，是必邪气仍从少阳外达，则不治疼而疼自

止，不治胀而胀自消矣。

【**诒按**】论病已得要领，惜方佚未见。

6.疟后，胁下积癖作疼，夜热口干溺赤，阴虚邪伏，宜鳖甲煎。

鳖甲　白芍　青皮　丹皮　首乌　柴胡　知母　炙草

【**诒按**】此邪伏阴分之治法，当归亦可加入。

7.疟后，胁下积痞不消，下连少腹作胀，此肝邪也，当以法疏利之。

人参　柴胡　青皮　桃仁　茯苓　半夏　甘草　牡蛎　黄芩　生姜

【**诒按**】此小柴胡法也。加青皮以疏肝，桃仁以和瘀，牡蛎以软坚，用意可云周到，唯少腹作胀，乃肝邪下陷之证。若再加川楝子、归尾、延胡似更完密。

8.疟止复发，汗多作呕，中气虚逆，宜益阳明。

半夏　茯苓　广皮　人参　石斛　芦根　姜汁

【**潘评**】叶桂养胃法皆是沙参、玉竹、麦冬、山药、扁豆、石斛等甘寒为主，尤氏益阳明法大抵用人参、石斛、麦冬等甘药外，加入二陈意养胃阴而化脾湿，前后方案不越其法，盖名家各有见识，用药习惯不用耳。

【**再诊**】**寒热已止，汗呕并减，宜和养营卫。**

人参　桂枝　石斛　广皮　归身　炙草　麦冬　白芍

【**诒按**】此膏粱虚体治法，两方俱清稳熨帖。

黄疸门

1.面黑目黄，脉数而微，足寒至膝，皮肤爪甲不仁，其病深入少阴，而其邪则仍白酒湿得之，及女劳也。

肾气丸

【**诒按**】此证载在《金匮》，近于《爱庐医案》中见一方甚佳，此病兼有瘀血，不但湿也，肾气丸能否见效，尚未可定。

2.面目身体悉黄，而中无痞闷，小便自利，此仲景所谓虚黄也，即以仲景法治之。

桂枝　黄芪　白芍　茯苓　生姜　炙草　大枣

【**诒按**】案明药当。

3.湿停、热聚，上逆则咽嗌不利，外见则目为黄，下注则溺赤而痛。

茵陈　厚朴　豆豉　木通　猪苓　橘红　茯苓　黑栀

【**诒按**】论病能一线穿成，用药自丝丝入扣。

【**又按**】咽嗌不利，可加桔梗、前胡之类。

痹气门

1.胸背为阳之分，痹着不通，当通其阳。盖阳不外行，而郁于中，则内反热而外反寒。通阳必以辛温，而辛温又碍于脏气，拟辛润通肺以代之。

紫菀三两煎汤服

【诒按】此巧法也，特未知效否、若何。

【潘评】借紫菀开肺通阳，方法殊妙，昔李士材治郡守王镜如，痰火喘嗽，小便不通，先服淡渗药点滴不通，李以紫菀五钱为主药，一剂而小便涌出如泉。虽与本案症状不同，然开肺通阳之理异曲而同工也。

2.湿邪郁遏，阳气不宣，外寒里热，胸满溺赤，宜开达上焦。

紫菀　桔梗　郁金　白蔻　枳壳　杏仁　贝母　甘草

【诒按】此治肺痹之正法。

3.气窒不散，便闭喘急，不能偃卧，猝难消散也。

紫菀　葶苈　厚朴　杏仁　橘红　郁金　枳壳

【诒按】此证较前更急，兼有便闭，故用药从中焦泄降。

【再诊】大黄　厚朴　槟榔　枳壳　杏仁

【诒按】轻剂不效，故更与通腑以泄肺。

4.胸中为阳之位，阳气不布，则窒而不通，不宜清开，愈开则愈窒矣。

桂枝　茯苓　干姜　炙草　益智仁

【诒按】再参入开痹之品，如杏、菀、橘、桔等，似更灵动。

【潘评】瓜蒌、薤白实不可缺。

5.食入则胸背痞塞作胀，噫气不舒，此阳气不通，宜辛通之法。

草蔻仁　半夏　桂枝　茯苓　干姜　炙草

【诒按】此证亦与胸痹相似。

脘腹痛门

1.蛔厥心痛，痛则呕吐酸水，手足厥冷，宜辛苦酸治之。

川连　桂枝　归身　延胡　乌梅　川椒　茯苓　川楝子　炮姜

【诒按】此乌梅丸法也。

2.此肾厥也，心疼背胀，引及腰伸，议用许学士香茸丸。

鹿茸　杞子　沙苑　大茴香　麝香

【诒按】寒袭于肾，而气上逆，故用温养。胀及腰背者，督阳不用也，鹿茸温通督脉，麝香开泄浊阴，故以之为君。

【潘评】《普济本事方》："古方制方益肾，皆滋润之药，故仲景八味圆，本谓之肾气圆，以地黄为主，又如肾沥汤之类皆正补肾经也。近世盛行香茸圆可补肾经。"盖主言补肾之旨，反对刚燥，须用滋润与血肉填精之味。许学士香茸丸组方与尤案有别，除麝、茸之外，又用熟地、苁蓉、菟丝等温润之药，以补精为主，尤方师其意，又加变通，主在开泄肾经寒邪，故加入茴香温通之。案称"议用许学士香茸丸。"实与许氏原法又相径庭矣。

3.脉弦小腹痛，食后胃脘痛，上至咽嗌，肝火乘胃。宜泄厥阴和阳明。

川楝子　木通　茯苓　甘草　石斛　木瓜

【**诒按**】拟加延胡、山栀仁。

4.心腹痛，脉弦，色青，是肝病也。

川楝子　归身　茯苓　石斛　延胡　木瓜

【**诒按**】立方稳合。

【**潘评**】须加白芍，能缓肝之急。

瘕癖门

1.脐下积块，扪之则热。病者自言，前后二阴俱觉热痛，其为热结可知。况自来之病，皆出于肝邪，鄙见非泄厥阴，不能获效。

龙荟丸五十粒酒下

【**潘评**】当归龙荟丸泻火清热，荡涤腑结，极具效验，凡腑实热结、肝旺苔黄腻者，可一服而诸症次第皆平，垢腻黄苔亦每每一铲根治。尤氏称用五十粒，殊难盲从，寻常用量以六克至九克间为宜。

2.络病瘀痹，左胁板实，前年用虫蚁，通血升降，开发已效。但胸脘似是有形，按之微痛，前药太峻，兹用两调气血，以缓法图之。

醋炒延胡　姜黄　阿魏　桃仁　生香附　麝香　归须

为末，蜜丸，每服二钱

【诒按】承前方来，虽曰两调气血，而仍以疏瘀为主。

【潘评】与叶氏《临证指南》络病用药并无不同，虫蚁搜剔既效，仍以辛通络脉收功。

3.脉虚数，色白不泽，左胁有块杯大，大便小便自利。病在肝家，营血不和，此为虚中有实，补必兼通。

白术　归身　炙草　白芍　生地　茯苓　琥珀　广皮　桃仁　红花　沉香　郁金

【诒按】方治亲切不肤。

4.时病食复，至今不知饥饱，大便不爽。右胁之旁，虚里、天枢隐隐有形，此阳明胃络循行之所，多嗳气不化，并不烦渴，岂是攻消急驱实热之证耶？拟用丹溪泄木安土法。

小温中丸　如半月后有效，仍以前法

【诒按】此中焦湿积阻结之证。

5.左胁积块，日以益大，按之则痛，食入不安，凡痞结之处，必有阳火郁伏于中，故见烦躁、口干、心热等证，宜以苦辛寒药，清之开之，然非易事也。

川连　枳实　香附　川芎　神曲　茯苓　青皮　赤芍

【诒按】胁块有形益大，则营络必窒，似宜兼通乃效。

6.大腹右有形为聚，脉大，食入即作胀，治在六腑。

白术　茯苓　广皮　生香附汁　三棱　厚朴　草果　山楂

【诒按】方以疏通气分为主。

7.心下高突，延及左胁有形，渐加腹胀，思正月暴寒，

口鼻吸受冷气，入胃络膜原，清阳不用，浊阴凝阻，胃气重伤，有单腹之累，殊非小恙。

厚朴　草果　半夏　干姜　茯苓　荜拨

另苏合香丸一粒化服。

【**诒按**】寒邪闭于营络，故用温通，方中可加桂枝尖。

肿胀门

1.脉迟胃冷，腹胀，气攻胸胁，恶心、少食、泄泻，宜振胃脾之阳。

干姜　益智仁　半夏　厚朴　神曲　槟榔　川椒　茯苓

【**诒按**】此温中调气法也。

2.命门阳衰，脾失温养，不克健运，食入辄胀，法当温补下焦。

肾气丸去桂　加沉香　椒目

【**诒按**】此补火生土之法。

【**潘评**】补火生土而用椒目殊觉不伦，当用川椒为宜，川椒能补火暖胃、止痛消胀，与此证颇合；椒目则走水道，主在行水，非温养之治也。

3.湿热内陷太阴而成胀。

茅术　川柏　厚朴　陈皮　桑皮　木通　泽泻　大腹皮　草果仁

【**诒按**】此专治脾土湿热，古方小温中丸亦可服。

4.脉微迟，左胁宿痞，腹渐胀大，便溏溺少，此是浊阴上攻，当与通阳。

熟附子　远志　椒目　小茴香　泽泻　茯苓

【**诒按**】此温通治胀之正法。

5.脾气本弱，而更受木克，克则益弱矣。由是脾健失职，食入不消，遂生胀满，脾愈弱则肝愈强，时时攻逆，上下有声，半载之疾，年逾六旬，非旦夕可图也。

人参　茯苓　川楝子　楂核　甘草　木瓜　白芍　吴萸　橘核

【**诒按**】此肝、脾两治，而偏重于肝者，以其不特胀满而兼有攻逆之证也。

6.脉弦中满，病在肝脾。

人参　吴萸　木瓜　厚朴　广皮　半夏

【**诒按**】此肝、脾两治之正法，立方精简可法。

7.右关独大而搏指，知病在中焦，饮食不化，痞闷时痛，积年不愈，喉间自觉热气上冲，口干作苦，舌苔白燥，此脾家积热郁湿，当以泻黄法治之。

茅术　葛根　茯苓　石膏　藿香　木香

【**诒按**】此痞满门中不常见之证，存之以备一格。

8.脉证合参，乃气结在上，津不运行，蒸变浊痰，由无形渐变有形，徐之才谓轻可去实，非胶固阴药所宜。

白蔻　薏仁　杏仁　厚朴　枇杷叶汁　降香汁

【**诒按**】此方具有轻、清、灵三字之妙。

【潘评】此证关键在湿阻，清阳被遏，气结在上，水谷变化为浊痰矣，必有口干见症，故下文有“阴药”之议。此方即后世吴鞠通《温病条辨》三仁汤意，乃当时医家治湿习惯用方可知。

9.劳郁交伤，营卫不和，胸中满痛，时有寒热，与六淫外感不同，治宜和养气血。

逍遥散

【诒按】再增枳、朴等宽中之品，则更周到矣。

10.脾以健运为职，心下痞不能食，食则满闷，脾失其职矣。但健运之品，迂缓无功，宜以补泻升降法治之。

人参　干姜　半夏　茯苓　川连　枳实　陈皮　生姜

【诒按】此方仿泻心法加味。

11.胁下素有痞气，时时冲逆，今见中满，气攻作痛，吞酸呕吐，能俯而不能仰，此厥阴郁滞之气，侵入太阴之分，得之多怒，且善郁也。病久气弱，不任攻达，而病气久郁，亦难补养，为掣肘耳。姑以平调肝胃之剂和之，痛定食进，方许万全。

半夏　广皮　川楝子　橘核　茯苓　青皮　炙甘草　木瓜

【诒按】审察病机，至为精细，立方亦周到熨帖。

12.胃阳衰惫，气阻痰凝，中脘不快，食下则胀，宜辛温之品治之。

草果仁　厚朴　茯苓　半夏　甘草　槟榔

【诒按】此湿痰阻遏中宫之证。

13.热结气闭，腹胀便难。

厚朴　杏仁　滑石　黄芩　大腹皮　茯苓皮　木通

【诒按】此运中兼泄热法也。

14.腹胀，面浮，跗肿，食不下、欲呕吐，脾虚受湿，健运失常，非轻证也。

茅术　茯苓　广皮　桑皮　木通　厚朴　泽泻　半夏　猪苓

【诒按】此运中利湿法也。

15.面黑目黄，腹满、足肿、囊肿，湿热壅滞，从脾及肾，病深难治。

苍术　制军　厚朴　陈皮　木通　茵陈　猪苓　椒目　泽泻

【诒按】邪机壅滞，正气已伤，故云难治。

【潘评】此处用椒目极为对症。

16.卧则喘息有音，此肿胀乃气壅于上，宜用古人开鬼门之法，以治肺通表。

麻黄　杏仁　薏仁　甘草

【诒按】此兼喘逆，故治制肺。

【潘评】卧则喘息有音，殆即今日临床之支气管哮喘证及喘息性支气管炎，《金匮》称为肺胀，治肺降气为主。若动则气促、息则气缓者乃下元虚惫，肾不摄纳，专主在肾，当以敛纳为治。

17.风湿相搏，面浮，腹满足肿，大小便不利。

杏仁　苏子　厚朴　陈皮　猪苓　大腹皮　姜皮　木通

【诒按】此表里两通法也。

18.肿胀之病，而二便如常，肢冷气喘，是非行气逐之法所能愈者矣，当用肾气丸，行阳化水，然亦剧病也。

肾气丸

【诒按】此病阳衰气窒，不治之证也。

头痛门

1.火升，头痛，耳鸣，心下痞满，饭后即发，此阳明、少阳二经痰火交郁，得食气而滋，与阴虚火炎不同，先与清理，继以补降。

竹茹　茯苓　橘红　炙草　半夏　羚羊角　石斛　嫩钩藤

【诒按】案语分析病机极其圆到，唯立方似未恰，阳明药少，宜加知母、枳实。

2.头疼偏左，耳重听，目不明，脉寸大尺小，风火在上，姑为清解。

羚羊角　生地　甘草　菊花　丹皮　石决明　连翘　薄荷

【诒按】此内风而兼外感者，故清散兼施。

3.风热上甚，头痛不已，如鸟巢高巅，宜射而去之。

制军　犀角　川芎　细茶

【诒按】此虽前人成法，而选药颇精简，据此则大黄当用酒炒，以使之上行。

【**潘评**】数案清泄之治颇精当，犀、羚最具效验，唯今昂贵，犀尤难觅，应用殊少，堪惜。又《先醒斋医学广笔记》治头痛验方用黄芩、制大黄二味，亦鸟巢高巅，射以取之义，具体用方将两味各6克，俱酒炒，研成细末，浓茶汁送服，日一次，虽未用犀、羚，亦颇应手。

肢体诸痛门

1.风邪中入经络，从肩膊至项强痛，舌干唇紫而肿，痛处如针刺之状，此是内挟肝火，不宜过用温散，唯宜养阴熄肝火而已。

羚羊角　细生地　甘菊　黄芩　钩藤　秦艽　丹皮

【**诒按**】因唇紫舌干，故知内挟肝火，方中黄芩，不若山栀为当。

2.项背痛，如刀割，治宜养血通络。

桂枝　钩藤　白芍　知母　羚羊角　阿胶　炙草　生地

【**诒按**】拟去知母，加归须、刺蒺藜、丝瓜络。

【**潘评**】唐人治风邪热毒流入经络，肢节肿痛，常用犀、羚清泄，尤氏本案治疗，古意犹存。今日临床之风湿性关节炎、类风湿等证，大抵以关节剧痛与红肿并呈，痛属风寒，红肿为火热，非单纯祛风寒与清泄内热所能见效，当祛寒清热并行不悖，兼以活血通络。祛寒止痛以《金匮》乌头煎为佳，清热以羚羊见长，尤案之治亦俱兼顾之意焉，可资师法。

3.身半以上，头痛引肩臂，风湿在于太阴之分，行动则气促不舒，胸肤高起，治在经络。

大活络丹

【**诒按**】拟用旋覆新绛汤送下。

4.脾肾寒湿下注，右膝肿痛，而色不赤，其脉当迟缓而小促，食少辄呕，中气之衰，亦已甚矣。此当以和养中气为要，肿痛姑置勿论，盖未有中气不复而膝得愈者也。

人参　半夏　木瓜　炒粳米　茯苓　广皮　益智仁

【**诒按**】议论明通。

5.背脊为督脉所过之处，风冷乘之，脉不得通，则恶寒而痛，法宜通阳。

鹿角霜　白芍　炙草　桂枝　归身　半夏　生姜　南枣

【**诒按**】方中半夏，无所取义，拟再加杜仲、狗脊以通阳。

6.身痛偏左，血不足，风乘之也。

半夏　秦艽　归身　广皮　茯苓　丹参　川断　炙草

【**诒按**】案只一二句，却有简逸之致。

7.久咳胁痛，不能左侧，病在肝，逆在肺，得之情志，难以骤驱，治法不当求肺，而当求肝。

旋覆花　丹皮　桃仁　郁金　猩绛　甘草　牛膝　白芍

【**诒按**】审证用药，巧力兼到。拟再加青皮、桑皮、紫苏、山栀、瓦楞子壳。

【潘评】用旋覆花汤，颇具匠心，然胁痛因久咳引起，与肝郁气滞所致者终有区别，治疗亦不可混同。本案当加入宣散肺气药，如紫苏、杏仁、枇杷叶之类，盖肺主一身之气，肺得宣畅，百脉调和，矧胁痛之因久咳所致者，柳按极妙，已弥补不足。

8.胁疼遇春即发，过之即止，此肝病也。春三月，肝木司令，肝阳方张，而阴不能从，则其气有不达之处，故痛；夏、秋、冬肝气就衰，与阴适协，故不痛也。

阿胶　白芍　茯苓　丹皮　茜草　炙草

鲍鱼汤代水

【诒按】朴实说理，绝无躲闪，方用胶、芍、鲍鱼，滋肝配阳，亦觉妥帖易施。

【潘评】此肝阴不足肝阳方张之治，不落俗套，殊称难能。唯鲍鱼汤入药颇腥秽，似难下咽，《临证指南》徐批中，大椿已持微词，实是有理，值得参考。

9.风气乘虚入于肾络，腰中痛引背协，宜寄生汤，补虚通络祛风。

生地　归身　黑大豆　独活　山药　白蒺藜　杜仲　炙草　桑寄生

【诒按】立方妥帖，层折俱到。

【潘评】《千金》独活寄生汤治肾气虚弱，风湿疼痛，尤案一二本其意，然方药嫌薄，力不逮《千金》远矣！以祛风药言，原方除独活外，尚有细辛、秦艽、防风、桂等，补虚则人参与四物汤具备，两方相较，效验不可同日语。唐宋方杂，金元后渐洁净，前者尚实，后者多纸上谈兵耳。

10.脉数，耳鸣，吐痰，天柱与腰膝酸痛，两足常冷，病属阴亏阳升，法当填补实下。

熟地　鹿角霜　菟丝子　山药　萸肉　杞子　龟板胶

诸窍门

1.风热蓄于脑髓，发为鼻渊，五年不愈，此壅疾也。壅则宜通，不通则不治。

犀角　苍耳子　黄芩　郁金　杏仁　芦根

【诒按】既欲其通，则辛夷、白芷似不可少。

2.肺之络，会于耳中，肺受风火，久而不清，窍与络俱为之闭，所以鼻塞，不闻香臭，耳聋耳鸣，不闻音声也。兹当清通肺气。

苍耳子　薄荷　桔梗　连翘　辛夷　黄芩　山栀　杏仁　甘草　木通

【诒按】语云耳聋治肺，观此信然。

3.少阳之脉，循耳外，走耳中，是经有风火，则耳脓而鸣，治宜清散。

薄荷　连翘　甘菊　芍药　黄芩　刺蒺藜　甘草　木通

【诒按】案既老当，方亦清灵。

4.肾虚齿痛，入暮则发，非风非火，清散无益。

加减八味丸　每服三钱，盐花汤下

【诒按】立方精到。

脚气门

1.厥阴之邪，逆攻阳明，始为肿痛，继而腹痛，胸满呕吐，此属脚气冲心，非小恙也，拟《外台》法治之。

犀角　槟榔　茯苓　枳实　杏仁　橘红　半夏　木通　木瓜

【再诊】半夏　木瓜　广皮　芦根　枳实　茯苓　竹茹　枇杷叶

【**诒按**】脚气一证，前人归入类伤寒中，必憎寒壮热，病与伤寒相似，甚则有冲心之患，故谓之重证。《外台》有大犀角汤及风引汤，后人有鸡鸣散等方，均为专治脚气之重剂。乃今时所谓脚气者，则以脚膝酸软而肿者谓之湿脚气，不肿者谓之干脚气，专用防己、木瓜、牛膝、薏米等风湿之药治之，与前人所称者大相径庭，学者不可不辨。

【**潘评**】脚气或称脚弱，晋前并无此证，永嘉南渡后，衣缨士人多有遭者，按《千金》云："岭表江东，有支法存、仰道人等，并留意经方，偏善斯术，晋朝仕望，多获全济，莫不由此二公。又宋齐之间，有释门深师，师道人述法存等诸家旧方为三十卷，其脚弱一方，近百余首。"今深师方佚，《千金》《外台》略存其梗概。《千金》所述证治，大抵是其内容，汤液中有竹沥汤方三，独活汤方数，风引汤、大小鳖甲汤、大犀角汤、增损肾沥汤等，内容丰富，远非一、二套方所能泛治。主则在于祛风宣痹、清解热毒，其风毒冲心者则用犀角，虚损者主以填补精血，如柳氏所谓当时脚气是伤寒重证，与近时脚气者主湿气者迥然有别，未可等量齐观。

遗精门

1.遗精无梦，小劳即发，饥不能食，食多即胀，面白唇热，小便黄赤，此脾家湿热，流入肾中为遗滑，不当徒用补涩之药，恐积热日增，致滋他疾。

萆薢　砂仁　茯苓　牡蛎　白术　黄柏　炙草　山药　生地　猪苓

【**诒按**】此等证早服补涩，每多愈服愈甚者，先生此案可谓大声疾呼。

【**潘评**】脾家湿热为症结所在，点明此理即可，主在清泄，不用兜涩。所称“流入肾中”云云最难理会，按经旨脾气散精，上归于肺，通调水道，下输膀胱。湿热流入膀胱则于理颇合，虽膀胱与肾相表里，总觉牵强附会耳。

【**再诊**】**服药后遗精已止，唇热不除，脾家尚有余热故也。**

前方去砂仁　黄柏　加川连　苦参

【**诒按**】唇热属脾。

2.少阴为三阴之枢，内司启闭，虚则失其矣。法宜填补少阴，或通或塞，皆非其治。

六味丸去泻　加菟丝子　沙苑　杞子

【诒按】此补肾之平剂，可以常服无弊。

3.遗精伤肾，气不收摄，入夜卧著，气冲上膈，腹胀呼吸不通，竟夕危坐，足跗浮肿清冷，小便渐少，此本实先拨，枝将败矣，难治之证也。

都气丸　加牛膝　肉桂

【诒按】此阴阳两损、气不摄纳之重证，舍此竟无良法，然亦未能必效也。

【潘评】想必别有病原所在，遗精虽伤肾元，恐不致气逆、危坐、跗肿、少尿诸险象迭呈，或有哮喘宿根，或是肝肾久病，兼得遗泄而专事渲染遗泄者也。

4.阴亏阻动，内热梦泄。

六味丸　加黄柏　砂仁

【诒按】六味合封髓法也，亦妥帖易施。

小便门

1.两尺软弱，根本不固，小便浑浊，病在肾藏，久久不愈，则成下消。

六味丸　加天冬　麦冬　杞子　五味子

【诒按】方法稳切。

2.形伟体丰，脉得小缓，凡阳气发泄之人，外似有余，内实不足，水谷之气，不得阳运，酿湿下注而为浊病，已三四年矣，气坠宜升阳为法，非比少壮阴火自灼之病。

菟丝子　茴香　车前子　韭子　蒺藜　茯苓　覆盆子　蛇床子　黄鱼骨捣丸每服五钱

【诒按】此证当以脾土为主，但与温养下元，尚非洁源清流之道。

【又按】此与相火下注者不同，故用药如是。

【潘评】形丰脉缓，脾虚湿注而为浊病，理当补脾升阳，用补脾胃泻阴火升阳汤之类，而尤治在温肾固下，于脉理似稍间隔。尤案所谓阴火，实指妄动之相火，两火混同，与东垣所称饮食劳倦而致阴火上冲者有间。

3.烦劳四十余天，心阳自亢，肾水暗伤，阳坠入阴，故溲数便血，不觉管窒痛痹，实与淋证不同，其中虽不无湿热，而寝食安然，不必渗泄利湿，宜宁心阳、益肾阴、宣通肾气以和之。

熟地炭　人参　霍石斛　丹皮　泽泻　茯苓　远志　柏子仁　湖莲肉

【诒按】此治本之方，由其论病亲切，故立方自稳。

泄泻门

1.恼怒伤中，湿热乘之，脾气不运，水谷并趋大肠，而为泄。腹中微疼，脉窒不和，治在中焦。

藿梗　川朴　神曲　泽泻　茯苓　陈皮　扁豆　木瓜

【诒按】此方妙在木瓜一味，兼能疏肝，须知此意，乃识立方选药之妙。

【又按】案中脉窒句，不甚明了。

【潘评】木瓜味酸，缓肝之急以止腹痛，又酸味善化消谷物，故叶桂辄持为健胃之用。

痢疾门

1.暑湿外侵经络则为疟，内动肠脏则为痢，而所恃以攘外安内者，则在胃气，故宜和补之法，勿用攻削之剂，恐邪气乘虚，尽入于里也。

【诒按】案语殊妙，惜此方之佚也。

大便门

1.气郁不行，津枯不泽，饮食少，大便难，形瘦脉涩，未可概与通下，宜以养液顺气之剂治之。

生地　当归　桃仁　红花　枳壳　麻仁　甘草　杏仁

【诒按】此气阻液枯之证，拟加鲜首乌。

2.大便闭结，水液旁流，便通则液止矣。

大承气汤　加甘草

【诒按】据吴鞠通之论，用调胃承气法为稳。

【再诊】前方加当归　白芍

【三诊】改用制军　加浔桂　厚朴

3.下血后，大便燥闭不爽，继而自利，白滑胶黏，日数十行，形衰脉沉，必因久伏水谷之湿，腑病宜通，以温下法。

生茅术　制军　熟附子　厚朴

【诒按】自利胶滑，有因燥矢不行，气迫于肠，而脂膏自下者，当专行燥矢，兼养肠液，未可概以湿论也。

【潘评】先闭后利，自滑黏腻日数十行，症结是肠府寒实，法当温下，仲景三物备急丸及后世温脾汤最为切当，盖寒积不去，自利难已。尤治颇佳，惜川军用制，亦未后入，药力稍薄，恐难除病根。

4.脾约者，津液约束不行，不饥，不大便，备尝诸药，中气大困，仿古人以食治之法。

黑芝麻　杜苏子

二味煎浓汁如饴，服三五日，即服人乳一杯，炖温入姜汁二匙

【诒按】此无法之法也，良工心苦矣。

【潘评】孙思邈谓能“用食平疴”者为上工，此治颇妙，然须空腹饮用方有效验，可以牛乳代之，肥甘润泽，久服自可收功。张从正《儒门事亲》中竭力称道食养润肠，主张用菱、菠、葵菜等杂以猪羊血作羹久服，甚具灵思，亦《周礼》以滑养窍之谓。

5.便血不独责虚，亦当责湿，所以滋补无功，而疏利获益也。兹足酸无力，其湿不但在脾，又及肾矣。当作脾肾湿热成痹治之。

萆薢　薏仁　白术　石斛　牛膝　生姜

【诒按】案语明确，方亦简当。

6.泻痢便血，五年不愈，色黄心悸，肢体无力，此病始于脾阳不振，继而脾阴亦伤，治当阴阳两顾为佳。

人参　白术　附子　炙草　熟地　阿胶　伏龙肝　黄芩

【诒按】此理中合黄土汤法也，方案俱切实不肤。

7.鼻痒心辣，大便下血，形瘦脉小而数，已经数年。

黄芩　阿胶　白芍　炙草

【诒按】此阴虚而确伏热之证，方特精简。

外疡门

1.肝经液聚气凝，为项间痰核，病虽在外，其本在内，切不可攻，攻之则愈甚矣。

首乌　象贝　白芍　牛膝　甘草　牡蛎粉　归身　生地　丹皮

【诒按】议论平和，立方清稳。牡蛎粉一味，可以化痰消坚。

【潘评】认证甚确，立方嫌弱，宜加海藻、昆布、花粉、慈姑、夏枯、柴胡等药，积渐可以邀功。

2.疡证以能食为要，兹先和养胃气。

石斛　茯苓　益智仁　谷芽　木瓜　广皮

【诒按】案语片言居要，唯用药嫌少力量。

3. 脉虚细数，阴不足也，鼠漏未愈，热在大肠。

六味丸　加杞子　天冬　龟板　黄柏　知母　五味子

【**诒按**】此肛门漏也，名为鼠漏，未知所本，脉证已属损象，故以滋补肝肾为主。

妇人门

1. 脾虚生湿，气为之滞，血为之不守，此与血热经多者不同。

白术　泽泻　白芍　广皮　炙草　茯苓　牛角鰓灰　川芎

【**诒按**】认证既得，药亦丝丝入扣。

【**潘评**】此月经量多之证。由于脾虚不能统摄者主以归脾汤，本案亦脾虚，然衍化为湿聚，气为之滞，血为之不守，固非归脾所宜。以术、泽合二陈健脾化湿为主，芎、芍调经和营，兼有瘀阻，故用牛角鰓通泄。按《本经》："牛角鰓下闭血、瘀血、疼痛、女人带下血。"以药推症，谅尚有苔腻、胸闷、腹疼等象，故用药如此。虽平淡无奇，却赅理颇杂，属灵思巧构之治，所谓彩似平淡最奇崛也，可备一格。

2. 腹满足肿，泄泻，此属胎水。得之脾虚有湿。

白术　茯苓　泽泻　广皮　厚朴　川芎　苏叶　姜皮　黄芩

【诒按】方案俱老当。

3.胎前喘咳肿满，是脾湿不行，上侵于肺，手足太阴病也。治在去湿下气。

茯苓　陈皮　白芍　泽泻　厚朴　当归　苏梗　杏仁

【诒按】方颇灵动，再加紫菀、枇杷叶何如？

4.产后恶露不行，小腹作痛，渐见面浮喘咳，此血滞于先，水渍于后，宜兼治血水，如甘遂、大黄之例。

紫菀　茯苓　桃仁　牛膝　青皮　杏仁　山楂肉　小川朴　延胡

【诒按】用其例而易其药，因原方太峻也。

【再诊】瘀血不下，走而上逆，急宜以法引而下之，否则冲逆成厥矣。

归身　滑石　蒲黄　通草　牛膝　瞿麦　五灵脂　赤芍

【三诊】膈宽而腹满，血瘀胞中，宜以缓法下之。

大黄　青皮　炙草　丹皮　桃仁　赤芍　归身

又丸方：

牛膝一两　赤芍　延胡　蒲黄　五灵脂　川芎　桂心　桃仁各五钱　归尾　丹皮各八钱

【诒按】迭换四方，一层深一层，次序井然，恰与病机宛转相赴。

5.胎前病子肿，产后四日，即大泄，泄已一笑而厥，不省人事。及厥回神清，而左胁前后痛满，至今三月余矣，形瘦脉虚，食少，少腹满，足肿，小便不利。此脾病传心，心

不受邪，即传之于肝，肝受病，而更传之于脾也。此为五脏相贼，与六腑食气水血成胀者不同。所以攻补递进而绝无一效也。宜泄肝和脾法治之。

白术　木瓜　广皮　椒目　茯苓　白芍

【**诒按**】此等证情，非胸中有古书者，不能道只字。

【**潘评**】按证论理，说来头头是道，五脏相贼，似近神玄。与六腑食气水血成胀者不同，稍难理解，盖五脏六腑、内外六气殊难截然分割，五脏为病，必然累及六腑，以致食气水血成胀者亦理所当然，不知所谓不同者在何？不知所谓攻补递进误治者在何？尤治方药极佳，别具匠心，旨在补脾泄肝，然亦不离“攻、补”两字。

评选继志堂医案两卷

右继志堂医案两卷，曹仁伯先生所著也。先生讳存心，字仁伯，别号乐山，系常熟之福山人，幼时读书颖悟，长老咸目为令器，顾以家道不丰，一衿不足裕衣食，遂谋习医，从薛性天先生游。薛故郡中名宿，得先生剧赏之，谓将来光吾道者必曹生也。先生居薛所十年，帏灯粹掌，上自灵素，下逮薛、喻诸家，无不研求贯串，乃出应病者之求，辄奏奇效。先生尝言医者存心，须视天下无不可治之病，其不治者，皆我之心未尽耳。故其临病人也，研精覃思，直以一心贯乎病者之食息起居，而曲折无不周至，每有剧病，他人所弃而不治者，先生独能运以精思而以数剂愈之，古人谓生死肉骨，先生诚有之焉。先生又言每遇病机丛杂，治此碍彼，他人莫能措手者，必细意研求，或于一方中变化而损益之，或合数方为一方而融贯之，思之思之，鬼神通之，苦心所到，必有一恰合之方，投之而辄效者。以是知医者之于病，稍涉危疑，即目为不治而去之者，其不尽心之过为不少也。嗟乎！先生之言如此，即先生居心之笃厚，与艺事之精能，盖皆即是而可见矣。先生所著，有《琉球百问》《继志堂语录》《过庭录存》《延陵弟子纪略》诸书，经先生之孙博泉玉年裒集锓行，杨太常滨石序之，先生之行谊，备详于许君廷诰所撰家传中。先生以医名著，继叶、薛诸公而起，德被吴中，名驰海外，至今人能道之。特其所著医案，于《过庭录存》《延陵弟子纪略》外未有传本。今年夏，偶于友人处得见其门弟子所录存者，惜中多阙误，因假归抄录，为之次第整理，删其繁乱，撷其精粹，间或赘以评语，以发明其用意之所在，抄成上下两卷，俾后人读之，犹可想见其诊病危坐构思，旁若无人之概云。

光绪二十六年庚子八月江阴柳宝诒识

同龢按：

道光五年，吾母许太夫人以呕血谒曹先生于吴门，先生切脉曰："夫人得无从高坠下乎？"曰："然。"又曰："得光引重努力乎？"曰："然。"是时吾母奉亲过岭，先生量药一裹，偻指计程曰："行至赣江愈矣。"已而果然。昔母家居，尝左抱儿，右挈浆，下楼，颠，自初桄至不尽一级止，腰膂伤矣，而儿无恙，此呕血之因也。同龢熟闻此事，因谨识于后。

光绪三十年四月廿又一日

继志堂医案上卷

常熟　曹存心仁伯　著

内伤杂病门

1.心营与肾水交亏，肝气挟肝阳上逆。胸中气塞，口内常干，手震舌掉，心烦不寐。即有寐时，神魂游荡，自觉身非己有，甚至便溏纳少，脾胃亦衰，脉形细小无神，而有歇止之象。逐证施治，似乎应接不暇，因思精神魂魄，必令各安其所，庶得生机勃勃，否则悠悠忽忽，恐难卜其旋元吉。拟许学士珍珠母丸法。

石决明盐水煅，一两　人参一钱　归身半钱　犀角五分　龙齿三钱　茯神三钱　生地四钱　麦冬二钱　枣仁二钱　炙草三分　淮药三钱　沉香磨冲，三分　另珠粉四分先服

【诒按】此方于肝气一层，嫌少理会，愚意去山药、甘草，加木香、陈皮，则胸中之气塞亦平矣。

【潘评】遣词典雅，下笔整饰，寓意亦深邃，出奇处只着眼于安神一途，自是卓然高见，文笔与医理交相辉映，当推曹氏此案为佳作。盖善医者之为文也，非文人之弄医也。按许学士真珠丸为《普济本事》第一方，本案亦为《继志堂医案》第一案，推重如此，想非偶然。《本事方》："治肝经因虚，内受风邪，卧则魂散而不守，状若惊悸，真珠丸。真珠母、当归、熟干地黄、人参、酸枣仁、柏子仁、犀角、茯神、沉香、龙齿。其症为卧则魂散惊悸，与曹案"寐则神魂游荡，自觉身非已有"相契合，症结是正虚神魂不安，故重镇之余，专事补养气血。然曹案兼有阴虚火旺，脾胃亦弱，用药更错杂，加入生地、麦冬养阴，山药健胃，不得已而为

之，亦称允当，而柳谓去山药加木香、陈皮，未必大效，理气一层，沉香足矣，更毋须额上安角，辛香过之，津液易伤，山药亦不可缺，虑中无砥柱也，然次第诸症只是带过，专在心神魂魄，各安其所，所谓主不明则十二官危也。

又接服方：

生地　山芍　人参　丹皮　橘红　茯神　枣仁　石决明　龙齿　秫米　佛手

【再诊】脉之歇止向和，便之溏泄不作，气塞稍平，手震亦定。但寤多寐少，内藏之魂魄未安，胸痞脘闷，上壅之浊痰未降，容将通阳镇逆法参入前方，冀相与有成耳。

真珠母丸真珠母　熟地　当归　人参　枣仁　柏子仁　茯神　犀角　龙齿　沉香

去柏子仁　当归　加旋覆花一钱五分　代赭石三钱　陈皮七分　冬术七钱　炙草五分　白芍二钱　麦冬三钱　甘澜水煎竹沥一两冲服

【诒按】案云通阳镇逆，方中用赭镇逆，而术、芍、麦、草则未可谓之通阳也。

【三诊】夜半得寐，心肾已交，肺魄肝魂，自能各安其藏，无如心易烦动，神反疲乏，气犹短促，胸还痞闷，脉仍细小，两足不安，脉虚证虚，是谓重虚，而兼有湿痰从之为患。夫痰即有形之火，火即无形之痰也。法当固本为主，消痰佐之。

人参固本丸　加龟板五钱　炙茯神三钱　枣仁二钱　白芍三钱　淮麦三钱　陈皮一钱　旋覆花一钱五分　柏子仁一钱五分去

油　冬术半钱

另珠粉二分　竹油二十匙　鸡子黄一枚，和服

【诒按】于痰病重投冬、地，得无嫌其滋腻否？

【潘评】阴虚见证，痰火渐露，然阴虚是本，痰火属标，非培补阴血不足以固元气之本，此固本丸之妙谛。亦无滋腻之忧，况已用陈皮斡旋。竹沥清泄痰火，唐宋医方惯用之。

【四诊】风、火、痰三者之有余，留滞肝经，以致卧血归肝，魂不能与之俱归，筋惕内困而醒，前次气短等症，莫不因此而又起于有年病后，气血两亏，何堪磨耐？所治之方，不出许学士法加减。现在脉息细小带弦，虽无止歇之形，尚有不静之意，究属难免风波，未可以能食为足恃也。

石决明盐水煅，三钱　麦冬二钱　犀角五分　柏子仁三钱　龙齿三钱　枣仁盐水炒，三钱　归身七分　大熟地浮石粉拌炒六钱　羚羊角一钱　冬术一钱五分　白芍三钱　陈皮一钱　人参二钱　茯神三钱　银花一钱　薄荷五分　另金箔二张　竹沥一两　真珠粉三分　姜汁一匙冲服

【诒按】方中用银花、薄荷两味，不识其意何居？

【潘评】此案是经年病后复发，又见神魂不安，前投真珠丸法既效，毋庸更弦易辙，然此治吃重在痰火，故兼在清泄上下功夫，犀、羚合用即是明证。或兼有风热，稍佐银花、薄荷清解，亦医者临床经常所见，案中未及，令后人颇费思量也。

【五诊】前夜熟睡，昨又变为少寐，寐之时，适在子时以后，肝胆两经，尚有余邪可知，更兼痰火阻气，时逆时平。其气逆时，必面赤心悸，甚则肉瞤筋惕，烦热不安，脉

亦随之变异，所谓心火一动，相火随之是也。调治之外，必须静养，俾心火凝然不动，方可渐入坦途。

人参　丹参　麦冬　元参各二钱　旋覆花　冬术各一钱五分　橘红一钱　小麦五钱　枣仁川连煎汁拌炒　茯神　川贝各三钱　炙草四分　枇杷叶　竹茹各三钱　珠粉冲，三分

【诒按】相火属少阳，即胆火也，方中川连、竹茹，恰合病机。

【潘评】相火下焦包络之火，元气之贼，清相即是固元气。本案苦寒之药似嫌力薄，即是匡正不足也。

【六诊】所患小恙，无一不除，盖以清之、化之、补之、养之，无微不至，而得此小效耳。所嫌者，寐非其时，寤非其时，心阳太旺，神气外驰，是卫气独行于阳，阳跷脉满，满则不入于阴，阴分之虚明矣，将滋阴之品参入前方，未识能弋获否？

前方加大生地五钱　陈胆星五分　另真珠母丸　朱砂安神丸各五十粒

【诒按】此证不寐，乃肝胆有痰火所致，案中引《内经》阳跷脉满之文，本属强为牵合，至以经言阴虚，指为阴血之虚，尤非经文本旨。

【七诊】人可以参天地之干者，莫贵于眠食如常，今食能知味，眠则未安，昨夜忽寐忽醒，醒则不爽，寐则不安，以昭卫气不得入于阴，独留行于阳之意。按：案语牵合支离，总由误认经文阴字，故说来总不入理。**是阳跷脉满，营血不能充足，肌肉不能润泽，苟非阳生阴长，阴足恋阳，何**

以渐入佳境？然营中之血，既不生之于心，乌能藏之于肝，统之于脾？而欲藉草木之无情，俾血肉之有情者，以生以长，谈何容易？况当此痰火易烦，得食暂安，以及虚风内动，筋惕肉瞤，肢体牵摇，大便难通之候，更难为力矣。急宜加意调理。

前方去元参　旋覆　珠粉　丹参　加黄芪一钱　远志三分　归身一钱　半夏一钱五分，猪胆汁炒　木香三分　圆眼肉三枚　另真珠母丸四十粒　朱砂安神丸三十粒

【诒按】黄芪与此证不甚合，胆汁炒半夏，思路新颖。

【八诊】彻夜好眠，神魂已定，是佳兆也。但脉形细小而兼滑数，数为有火，滑为有痰，细属阴虚，小属气弱，虚弱之中，兼有痰火，有时面红；有时咳嗽；有时气痞而短；有时烦热不安，更兼大便燥而小便短，筋惕肉瞤，肢体动摇，神情困倦，语言无力等症，均未平复，还宜谨慎小心。

前方加柏子仁三钱

另朱砂安神丸三十粒　真珠母丸四十粒

【诒按】此好眠是痰蒙所致，未必定是佳兆。

【九诊】脏之为言，藏也。心之神，肝之魂，肺之魄，脾之意，肾之志，无不各得其藏，五脏和矣，即有不和，因藏真不足，盖有待也，而与脏相表里者为腑，腑以适为补，与藏之以塞为补者有间。因思胃主下行，肠主津液，津液不充，下行失令，故大便燥结而难通，此际不以滋养营阴，俾得施润泽，非计也，目前之治如此，将来或痰，或火，或感，或伤，偶有违和，事难逆料，断无预定之理，随时斟酌

为嘱。

麻仁　郁李仁　柏子仁　松子仁各三钱　桃仁七分

陈皮　人参　苏子各二钱

另朝服膏滋药，晚服丸药。

【诒按】此王江泾，王姓病也。是人素有肝火上升之病，想热病之后，必有余邪余火留于肝胆，乘虚窃发，气塞而不能卧起者，中有实痰，加于短气不足以息之体，神魂摇荡，身非己有，虚之甚矣。用真珠母丸法，先以犀角治实火，参、地补气血，俾相火得清而奠安。第二方即参入陈皮、竹油、赭石、旋覆花，挟补挟化。第三方人参固本入龟板、芪、芍、鸡黄。第四方加入羚羊、银花，清药与补药，俱加倍用之。第五、六方竟是十味温胆，吃重痰火一层，用药心细手和，既沉着，亦灵敏，洵可法可师之作。

2.阳络重伤，咳无虚日，而于五更为甚，口干盗汗，溺赤便溏，脉数而身热，欲成损证也，咽中已痛，虑其加喘生变，权以清热存阴。

黄芩汤合猪肤汤加牡蛎

【再诊】所见病情，与前无异，喜食藕汁，咽中干痛稍轻，大便溏泄更甚，虽属肺热下移于大肠，而实则中气已虚，失其所守也。

六味丸　加牡蛎　川贝　元参　淡苓

【诒按】大便溏泄，虚证中所最忌者，此证始终大便不坚，故再三反复，终不复元也。

【三诊】溏泄已止，咳嗽未除，咽痛盗汗，脉数，肺经

尚有热邪？

补肺阿胶散　加白芍　生地　淡苓　元参　山药

【四诊】便泄稀，身热轻，咽喉干痛，亦渐向愈，而咳嗽腹鸣，神疲纳少，脉小带数，想是风热递减，气阴两亏。而脾中之湿，又从而和之为患，补三阴、通三阳之外，更以崇土化湿佐之。

六味丸　加牡蛎　淡苓　于术　防风　陈皮　炙草

【诒按】阴虚而挟脾湿，阳虚而挟肺火，邪实正虚，彼此相碍。凡治此等证，总须权其轻重缓急，又须心灵手敏，方能奏效，若稍涉呆滞，则效未见而弊先滋，如此证屡用六味，虽于证情亦合，究嫌落笔太重，少灵动之机括也。

【五诊】气阴得补渐和，不意又有燥风外感，袭入湿痰之中，微有寒热，咽痛咳嗽不止，权以清养法。

六味丸去萸　加桑叶　杏仁　陈皮　川贝　炙草

【六诊】发热恶风汗多，是属伤风之象，但伤于壮者，气行则已，伤于怯者，难免不着而为患也。大为棘手。

六味丸合玉屏风散　加桑叶　元参　川贝　橘红　甘草

【七诊】多汗恶风之象渐轻，新风解矣。而咳嗽咽痛，大便溏，饮食少，仍是脾、肺、肾三脏皆虚之候，幸未气喘。

玉竹饮子玉竹、茯苓、甘草、桔梗、陈皮、川贝、紫菀、姜

合猪肤汤　玉屏风散　加麦冬　山药

【八诊】脾虚则便溏，肺虚则咳嗽，肾虚则虚火上炎，咽喉干痛。脉弱无力，元气伤矣，急宜补气育阴。

人参　二冬　二地　黄芪　陈皮　阿胶　杏仁　百合　甘草

【**诒按**】此方究非便溏所宜。

【九诊】精生于谷，肾之精气，皆赖谷食以生之，而谷食之化，又赖脾土以运之，今便溏纳少，脾失运矣，急宜补脾为要。

都气丸合四君子汤　百花膏

另八仙长寿丸参汤下

【**诒按**】此方亦嫌少灵活之致。

【**又按**】此证前后方案九则，议论颇有精当处，唯用药未能面面照顾，总缘阴虚而兼便溏，彼此相碍，难于安置妥帖也。

【**潘评**】此案阴虚是本，兼见咳嗽、便溏、身热、恶风等症，兼顾非易，图本则碍邪，祛邪则耗阴，颇难两全。临床习见医者，只用轻灵之药，调和始末，一成不变，却无寸效，而自谓但能如此而已。历来名医遇此等证，不出先标后本、先本后标、扶正祛邪三法。先标者如张从正，所谓邪气加诸身，速攻之、去之可也，去邪即所以匡正；先本者明季诸贤颇擅胜场，如薛己专持补中、归脾、六味、八味，汪石山论治杂病不离参、芪，张景岳则偏嗜熟地，虽外感、泄泻亦不避弃；清代诸贤多扶正祛邪之治，如《临证指南》概不少见，曹氏本案亦示一斑也。此三法皆正视矛盾，无所畏避，然后把握得定，取舍有致，与专用轻灵、习为格套、应付一切复杂症情者，自有霄渊之别焉。

3.先生之病素禀湿热，又挟阴虚之病也。湿者何？地之气也；热者何？天之气也。天地郁蒸，湿热生焉。湿热禀于先天者，与元气混为一家，较之内伤外感之湿热属在后天者，岂可同日语哉！设使薄滋味，远房帏，不过生疡出血而已，乃从事膏粱，更多嗜欲，斯湿热外增，阴精内耗，肝脏营卫，但有春夏之发，而无秋冬之藏，无怪乎风火相煽，而耳为之苦鸣也。当斯时也，静以养之，犹可相安无事，何又喜功生事，火上添油，致陡然头晕面赤，其一派炎炎之势，盖无非肝经之火、督脉之阳上冒而为患。近闻用引火归原之法，以为甘温能除大热，嗟乎！未闻道也。夫甘温除大热者，良以下极阴寒，真阳上越，引其火，归其原，则坎离交媾，太极自安。若阴虚湿热，蒸动于上者，投以清滋，尚难对待，况敢以火济火、明犯一误再误之戒乎？逮后，清已有法，滋亦频投，饮食能增，身体能胖，而坐立独不能久者，明是外盛中空，下虚上实，用药殊难。尝见东垣之清燥沥，丹溪之虎潜丸，润燥兼施，刚柔并进，张氏每赞此两方，谓必互用，始克有济，何故而不宗此耶？然犹有进于此者，治病必资药力，而所以载行药力者胃气也，胃中湿热熏蒸，致吐血痰嗽，鼻塞噫气，二便失调，所谓九窍不和，都属胃病也。然则欲安内藏，先清外府，又为第一要着矣。至秋末冬初病甚者，十月坤卦纯阴，天已静矣，而湿热反动，肾欲藏矣，而湿热仍露，能勿令病之加剧乎！附方谨复。

青盐四两　甘草八两　荸荠一斤　海蛇二斤　萆薢一两　饴糖八两　刺猬皮一两五钱　霞天曲一两五钱　十大功劳叶一斤　橘

叶五两

共为末，竹沥和水泛丸，每朝四钱，服完后，合虎潜丸全料，同合常服。

【诒按】方中海蛇、荸荠、饴糖，不能作丸，此必有误。愚意用东垣清燥汤方合青盐以下数味为末，而用荸荠、海蛇煮汁和饴糖、竹沥，泛丸，乃合。

【原注】起手提清湿热之病，阴虚之体，发明先天素禀湿热之故。第二段一折，折出嗜欲膏粱，因此更加阴虚。第三段再折，折出动火伤阴。第四段，直辟用热之谬，下乃归到治病先治胃。通篇说理既精，笔力遒老，饶有古文笔意。

【又按】推论病原，指陈治法，言言切实，绝无模糊影响之谈，最后推出先清胃府一层，尤为洞中窾要，深合机宜，凡治阴虚湿热者，于此可悟出法门矣。

【潘评】阐明湿热禀于先天之理，颇切合实际，与元气混为一家之论，人罕言及，尤为难能。唯所谓引火归原之法与甘温除大热作同等观，有悖先贤本意。李杲发明甘温除大热，原为阴火病证而设，盖饮食、劳倦、七情所伤，脾胃受损，阴火上冲，所谓内伤热中证，确是火热病证，绝非“下极阴寒”之证。彼寒中证也，与热中证冰炭相别，焉可混同？引火归原法，张介宾颇多发挥，言下焦阴虚，阳失依附，呈虚阳上越之证。甘温除热主用补中益气之类，引火归原主用左归之类，不可张冠而李戴也。本案症见吐血痰嗽，鼻塞噫气，二便不调，所谓九窍不和，都属胃病，在天士则专用甘寒，如桑叶、沙参、麦冬、知母、玉竹、蔗汁之类，而曹氏则另辟蹊径，治法新颖，养阴补虚，清热化痰，并行而不悖，灵思殊不凡也。又柳按极是，荸荠、海蛇、饴糖不能为末，谅是后人误抄，当煎汁泛丸为是。

4.身热，手心热，少力神倦，澼利脉濡，此脾阳下陷，阴火上乘，甘温能除大热，正为此等证设也。

补中益气汤　加鳖甲

【**诒按**】此脾虚内热证也，用东垣法最合。

【**潘评**】曹氏胸中了了，阴火上乘，用补中益气汤，即甘温除热意旨，如何前案又与引火归原法混谈，令人不解也。

5.劳倦而招风湿，右脉濡小，左脉浮弦，舌苔薄白，溺赤便溏，肢体酸楚，神倦嗜卧，少纳口干。

升阳益胃汤参、术、芪、草、夏、陈、苓、泽、羌、独、防、柴、连、芍、姜、枣

加川朴　青皮

【**诒按**】此与前证略同，故用药亦相似。

6.胃虚，则纳食无味；脾虚，则运化无常。

六君子汤合治中汤　加熟地　益智仁　粳米

【**诒按**】脾喜温升，宜香燥；胃喜清降，宜柔润。脾阳健，则能运，胃阴充，则能纳。凡脾胃同治者，用药须识此意。愚意去熟地加石斛，似与胃虚者更宜。

【**潘评**】曹氏受景岳影响颇深，故用熟地，脾胃虚而用之，时医每称枘凿不合，而张氏以为得当之治也。

7.五脏六腑，皆有营卫，营卫不调，则寒热分争，此病

分争之后，肌肉暗消。因思脾主肌肉，肌肉暗消，正所以昭脾之营卫虚也，无怪乎脘痞纳少，力乏嗜卧，脉形软弱，有种种脾虚现象，于法当健脾为主，而八八已过之年，阳气必衰，又宜兼壮元阳，使火土合德，尤为要务。

乌龙丸合香砂六君丸　加首乌　当归

8.心脉宜大者，反小；肾脉宜沉者，反浮。浮则为伤，小则为虚。想是读书攻苦，心肾不交，失其封藏之职。夫心肾，即婴儿、姹女，欲其交者，须得黄婆为之媒合，黄属中央，脾土所主，舍补中宫之外，皆属徒然。

归脾汤

【诒按】借丹诀以谈医理，原一贯也，此案说理颇精，惜未能指列病状。

【潘评】以药推症，谅是劳心思虑、怔忡少寐之类，肾失封藏者，必有遗泄下虚见症。然本案劳心为主，劳肾次之，言黄婆为媒，妄生曲说，故作玄论，昔医每借为自诩，实医学弊端之一。心劳补脾，孙思邈《千金方》中已有载述，《删繁》所谓劳则补子，盖旁出《难经》虚则补其母外之另一治虚途径也。

9.昼为阳，阳旺应不恶寒；夜为阴，阴旺应不发热。兹乃日间恶寒，夜间发热，何以阴阳相反若是耶？此无他，阳虚则恶寒于日，阴虚则发热于夜。阴阳之正气既虚，所有疟后余邪，无处不可为患。足为之浮，腹为之满，溺为之短，一饮一食，脾为之不运，生饮生痰，肺为之咳嗽，脉从内变而为细弦。夫形瘦、色黄、舌白，阳分比阴分更亏，极易致喘。

桂枝加厚朴杏仁汤　加附子　干姜　冬术　半夏　橘红

【原注】案则一线穿成，药则理中去参，以理其本，桂枝以和其标，二陈、朴、杏以化其邪，乃丝丝入扣之方。

10.脾为阴土，胃为阳土，阳土病则见呕恶，阴土病则见泄泻，二者互相为患，此平则彼发，令人应接不暇。现在呕止而泄，似脾病而胃不病，不知脾胃属土，木必乘之，不乘胃土而呕，必乘脾土而泄，治病必求其本，本在木，当先平木，必使阳土阴土皆不受所乘，方为正治。

理中汤　乌梅丸　吴仙散吴萸，茯苓　加白芍

【诒按】推究病机，既能融会贯彻，斟酌治法，自然入彀。

【潘评】借理中温振脾阳，乌梅丸、白芍酸甘柔养脾阴，方案专在脾胃阴阳间苦心经营之。其实亦可只从脾阳或脾阴一端治疗，呕恶、泄泻见症本可恃理中为主方，然必有其他热象，案中未述，故不可一味温燥。昔贤曰："脾土之阴受伤，转输之官失职。"侧重健养脾胃之阴又是一法，用药如人参、山药、扁豆、茯苓、橘红、白芍，木瓜之类，亦可弋获也。

11.舌乃心之苗，舌上之苔，剥落不生者久矣，是心阴不足，心阳有余也。

黄连阿胶汤去芩　加大生地

【诒按】胃阴枯涸者，每有此病，心阴不足之说，亦可备一法也。

【潘评】舌苔剥落不生者，大抵胃阴消涸，素体不足，当甘寒法久服，积渐邀功，所谓阴无骤补之理，黄连苦寒且

燥，似非所宜也。

中风门

1.类中之余，足不任身，手难举物，尺脉无力，阴阳并弱，拟用河间地黄饮子法。

熟地　苁蓉　川附　牛膝　石斛　远志　巴戟　甘菊

【再诊】手之举动稍和，足之步履如旧，盖缘阳气难于充足耳。

六君子汤　加熟地　巴戟　白芍　川附　虎骨

又膏方：

归芍六君子丸　加虎骨　巴戟　菟丝　苁蓉　首乌　杜仲　萆薢

【三诊】足部有力，步履不艰，补方得力可知，仍以前法。

地黄饮子地、巴、萸、麦、斛、菖、茯、远、薄、味、附、桂　去麦、味、菖，合异功散　加当归　芍药　蝎尾　竹油

【诒按】此病之由乎虚者，故用药专以补养收功，从前并未用疏风化痰之药，案中亦无见症，至末方诸恙就痊，而忽加蝎尾、竹油二味，想必另有风痰见症也。

【潘评】地黄饮子方原出唐前滋补通方，孙思邈《千金方》已有载述，至宋《圣济总录》定名为地黄饮，专治中风后风痱证，后世以为刘完素订制，是误会也。又本方只治中

风后下虚、暗痱肢躄，滋补肝肾而已，实与中风无涉，凡肝风痰火之证绝不可借此方以弄险。

2.怒则气上，痰即随之，陡然语言謇涩，口角流涎，月余不愈，所谓中痰中气也，然痰气为标，阳虚为本，所以脉息迟弦，小水甚多，肢麻无力，法宜扶阳为主，运中化痰佐之。

六君子汤　加川附　白芍　麦冬　竹油　蝎梢

【诒按】立方虚实兼到，所谓看似寻常最奇特也，勿以平易忽之。

【潘评】此类方治，宋人医书最多，视痰、火、风、虚见症不同，灵活用药，切实有效，且不骛玄理，是医学发展之坦途也。如《圣济》诸方，凡肝风痰热者，用天麻散（天麻、天竺黄、天南星、干蝎），正虚风虚为祟者，用羌活汤（羌活、甘草、人参、附子、荆沥、竹沥、生地黄汁），中风神昏不语者，用玳瑁丸（玳瑁、丹砂、雄黄、白芥、麝香）等等。载方极丰，足资参考，非明清后医家治风只着眼于诸专方之比，废弃古法，是黄钟毁弃也。

3.左肢痿而不用，口歪流涎，舌苔起腻，便溏溺少，脉形弦迟，以中虚湿胜之体，易于生痰动风，内风既动，未有不招外风者也。

牵正散白附、蝎梢　合二陈汤　加川附　桂枝　白芍　制蚕

【再诊】肢体稍和，流涎略减，仍以前方增减

前方去芍　加首乌　川断　竹油

【诒按】方案均切实不浮。

痿痹门

1.膝骨日大，上下渐形细小，是鹤膝风证，乃风寒湿三气，合而为痹，病之最重者也。三气既痹，又挟肺金之痰以痹肘，所谓肺有邪，其气留于两肘，肘之痹，偏于左，属血属阴，阴血久亏，无怪乎腰脊突出，接踵而来。至于咳嗽，鼻流清涕，小水色黄，肌肉暗削，行步无力，脉形细小，左关独见弦数，是日久正虚，风寒湿三气，渐见化热之象，拟用痹门羚羊角散加减。

羚羊角　归身　白芍　杏仁　羌活　知母　桂枝　薏米　秦艽　制蚕　茯苓　竹沥　桑枝

【诒按】由膝而肘而脊，病情渐引渐深，方中于膝肘之邪，已能兼治，于脊突一层，似未能兼顾及之，拟再加鹿角霜、川怀牛膝等味。

【潘评】此证难治，所谓骨损之类，用古方羚羊角散，已极具匠心，然此证非专事祛风、清热、化痰所能获效，正虚精血不足一层亦须顾及，盖痿痹之类久之，无不涉及肝肾之虚。

2.素患鼻衄，入夏又发，下体酸软无力，咳嗽口干，溺黄肤热想是鼻衄屡发，上焦阴液久耗，而胃中湿热之邪，熏蒸于肺，肺热叶焦，则生痿躄也。

清燥汤参、芪、草、术、归、橘、柴、麻、羌、地、连、猪、茯、麦、味、苍、柏、泻　去术、升、柴　加白芍、茅花、枇杷叶

【诒按】此证自当滋清营液为主，东垣清燥汤，立法未纯，前人颇有议之者，用者当审之，案语阐发病情，极其熨帖。

3.人年四十，阴气自半，从古至今如是，唯尊体独异者，盖以湿热素多、阳事早痿耳。近又患臂痛之证，此非医书所载之夜卧臂在被外招风而痛，乃因久卧竹榻，寒凉之气渐入筋骨，较之被外感寒、偶伤经络者更进一层。所以阳气不宣，屈伸不利，痛无虚日，喜热恶寒，仲景云："一臂不举为痹。"载在中风门中，实非真中，而为类中之机，岂容忽视，现在治法首重补阳，兼养阴血，寓之以祛寒，加之以化痰，再通其经络，而一方中之制度，自有君臣佐使焉。

熟地八两　当归四两　白芍二两　虎掌一对　阿胶三两　半夏四两　橘红二两　枳壳二两　沉香五钱　党参四两　于术四两　茯苓八两　熟附一两　炙草一两　风化硝一两　桂枝一两　羌活一两　绵芪二两　姜黄一两　海桐皮一两

其为末，用竹沥、姜汁和蜜水泛丸。

【诒按】立方亲切周到，可法可师。

【潘评】唐宋医方中风门范围极广，凡中风、风痹、历节、风痒、风惊等等皆为风病，与晚近指为类中，真中者有间。本案属痹证，以久卧竹榻，风寒入络所致，而曹氏称为类中之机，不容忽视云云，令人费解也。前贤谓手指麻木，数年之中必有中风，信而有征，然亦必须审证分析，不可一概而论。如人年五十以上，形体丰腴，痰湿素盛，而肝阳易于用事者，则更为确切，而指端麻木与风寒入络之臂痛，岂能混为一谈，视作同等？此论之不免牵强附会处。方治颇具效验，议论似不足取法。

神志门

1.神识不清，自言自语，起坐无常，寝寐失度，脉形小滑，舌苔白腻，此痰热内郁心包，无路可出，而作心风也。久久归入癫痫，毋忽。

异痰汤苓、夏、枳、星、梅、橘、姜、草　加菖蒲　远志

另白金丸

【诒按】病情已属癫证，再加犀角、龙、牡等清镇之品，似更得力。

【潘评】《经》言重阴者癫，重阳者狂。此证似属癫例，虽曹氏谓痰热内郁心包，而热象不显，想书案时未一一罗列也，否则柳按云再加犀、龙、牡等清镇之品，恐凭据不足。据证用药，当在蠲化痰湿下功夫，如苍、朴、芥之类，佐入香窜醒脑，似更合拍。

2.阳明之脉环于唇，唇起红筋，即发牵动而厥，厥醒吐沫，咳血鼻衄，二便失调，脉弦滑数，显系胃有积热，动血生痰，又被肝火所冲激，乃痫证之根，毋忽。

六味丸　加川贝　石决明

另虎睛丸虎睛一对、制军一两、远志五钱、犀角一两、黑栀一两。蜜丸，每服十二粒

【诒按】既曰胃有积热，似非六味所能胜任，且方中如萸肉之酸温，亦宜避去。

【又按】积热者，蓄积之热也，与积滞之积不同，虎睛丸中大黄、黑栀，即为泄热而设。

【潘评】用六味丸治此证，不知所据何出？清代诸医受景岳影响甚大，动辄六味、左归，习为风尚，曹案亦每每见之。此案当用龙胆泻肝、当归龙荟之类，积热得泄，风木自戢。

3.痫证之因，未有不由乎龙雷之火上升，此则更有湿热之痰，从而和之为患。

六味丸　加龙齿　石决明　橘红　黑栀　川贝　川连　竹茹

【诒按】连读痫证数案，皆以六味丸为主，查六味为通补三阴之方，先生习于《内经》“重阳者癫”一语，谓痫证必挟龙雷之火，而以滋水柔木为主，散用药如此。其实痫证有因于胎惊者，有因于先天阴虚者，亦有因于惊痰内扰者，当随所因而治之，初非可执一端以论也。

【潘评】王启玄言从治、逆治之理，持火为喻，称：“夫病之微小看，犹人火也，遇草而焫，得木而燔，可以湿伏，可以水灭，故逆其性气以折之攻之。病之大甚者，犹龙火也，得湿而焰，遇水而燔，不知其性以水湿折之，适足光焰诣天，物穷方止矣。”盖言龙火之嚆矢也，亦无非指火之大、甚而已，后世张景岳崇尚此说，发挥引火归原之理，以滋阴为本，佐温药以招之、引之，其后诸家每持为治虚火之准绳，曹氏治痫数案皆用六味，殆循此义欤？然痫证未必皆由龙火，柳按已备，毋庸赘述，又引龙火下归，六味犹未蒇功，须加温药，方合从治之旨。曹案似是而非之论，不可笼统带过也。

4.惊则气乱，神出舍空，痰涎袭入，此心悸形呆，善忘不语，所由来也。至月事不至，血从内并，用药亦须兼及。

茯苓　香附　沉香　半夏　橘红　远志　胆星　牛膝

另惊气丸白花蛇、蝎、蚕、脑、麝、辰砂、白附、麻黄、天麻、橘红、南星、苏子

【诒按】拟加丹参、琥珀、归须等，兼顾血分，乃与案语相合。

5.心悸初从惊恐得之，后来习以为常，经年不愈，手振舌糙，脉芤带滑，不耐烦劳，此系心血本虚，痰涎袭入也。

人参　元参　丹参　枣仁　天冬　麦冬　菖蒲　茯苓　茯神　当归　远志　五味　桔梗　半夏　生地　橘红　枳壳　柏仁　炙草　竹茹

【原注】此天王补心丹合十味温胆法也，心血本亏，补心丹主之，痰涎袭入，十味温胆汤主之。

【潘评】此是丸方，而非汤煎。

6.湿热生痰，留于手足少阳之府，累及心包，心惊胆怯，性急善忘，多虑多思，舌苔浊腻带黄，胸脘内热，清化为宜。

黄连温胆汤　加洋参　枇杷叶

【原注】舌苔浊腻带黄，加入黄连一味，苦燥化湿，再

加洋参补阴，枇杷叶清肺，想是火旺之体，肺液必亏，且以救二陈之过燥也。

7.神蒙善忘，包络之病为多，然左寸脉息上浮，关部独带弦数，右寸与关，小而带弦，白苔满布，大便久溏，肢体无力，倦怠嗜卧，脾经之湿痰，被肝火所冲激，累及心包也。

藿梗　党参　于术　半夏　陈皮　香附　砂仁　木香　沉香　远志　枳壳　葛根　菖蒲　竹油

【**诒按**】此必兼有胀满之候，故方中多香燥和脾之品，用葛根、藿梗，乃兼清暑湿之意。

【**再诊**】**痰因湿酿，湿自脾生，脾若健运，则无湿以生痰，所患善忘等症，自可化为乌有，然则健脾一法，在所必需矣。**

香砂六君子汤　加沙苑　远志　谷芽

【**原注**】苔白、便溏、乏力、嗜卧，皆脾倦见症，故用健脾化湿法。

痰火门

1.胃为贮痰之器，上逆心包，轻则胸闷，重则神蒙。

导痰汤合温胆汤

另白金丸

【**诒按**】此治痰蒙之正法也，在此证尚属轻剂。

【**潘评**】白金丸主用玉金，苦降辛开，专入心包，解郁清心，开窍破结，治痰火神蒙之要药。

2.曾经失血，现在内热吐痰，夜来大魇，脉象滑数，阴虚挟痰所致。

十味温胆汤　加麦冬　归身

【诒按】阴虚挟痰之证，用药最难恰好，十味温胆汤即温胆汤去竹茹，加参、地、枣仁、远志、五味，治寒涎沃胆、胆寒肝热、心悸不寐。

痰饮门

1.积饮成囊。

平陈汤

另丸方　茅术一斤　芝麻半斤　枣肉丸　如便血山栀汤下

【诒按】此病不易除根，煎丸两方，极为熨帖，特未识能奏肤功否？

【潘评】关于饮囊用苍术之说，许叔微阐发颇当，《普济本事方》云："予生平有二疾……二则膈中停饮……予后揣度之，已成癖囊，如潦水之有科臼，不盈科不行，水盈科而行也，清者可行，浊者依然停蓄，盖下无路以决之也，是以积之五七日必呕而去，稍宽数日复作。脾土也，恶湿，而水则流湿，莫若燥脾以胜湿，崇土以填科臼，则疾当去矣。于是悉屏诸药，一味服苍术，三月而疾除。"曹氏论治，大抵宗此义。

2.鼻血、遗精，肺肾俱病，寒热盗汗，营卫并伤，必须大补为是，无如脉息细弦，舌苔满布，二便失调，饮食不舒，脾家又有湿痰为患，先宜化湿健脾，再商补剂。

枳砂二陈汤　加乌梅　生姜

【**诒按**】方中乌梅一味，似不入格，查《医通》载二陈汤古方，本有乌梅，取敛护胃阴之意，先生用此，其意或在是乎。

【**潘评**】患者鼻血、遗精，阴气耗散，用乌梅有聚敛意，又制砂、陈等之辛燥，治方复杂矛盾处，方识先生胆识。

3.动则气喘，言则亦然，是下虚也，宜其俯仰不适矣。至于脘中拒按，隐隐作疼，筑筑而跳，脉息中部太弦，必有湿热痰浊交阻于胃，失下行为顺之常，未便独以虚治。

川贝　陈皮　茯苓　白芍　牛膝　海蛇　荸荠

另水泛资生丸

【**诒按**】此必挟有痰饮，阻于中脘，宜从饮门用意。

【再诊】俯仰自如，渐通之兆所见，言动之气喘，脘腹之拒按，已日轻一日，大妙事也。动气攻筑，独不能除，且兼气坠少腹，卧则可安，此则非胃气之能降，而实脾气之不升也。

香砂六君丸合雪羹　加神曲

另资生丸

【**诒按**】立论精当明了，唯用药尚不甚得力。

【**潘评**】资生丸健胃消食，极具效验，先载于《先醒斋医学广笔记》中，王宇泰《准绳》亦竭力称道，临床屡试不爽。

咳喘门

1.年逾古稀，肾气下虚，生痰犯肺，咳喘脉微，当与峻补。

金水六君煎归、地、橘、夏、苓、草　合生脉散　加桃肉

另八仙长寿丸　肾气丸

【原注】补命门之火以生土，清其生痰之源，则肺之咳喘自宁，煎方金水六君煎以治脾肾，生脉以养肺，桃肉以补命门。其奠安下焦之剂，另用丸药常服，斟酌可谓尽善矣。

【潘评】曹氏矜式景岳，于此亦见一斑。用药专重补下，然顾标化痰之药尚嫌不力，竹汤、川贝、瓜蒌之类断不可缺。

2.气喘痰升，胸痞足冷，是中下阳虚，气不纳而水泛也，已进肾气汤，可以通镇之法继之。

旋覆代赭汤去姜、枣合苏子降气汤去桂、前、草、姜　加薤白　车前　茯苓　枳壳

【诒按】于肾气后续进此方，更加旋、赭以镇逆，薤白以通阳，用意极为周到。

3.交冬咳嗽，素惯者也，今春未罢，延及夏间，当春已见跗肿，入夏更增腹满，口燥舌剥，火升气逆，右脉濡数，左脉浮弦，风邪湿热，由上而及下，由下而及中，即《经》所云“久咳不已，三焦受之，三焦咳状，咳而腹满”是也。际此天之热气下行，小便更短，足部尚冷，其中宫本有痞

象，亦从而和之为患，用药大为棘手，姑拟质重开下法，佐以和胃泄肝之品。

猪苓　鸡金　白术　石膏　寒水石　雪羹　肉桂　枇杷叶

【原注】风邪归并于肺，脾气素虚者，由肺而陷入于脾，尚是一线，加以口燥舌剥，阴虚有火之体，更属难治。用河间甘露之意，质重开下，方则极妙，未识效否？

【诒按】病情纷错，实难着手，以桂苓法增减出之，已属苦心经营，特于痞满一层，尚恐与两石有碍，方中茯苓、滑石似不可少。

【潘评】咳嗽而致跗肿、腹满，已属难治，周旋之法，唯化饮利尿而已，然本证阴分亦亏，口燥舌剥，火升气逆，温煦之药不可贸进，清降之品又断不可缺，寒温两难，攻补非易，矧又当暑热，消烁阴阳，前途未可乐观也。

4.寒热后，咳嗽痰浓，头疼口渴，舌红脉数，大便溏泄，冬温之邪郁于肺分，而从燥化，当泄之清之。

葳蕤汤葳蕤、石膏、青木香、薇、麻、芎、葛、羌、草、杏

【原注】此冬温咳嗽也，麻、杏开泄外罩之凉风，羌活、葛根佐之，石膏清内伏之温热，白薇、玉竹佐之。冬温必头痛、便泄，青木香治便泄之药也，病比伤寒多一温字，方比麻黄去桂枝一味，加入石膏以治热，有因方成珪、遇圆为璧之妙。

【诒按】此病既见痰浓口渴，则已有邪郁化热之征，方中羌、防，葛根似宜酌用。

【潘评】葳蕤汤是《小品》方，疗冬温及春月中风伤寒，

发热、头痛、咽干舌强、胸疼心痞诸症，乃滋阴解表法之先河，有清诸贤，皆踵武之。用于此证，颇称妥帖，盖祛风清邪养阴并行不悖也，柳按谓葛根宜酌用，系受金元诸子升阳说之影响，其实葛根能祛邪生津、清热止泻，恐无有第二药更切当于斯证也。

5.寒必伤营，亦必化热，咳嗽不止，呕吐紫血，咽中干痛，苔白边青，脉紧而数，近更咳甚则呕，气息短促，肺胃两经皆失其清降也，郁咳成劳，最为可怕。

荆芥　杏仁　紫菀　桑皮　地骨皮　苏子　麦冬　金沸草　玉竹

【再诊】白苔已薄，舌边仍青，痰出虽稀，咳逆未止，观其喘急呕逆，多见于咳甚之时，正所谓肺咳之状咳而喘，胃咳之状咳而呕也。

桑皮　骨皮　知母　川贝　淡芩　浮石　桔梗　甘草　紫菀　麦冬　芦根　莱菔汁

【原注】风寒之邪，郁于肺胃，久而化火，遂至见血，先用金沸草散、泻白散以搜剔其邪，第二案即加入芦根、知母，清营中之热，用法转换，层次碧清。

【诒按】此证先曾吐瘀，加以舌边色青，似有瘀血郁阻，方案中何以并不理会及此？

6.伤风不醒，咳嗽呕恶，所见之痰，或薄或浓，或带血色，左关脉独见浮弦且数，小有寒热，此损证之根也。《千金》法治之。

苏叶　党参　川连　乌梅　橘红　川贝　柴胡　杏

仁　桑皮　地骨皮

【原注】此用柴前连梅煎意，千金法也。咳嗽由来十八般，只因邪气入于肝，即是此方之歌诀，此方效，转方加竹茹一味。

【诒按】弦数独见于左关，故知其病专在肝。

7.咳嗽吐出青黄之痰，项强、恶风、音烁、寒热分争，是名劳风，服秦艽、鳖甲而更甚者，当进一层治之。

柴前连梅煎柴胡、前胡，薤白、黄连、乌梅、猪胆汁、童便、猪脊髓

附秦艽鳖甲煎秦艽、鳖甲、地骨皮、柴胡、青蒿、归身、知母、乌梅

【再诊】进前方咳嗽大减，所出之痰，仍见青黄之色，身热虽轻，咽中苦痛，脉形弦细数，风邪未尽，中下两虚，制小前方之外，参入猪肤法，一治身热，一治咽痛。

柴前连梅煎合猪肤汤　加党参　花粉

【原注】此方治伤风不醒成劳，比秦艽鳖甲又进一层，其见症每以咳吐黄绿青痰为据。

8.咳嗽时盛时衰，粉红痰后，变为青黄，劳风之根也。

柴胡　前胡　乌梅　川连　薤白　童便　猪胆汁　猪脊筋

【诒按】童便易秋石，甚妙。

【再诊】进劳风法，咳嗽大减，红痰亦无，但痰色尚带青黄，左关脉息弦硬不和，肝胆留邪，容易犯肺胃俞也，毋忽。

麦冬　沙参　淡苓　炙草　白芍　川贝　青黛　广皮

【原注】此方极玲珑，先生用之每灵，大约风喜伤肝，风郁于肝，久而不出，必有青黄之痰，所谓劳风是也。

【诒按】先生案中，治劳风一证，必用柴前连梅煎，自云法本《千金》，用之神效。查《千金方》所载劳风治法及所叙病原，与此不同，即所用之柴前连梅煎，仅见于吴鹤皋《医方考》，《千金方》中并无此方，先生偶误记耳。

【潘评】检诸《备急千金要方》及《千金翼方》俱未见柴前连梅煎方，想或曹氏一时误记耳。又《千金要方·诸风》："劳风之为病，法在肺下，使人强上而目脱，唾出若涕，恶风而振寒……七八日微有青黄浓涕如弹丸，从口鼻出为善，若不出则伤肺。"所述证治亦与曹案不尽合，唯痰若青黄同之，曹称此即为劳风之根，亦一得之体会，而加以发挥也。痰呈青黄，乃蕴热之征，法当清彻疏解，殆即柴前连梅之意，亦寓表里双解义，循名责实，似当作如是观。《千金》劳风证出自《素问·评热病论》，王冰注曰："从劳风生，故曰劳风。劳谓肾劳也。肾脉者，从肾上贯肝鬲，入肺中。故肾劳风生，上居肺下也。"

9.右脉弦滑而数，滑为痰，弦为风，风郁为热，热郁为痰，阻之于肺，清肃不行，咳嗽自作。

金沸草　前胡　半夏　荆芥　甘草　赤苓　川芎　枳壳　紫菀　杏仁　桑白皮　蒌皮　竹沥

【原注】方中芎、枳二味是升降法也，必有一团寒风化热，郁闭于肺，用芎之升、枳之降，以挑松其火，若火重者不可用，有阴火者更不可用，恐火升则易动耳。

【诒按】此金沸草散，去麻、芍，加芎、枳，以挑动之，菀、杏以宣泄之，桑、蒌以清降之，细玩其加减，可识其心思之细密，用意之周到矣，案语亦简练老洁。

【潘评】热气怫郁，主在辛味开发，经曰“火郁则发”之义也。因有风邪束表，故不可径用寒凉，内有郁热，又不宜辛温过剂，此种辛味宣达，不寒不热之方最难熨帖，看似平淡，实亦奇崛。

10.晨起咳嗽，劳倦伤脾，积湿生痰所致，久而不已，气喘畏风，金水因此而虚，补中寓化，一定章程。现在身热口干苔白，脉息细弦而紧，紧则为寒，寒风新感，必须先治新邪，权以疏化法。

香苏饮合二陈　加枳壳　桔梗　杏仁　通草

又接服方：麦门冬汤合二陈　加旋覆　冬术　牛膝

【诒按】此即六君加麦冬、旋覆、牛膝也，恰合脾虚有湿痰，而伤及金水者之治。

11.《内经》云：“秋伤于湿，冬生咳嗽。”喻氏改作：“秋伤于燥，冬生咳嗽。”岂知初秋之湿，本从夏令而来，原为正气，若论其燥，则在中秋以后，其气亦为正令。二者相因，理所固然，势所必至，仲景早已立方，独被飞畴看破，今人之用功不如古人远矣。

麦冬　半夏　甘草　玉竹　紫菀　泻白散

【原注】此麦门冬汤也，先生以“肺燥、胃湿”四字提之，故此案以燥、湿二字为言。

12.去冬咳嗽，今春寒热，至秋令而咳嗽或轻或重，唯喉痒则一，所谓火逆上气，咽喉不利，此等证是也，最易成劳，未可以脉未促、气未喘为足恃。

麦门冬汤合泻白散　加橘红　茯苓　甘草　玉竹

【再诊】内热已除，咳嗽亦减，气火之逆上者，渐有下降之意，静养为佳。

前方加枇杷叶

【原注】此病必有舌苔，而不夜咳，所以与四阴煎证有异。

13.肺经咳嗽，嗽则喘息有音，甚则吐血，血已止，咳未除，右寸脉息浮弦。弦者，痰饮也，良以饮食入胃，游溢精气，上输于脾，脾气散精，上归于肺。而肺气虚者，不能通调水道，下输膀胱，聚液为痰，积湿为饮，一俟诵读烦劳，咳而且嗽，自然作矣，补肺健脾，以绝生痰之源，以清贮痰之器。

麦门冬汤合异功散　加薏仁　百合

【原注】此曲曲写出痰饮之所由来。用二陈以化痰，佐以薏米；用麦冬以养肺，佐以百合；用白术以健脾，佐以党参。味味切当熨帖，看似寻常，实是功夫纯熟之候。

【诒按】以上数案均是麦门冬汤证，乃燥、湿互用之法。

【潘评】《金匮》："火逆上气，咽喉不利，止逆下气，麦门冬汤主之。"治津亏虚嗽，后贤沿用颇广，凡阴亏火旺者，多加入甘寒之味，痰湿兼夹者合入二陈之类，盖视燥湿之趋向而消息用药。喻西昌千古只眼，称《内经》错简，视秋伤于湿，乃秋伤于燥之误，发明清燥救肺汤，振聋发聩，是轩岐之不朽功臣，第其说亦有偏颇处。以运气言之，秋分前六十日，太阴湿土之位，"天度至此，云雨大行。湿蒸乃作”；秋分后六十日，阳明燥金之位，“天度至此，万物皆燥”。早秋主湿，晚秋主燥，不可概以秋燥言也。以区域云之，西北高寒主燥，东南地卑属湿，有西北统岁皆燥，东南竟年俱湿，不拘拘于秋燥谓也。以人体禀赋言，则阴虚从燥，阳虚从湿，外气虽同，感受不一，湿体感燥，虽燥犹湿，亦不可一概而论。故喻氏之论亦当活看，不能自窒也。以上诸案，俱以麦冬汤为主，合入二陈、泻白、异功辈，皆燥嗽兼湿、热、虚之随证游移法也。

附录　咳嗽证治括要

咳者，和谐声也。其音开口而出，仿佛亥字之音，故有声无痰为咳。嗽则如水之灌漱，然有物在喉，漾漾欲出，故从口从敕，后人遂以有痰为嗽。然则咳嗽之病，胡从生也？曰：病有万变，要不出内伤、外感两端。请先明外感。外感者，风、寒、暑、湿、燥、火，六者尽之。论其常，则各主一时为病；论其变，则四时皆可以受六淫之邪。今则即风寒论，感风者，鼻塞、身重、恶风、清涕、此证也；左脉浮弦，此脉也；感寒者，恶寒、体痛、发热脉紧，此寒之证与脉也。而风之中又有辨，春则为湿风，肝木用事，受风者，必伤肝，而又有中血、中气之别，风伤卫，则参苏饮，风伤营，则芎苏饮。夏则为热，风伤心包，而亦有凉，热之别，凉风香薷饮，热风鸡苏散。秋为凉风，伤肺败毒散、金沸草散。冬为寒风，伤膀胱，桂枝厚朴杏仁汤、麻黄汤，倘冬时天热而感寒风，则当用葳蕤汤、阳旦汤，此冬温之邪也。唯秋分以后少暑湿，春夏无燥气。他如先伤风，而后伤热，为热包寒，葳蕤汤。肺素热而感寒风，为寒包热，金沸草散。一嗽而痰出稠黏者，脾湿胜，二陈之类。连嗽无痰者，肺燥甚，清燥救肺汤。此皆外感咳也，言风一端，而六气可类推矣。若夫内伤，大法唯痰饮、津伤两种。痰饮多阳虚，津伤多阴虚。其阳虚痰饮尚浅者，六安、二陈之类；有火者，温胆汤；夹阴虚者，金水六君煎。阳虚甚，兼夹痰火不可攻者，玉竹饮子。咸降法：喘者，降气汤、贞元饮，此阳虚痰饮一端也。他如阴虚者，阴火易于上升、胃气不清者，麦门冬汤；曾见血者，四阴煎；痰多而浓，无胃气者，六君子汤；痰少而嗌干，胃气未绝者，六味丸、都气丸、八仙长寿丸，此粗举内伤之一端也。此外又有劳风一门，咳吐浊涕青黄之痰，由劳碌伤风，恋而不化，最为难治，浅者秦艽鳖甲，表虚汗多者，黄芪鳖甲，深则柴前连梅煎，《千金》法也，此皆劳风之治也。至于芎、枳二味，以治寒郁化火之咳，合二母以泻肺之母，泻白散以清泄肺脏，四物桔梗汤以引清血分，皆在所常用也。似此某证某方，条分缕析，须平日有格致功夫，试观先生临证之方，似乎夹杂，合之病人之证，则无一味可以增减。先生尝曰：吾门之病，如时文割截、隔章、隔节之题，他人无处下手。左支右绌，余能以心思灵空，贯串合凑一方，令病安稳，此无他，外感多与内伤同，病内伤，每因外感而发。更遇杂药乱投之医，治丝而棼，愈难就绪，治此者，不能不兼采众方，就中另出一方，其立方之意，在案中宣露明白，噫！执此意以寻先生之门径，思过半矣。

【潘评】种种咳嗽证治，一一罗列，言简意赅，纲目井然。此文显系曹氏高弟总结乃师学验之作，所言内容，亦大体不出曹案所载，又重复《千金》所称劳风之治，症结在咳吐浊涕青黄之痰，言称难治。以今日临床言之，颇合“支扩”、“慢支”反复细菌感染证情，其重者如肺部肿瘤伴继发感染亦可见之。大抵正气日虚，邪势猖披。病情日趋严重，故云难治也，恐柴前连梅亦无能为力。

失血门

1.饮食入胃，游溢精气，上输于脾，脾气散精，上归于肺，通调水道，下输膀胱，水精四布，五经并行，合于四时五脏，阴阳揆度，以为常也。此乃饮归于肺，失其通调之用，饮食之饮，变而为痰饮之饮，痰饮之贮于肺也，已非一日，今当火令，又值天符相火加临，两火相烁，金病更甚于前。然则痰之或带血，或兼臭，鼻之或干无涕，口之或苦且燥，小水之不多，大便之血沫，何一非痰火为患乎。

旋覆花　桑皮　川贝　橘红　浮石　炙草　沙参　茯苓　麦冬　竹叶　丝瓜络

【诒按】此证乃素有浊痰郁热，壅结熏蒸于内，再受时令火邪，熏灼肺胃所致，如此立论，似亦直截了当，何必用饮食入胃及天符相火如许大议论耶？可参用苇茎汤。

【潘评】痰结瘀热四字，可以概括此案病机，牵强援引经文，似无必要。柳按所称用苇茎汤，甚为合度，如能加入生地汁、生大黄末，俱属《千金》垂范，于病有立竿见影之效。

【再诊】接阅手书，知咳血、梦遗、畏火三者，更甚于前，因思天符之火行于夏时，可谓火之淫矣。即使肺金无病者，亦必暗受其伤，而况痰火久踞，肺金久伤，再受此外来火，而欲其清肃下降也，难矣！肺不下降，则不能生肾水，肾水不生，则相火上炎，此咳逆、梦遗之所由来也。至于畏火一条，《内经》载在阳明脉解篇中，是肝火乘胃之故，法宜泻肝清火，不但咳血、梦遗、畏火等症之急者可以速平，而且所患二便不通，亦可从此而愈。悬而拟之，未识效否？

鲜生地　蛤壳　青黛　桑皮　龙胆草　川贝　地骨皮　黑栀　竹叶　大黄盐水炒

【潘评】二诊方用生地、大黄，已稍嫌迟，大黄宜生用、后下，才有实效。此证重肝轻肺亦是不足，清化痰热之药似不能少也。

【三诊】阳明中土，万物所归，现在肝经湿热之邪，大半归于阳明，以著顺乘之意，而逆克于肺者，犹未尽平。所以睡醒之余，每吐青黄绿痰，或带血点，其色非紫即红，右胁隐隐作痛，脉形滑数，独见肺胃两部，宜从此立方。

小生地　桑皮　羚羊角　阿胶　冬瓜子　薏米　蛤壳　川贝　杏仁　忍冬藤　青黛　功劳叶露　芦根　丝瓜络

【原注】肝经久病，克于土者为顺乘，犯于肺者为逆克。

【诒按】前方实做，不若此方之空灵活泼也。

【潘评】此证用羚羊殊佳，清肝泻热，直中肯綮。阿胶似呆板，不若生地、桃仁之类凉血散瘀为宜。本案亦见症青黄绿痰，且梦遗、痰血，与前称劳风同之，不以劳风相称，何也？

【四诊】痰即有形之火，火即无形之痰。痰色渐和，血点渐少，知痰火暗消，大可望其病愈。不料悲伤于内，暑加于外，内外交迫，肺金又伤，伤则未尽之痰火，攻逆经络，右偏隐隐作疼，旁及左胁，上及于肩，似乎病势有加无已。细思此病，暑从外来，悲自内生，七情外感，萃于一身，不得不用分头而治之法，庶一举而两得焉。

桑皮　骨皮　知母　川贝　阿胶　枳壳　金针菜　姜黄　绿豆衣　藕汁　佛手

【原注】痰带血点，鼻干口燥，小水不多，大便血沫，总属痰火为患。第一方，用清金化痰，不效。第二方案，加咳血、梦遗、畏火，三症归于肝火，一派清肝，略加养胃。第三方，从肺胃立方，略佐清汗之意。第四方，全以轻淡之笔，消暑化痰。

【诒按】统观前后四案，议病用药，均能层层熨帖，面面周到，于此道中，自属老手。唯所长者，在乎周到稳实，而所短者，在乎空灵活泼。此则囿乎天分，非人力所能勉强矣。第一方就病敷衍，毫无思路。第二方清泄肝火，力量颇大。第三、四方则用药空灵不滞，是深得香岩师心法者。

【潘评】用药稍杂，颇具特色。不拘一格，随证应变，其方可取，其法尤可师。

2.咳嗽而见臭痰络血，或夜不得眠，或卧难着枕，大便干结，白苔满布，时轻时重，已病半年有余，所谓热在上焦

者，因咳为肺痿是也。左寸脉数而小，正合脉数虚者，为肺痿之训，而右关一部，不唯数疾，而且独大、独弦、独滑，阳明胃经，必有湿生痰，痰生热，熏蒸于肺，母病及子，不独肺金自病，此所进之药，所以始效而终不效也。夫肺病属虚，胃病属实，一身而兼此虚实两途之病，苟非按部就班，循循调治，必无向愈之期。

紫菀一钱　麦冬二钱　桑皮钱半　地骨皮钱半　阿胶一钱　薏仁五钱　忍冬藤一两　川贝钱半　蛤壳一两　橘红一钱　茯苓三钱　炙草三分

【诒按】论病选药，俱极精到，此方亦从苇茎汤套出，可加芦根。

【潘评】本案肺痿，咳嗽臭痰络血，初诊起即用张璐法。《张氏医通》云："肺痿咳嗽有痰，午后热，并声嘶者，古法用人参养肺汤，今改用紫菀散加丹皮、姜、枣。心火克肺，传为肺痿，咳嗽喘呕，痰涎壅盛，胸膈痞满。咽喉不利者，古法用人参平肺汤，今改用紫菀散加葳蕤、橘红、姜、枣。"按《医通》紫菀散，治咳唾有血，虚劳肺痿。紫菀茸、人参、麦冬、桔梗、茯苓、阿胶、川贝母、五味子、甘草。曹氏以本案痰热尤炽，去人参，加入忍冬藤一两，薏仁五钱，清解热毒痰湿，柳按称可加芦根，亦是切证，即寓苇茎汤意，然此方非从苇茎汤套出，乃立足张璐紫菀散意，彰彰明矣。

【再诊】诸恙向安，右脉亦缓，药能应手，何其速也，再守之，观其动静。

前方加水飞青黛三分

【三诊】右关之大脉已除，弦滑未化，数之一字，与寸相同，湿、热、痰三者，尚有熏蒸之意，肺必难于自振。

前方加大生地蛤粉炒，三钱　沙参三钱　蜜陈皮一钱

【四诊】迭进张氏法，肺金熏蒸，日轻一日，金性渐刚，颇为佳兆，然须振作，以著本来之清肃乃可。

前方去薏米　加麻仁

【潘评】迭进张氏法，即指《张氏医通》紫菀散也。

【五诊】夜来之咳嗽，尚未了了，必得肺胃渐通乃愈。

前方去蛤壳　茯苓　加川斛　百合

【六诊】肺虚则易招风，偶然咳嗽加剧，而今愈矣。脉数，右寸空大，阴气必虚，自当养阴为主，然阳明胃经湿热熏蒸之气，不能不兼理之。

前方去百合　加知母

【七诊】右脉小中带数，肺阴不足，肺热有余，其所以致此者，仍由胃中之湿热熏蒸也。

前方加丝瓜络　冬瓜仁　苇茎

【潘评】紫菀散合千金苇茎汤。

【八诊】肺属金，金之母，土也，胃土湿热未清，上焦肺部焉得不受其熏蒸，所谓母病及子也。肺用在右，右胸当咳作疼，未便徒补，必使其清肃乃可。

前方加薏仁　杏仁

【九诊】来示已悉，因恩动则生火，火刑于金则咳逆，

火入手营则吐血，此十七日以后之病。失于清化，以致毛窍又开，风邪又感，咳嗽大作，欲呕清痰，血络重伤也。事难逆料，信然。悬拟以覆。

桑皮　地骨皮　杏仁　甘草　淡芩　茅根　知母　川贝　苇茎　忍冬藤

【潘评】以肺热熏蒸，故用泻白散合千金法，切中病源，进退有序。

两剂后去淡芩　加麦冬　沙参　生地

又丸方：大生地　白芍　丹皮　泽泻　沙参　茯苓　山药　麦冬　阿胶　用忍冬藤十斤煮膏蜜丸

【原注】此病道理尽具于第一案中，先生平日所言，起手立定根脚，以下遂如破竹，大约此病；拈定胃火熏蒸四字，方中得力，尤在忍冬藤一味。

3.宿积黑血，从吐而出，胸之痞塞少和，肺之咳嗽略减，是瘀血也。从上出者，为逆，究非善状。

瘀热汤旋、绛、葱、苇、枇叶　参三七磨冲

【诒按】可加酒炙大黄炭数分，研末冲服，以导血下行。

【潘评】瘀热汤从仲景旋覆花汤化出，即是叶桂络病主治方法。本案凉血散瘀止血尚嫌力薄，仍宜加入《千金》法，生地汁、生大黄二味为当。按生地今用作清热养阴生津，唐前则持以逐血散瘀为主，《千金翼方》：“生地黄，大寒，主妇人崩中血不止，及产后血上薄心闷绝，伤身胎动下血，胎不落；堕坠踠折，瘀血，留血，衄鼻吐血，皆捣饮之。”足可证之。盖古今用法不同，医者须具古今识也。大黄泻瘀止血，亦须生用，清时医崇王道，假和平以藏拙，大黄每经酒制，或醋制，或成炭，将军之名虽存，斩关夺门之功荡然，不过纸上谈兵而已，何实效之有？柳按云加酒炙大黄炭数分，即见一斑也。

【再诊】所瘀之血，从下而行，尚属顺证，因势导之，原是一定章程。

当归　丹参　桃仁　灵脂　蒲黄　茯神　远志

【诒按】仍宜加牛膝、三七等导下之品。

4.昨日所溢之血，盈盆成块而来，无怪乎其厥矣。幸得厥而即醒，夜半得寐，其气稍平，今日仍然上吐，脉来芤数，火升额红，咳逆时作，大便不爽而黑，阳明胃腑必有伏热，防其再冒再厥。

犀角地黄汤　加三七　牡蛎　龟板　枇杷露

【诒按】此与下条，皆木火亢盛、阴血沸腾之证。

5.久咳失血，鲜而且多，脉数左弦，苔黄心嘈，金受火刑，木寡于畏，以致阳络被伤也。防冒。

犀角地黄汤　加二母　侧柏叶

另归脾丸

【原注】吴鹤皋曰：心，火也；肺，金也。火为金之畏，心移热于肺，乃咳嗽，甚则吐血、面赤，名曰贼邪。是方也，犀角能解心热，生地能凉心血，丹皮、芍药，性寒而酸，寒则胜热，酸则入肝，用之者，以本能生火，故使二物入肝而泻肝，此拔本塞源之治。

6.阳络频伤，胸前窒塞，咳逆不爽，舌红苔黄，脉形

弦数，此系瘀血内阻，郁而为热，肺胃受伤，极易成损。慎之。

旋覆　新绛　葱管　芦根　枇杷叶　忍冬藤　苏子　桑皮　川贝　知母　广郁　金参　三七　竹油　地骨皮

【原注】前五味名瘀热汤，是先生自制之方，治瘀血内阻，化火刑金而咳，不去其瘀，病终不愈，此为先生独得之秘。

【诒按】合二母泻白以清肺，佐苏、郁、三七以通痹，立方周到之至。

7.脘胁痞结作痛，形寒如疟，苔浊不纳，渴欲热饮，神情惫乏，此血络凝泣，湿邪附之欲化热，而未能透出也。

瘀热汤　加香附　川连　归须　青皮　白芍　橘络

8.瘀血先阻于中，一经补味，胸中遂痞，紫黑之血，从此而来。

瘀热汤　加郁金汁

【原注】此方大效。

【诒按】再加三七磨冲更妙。

【潘评】制瘀热汤确是曹氏独得之秘，以仲景旋覆花汤通络行瘀为主，合芦根清肺胃痰热，枇杷叶降气下气，同奏消瘀清热下气之功，对于瘀阻胸膺、热结肺胃之证最为切合。

虚损门

1.痧子之后，咳嗽四月，颈旁疬串，咳甚则呕，纳少形

瘦，肤热脉细，想是余邪内恋，阴分大虚，欲成损证也。

四物汤　加香附　川贝　元参　牡蛎　麦冬　苏子（一本作苏叶）

【诒按】方中元参、牡蛎，为项疬而设，无此症者可减也。

【潘评】用四物汤养阴乃丹溪学术余绪，此证纳少、咳呕，似非所宜也，当用甘寒法育养脾胃之阴，如沙参、玉竹、山药、扁豆、麦冬之类，有咳加桑叶，即成叶桂培土生金之用药特色，吴瑭所谓益胃汤意旨也。元参、牡蛎、川贝等于项疬不可少，还当加入昆布、海藻、慈菇之类更为周匝，久服自具效验。

2.温邪发痧之后，咳嗽失血，血止而咳嗽不减，所吐之痰，或黄、或白，或稠、或稀，舌质深红，其苔满白，喉痒嗌干，脉弦带数，渐作痧劳之象。

四物汤　加紫苏　桑皮　骨皮　川贝　知母　前胡　淡芩

【原注】此痧后余邪，留恋营分，而成咳也，先生尝云：余自制两方，一为痧热汤，一为此汤，尚未立名，以治痧后咳嗽极效，盖四物是血分引经之药，将温散化痰之品，纳入其中，引入营血中，散邪清热，每用必灵。此可悟用四物之法。

【潘评】血止而咳不减，痰或黄或白，总属肺经痰热蕴结症象，虽或络瘀，亦宜清化痰热为主，通络佐之，用泻白合千金苇茎汤为宜，药枕四物汤以治气分病证，亦一偏也。

3.咳嗽五月有余，黄昏为甚，肌肉暗削，肢体无力，容易伤风，或头胀，或溺黄，总由阴分下虚，浮火挟痰上扰所致。

四物桔梗汤四物加桔、柏　加桑皮　地骨皮　川贝　知母　甘草　青黛　蛤壳　枇杷叶

【原注】此方之眼，在咳嗽黄昏为甚，毕竟风邪陷入阴分为剧，余目睹效者甚多。

【诒按】此四物合泻白，加二母，蛤黛法也。

4.金能克木，木火太旺，反侮肺金，金脏尚受木克，则其吸取肾水，疏泄肾精，更属易易；此梦遗咳嗽之所由作也。

天冬　生地　党参　黄柏　甘草　砂仁　白芍　龙胆草

【原注】此三才封髓丹加白芍、龙胆也，其人面必黑瘦，有一团阴火炽甚，克肺伤肾，用之极效。

【诒按】此方以清泄肝火为主，竟不兼用肺药，所谓治病必求其本也。

【潘评】木火刑金之嗽，治在泻肝，是其高着。唯党参一味，不知何用？原注称"有一团阴火炽甚"，盖阴火概念于此亦模糊不清，即使是阴火为祟，亦宜黄芪泻之，于党参总觉不切。

5.子后咳嗽，天明而缓，脉形弦数，声音不扬，肝胆之火未清，金受其刑，水必暗亏也。

补肺阿胶汤合四阴煎泻白散　加川贝　青黛　海浮石　橘红　竹茹

【诒按】此与前案，均属木火刑金之证。前方治肝而决不及肺，想因咳势不甚，而下注、遗泄之症却急，故用药如彼。此证则咳甚音低，肺金受损已深，故于清火之中偏重补肺，观乎此而临证用药之权衡可识矣。

【潘评】四阴煎乃保肺清金之剂，治阴虚劳损，相火炽盛，津枯烦渴，咳嗽吐衄多热诸症，出《景岳全书》，以生地、麦冬、白芍、百合、沙参、甘草、茯苓为主，随证加味，张氏书尽载之。

6.咳嗽失血，音烁咽干，近来小有寒热，头痛喉疼，脉浮促而数，肺阴久伤，又兼燥气加临，补肺之中，当参以辛散。

补肺阿胶汤　加桑叶　枇杷叶

【再诊】头痛咽疼已止，寒热亦轻，新受之燥邪，渐得清散，无如金水两虚，失血久嗽，音烁嗌干等症，仍如损象，即使静养犹恐不及。

四阴煎合泻白散　加川贝　杏仁　阿胶　茯苓　石决明

【原注】此病肺脏已损，再受燥邪，小有寒热，头痛咽疼，是其得据，先用补肺阿胶汤，以其中有牛蒡、杏仁，加桑叶、枇杷叶，去其燥邪外证，后用四阴煎加味，以图其本。

7.阳络频伤之后，咳嗽痰浓，内热嗌干，脉芤数，左关独弦，此肝火刑金，金气不清之候，容易成损，慎之。

四阴煎　加二母　羚羊

另琼玉膏地、冬、参、蜜、沉香、珀

【原注】肝火刑金，于左关独弦见之，所以四阴更加羚羊。

【潘评】四阴煎与后世名方沙参麦冬饮、益胃汤等相类，叶、吴治方，天下宗之，而四阴煎湮没不彰。肺热而用羚羊，古意犹存，时医则大抵不用于此证。

8.失血后，咳嗽梦遗，脉数，左关弦急，必有肝火在里，既犯肺金，又泄肾气也。久延势必成劳。

四阴煎　加陈皮　川贝　海浮石　青黛　龙胆草　六味汤

【原注】肝火上下交征；故加龙胆以泄之。

【诒按】六味汤想系转方增入者，但其中有萸肉之酸温，专补肝阳，尚宜酌用。

9.失血久咳，阴分必虚，虚则不耐热蒸，食西瓜而稍退，脉数左弦，唇干苔白，色滞溺黄，加以咽痛，久而不愈，想是水不涵木，阴火上冲，胃气不清也。势欲成劳，早为静养，以冀气不加喘，脉不加促，庶几可图。

生地　白芍　茯苓　泽泻　丹皮　花粉　元参　甘草　猪肤　青蒿露　枇杷叶露

【潘评】曹氏案中屡屡提及阴火，彼所谓阴火，无非妄动之相火而已。盖时当炎暑，少阳相火之位，厥少之焰鸱张故也，然与东垣阴火之主内伤热中，又相径庭。本方清金涤暑之品犹嫌不足。

【再诊】浊痰虽少，咳逆仍然，阴分之火上冲于肺，肺属金，金受火刑，水之生源绝矣，能不虑其脉促气喘乎？知命者自能静以养之。

八仙长寿丸　加元参　阿胶　陈皮　甘草　枇杷叶露

【潘评】曹氏学术受景岳影响甚大，动辄从地黄为本，标症兼顾稍少，自王孟英氏清暑益气汤出，天下翕然从之，其后罕识张，曹意旨矣，然总是一家面目，可备参考。

【三诊】咳嗽夜来有或重或轻之象，想是阴火，静躁不同耳。

前方加洋参　龟板　杏仁

【四诊】所进饮食，不化为津液，而变为痰涎，一俟水中火发，咳嗽作焉，权以化法。

玉竹饮子玉竹、苓、草、桔、橘、菀、贝、姜

【原注】前两方六味加减法也，脉数左弦，咽痛，水不涵木，阴火上冲，唯苔白二字，为胃气不清之证，此病头绪甚繁，方中一一还他得对之药。

【诒按】此等证，本无必效之方，似此斟酌妥帖，即使难期必效，亦觉心苦为分明矣。

10.脉形细数，细属阴亏，数为有火，火上刑金，水即绝其生源，未可以咳嗽小恙目之。幸而气息未喘，脉象未促，如能静养，犹可以作完人。

生地　麦冬　沙参　石决明　地骨皮　桑皮　阿胶　枇杷叶露

【诒按】此清滋金水两脏之平剂，但患阴虚，而不挟别项邪机者，可仿此调之。

【潘评】彼时汲汲虑为阴虚者，大抵指今之肺结核言，因当时无抗痨哮药物，故得病则剧，难作完人。然征之今

日，咳嗽、脉数、舌红、喘息等症，未必即是结核病，倘真为结核病，亦无大忧，时代变迁，医学进步，足堪庆幸也。

继志堂医案下卷

常熟 曹存心仁伯 著

呕哕门

1.上焦吐者，从乎气，气属阳，是阳气病也。胸为阳位，阳位之阳既病，则其阴分之阳，更属大虚，不言而喻，恐增喘汗。

吴萸　干姜　人参　川附　茯苓　半夏　木香　丁香　炙草　饴糟　食盐　陈皮

【潘评】饴糟是否饴糖之渣，或糖字之误，未可知也。

【再诊】进温养法，四日不吐，今晨又作，想是阳气大虚，浊阴上泛，究属膈证之根，不能不虑其喘汗。

前方去干姜　加当归　生姜

【原注】阳气大虚，浊阴上泛，此病之枢纽也，吴茱萸汤补胃阳，佐以熟附、丁香，温之至矣，辅以二陈燥其痰，饴糟去其垢，更加炙草以和中，食盐以润下，用意极周密。

2.食则右胁下痛，痰自上升，升则得吐而安，右脉弦滑，左关坚急，寸部独小，此心气下郁于肝经，脾弱生痰为膈，放开怀抱，第一要义。

旋覆代赭汤　去姜　加生于术　白芥子　炙草　广皮　竹油

另丸方：六君子汤　加当归　白芍　生地　苁蓉　沉香　白芥子　竹油　姜汁泛丸

【原注】心气下郁，脾弱生痰，方中于术、干姜、二陈、竹油补脾化痰之药也，更有白芥子消膜外之痰，旋覆花开心

气之结，赭石镇肝气之逆，用意层层都到。

【潘评】噎膈为病，古称难治，《鸡峰方》曰：此乃神意间病也。此病不在外，不在内，不属冷，不属热，不是实，不是虚，所以药难取效，缘忧思恚怒，动气伤神，气积于内而成，故曹案谓放开怀抱，确是名言至理。

3.食则噎痛，吐去浊痰而止，胸前常闷，脉象弦滑，舌苔满白，肌肉瘦削之人，阴血本亏，今阳气又结，阴液与痰浊交阻上焦，是以胃脘狭窄也，久则防膈。

干姜　薤白　炙草　杵头糠　神曲　丁香　木香　熟地　白蔻仁　归身　白芍　沉香　牛黄　竹油

【潘评】参《医学心悟》启膈散意，用杵头糠。噎膈大抵阴虚者多，故以润泽为主，本案又与阴浊胶结，殊难入手，故用药遂杂。

【再诊】胸前所结之邪，原有化意，无如阴之亏，阳之结，尚与前日相等，非一两剂所能奏效。

干姜　薤白　炙草　茯苓　丁香　陈皮　麻仁　旋覆花　代赭石　归身　白芍　杞子　牛黄　竹油

【诒按】此气结痰阻之证，用药极周到。

4.嗜酒中虚，湿热生痰，痰阻膈间，食下不舒，时欲上泛，年已甲外，营血内枯，气火交结，与痰相并，欲其不成膈也，难矣。

七圣散　加归身　白芍　薤白　代赭石　藕汁　红花

【原注】嗜酒者，必多湿热，须用竹茹、连、蔻，又易挟瘀，参入藕汁、红花、薤白，辛而兼滑，又是一格，绝

去温热刚燥之品。先生曰：唯善用温药者，不轻用温药。信然。

【潘评】噎膈方金元前多用香燥之品，如《千金》五噎丸（干姜、蜀椒、吴萸、桂心、细辛、人参、白术、橘皮、茯苓、附子）、《圣济》丁香丸（丁香、木瓜、木香、槟榔、肉豆蔻、青皮、半夏）等，侧重于理气快膈，阳虚阴结患者宜之。朱丹溪倡韭汁牛乳饮，主濡润消瘀开结，阴虚瘀结者宜之。世殊人异，须因证别之，不可拘守一法也。曹案原注称不轻用温药，乃证情之由阴结转为阳结也。

5.向患偏枯于左，左属血，血主濡之，此偏枯者，既无血以濡经络，且无气以调营卫，营卫就枯，久病成膈。然一饮一食，所吐之中，更有浊瘀紫血，此所谓偏枯者，原从血痹而来，初非实在枯槁也，勉拟方。

每日服人乳两三次　间日服鹅血一二次

【诒按】偏枯已属难治，更加以膈，愈难措手矣。方只寥寥两味，而润液化瘀，通痹开结，面面都到，此非见理真切，而又达于通变者，不能有此切实灵动之方，愚意再增韭汁一味，似乎更觉亲切。

【潘评】《别录》："人乳汁，主补五脏，令人肥白悦泽。"本案噎膈，阴血枯槁，故以润泽。又《千金方》云："牛乳汁，味甘微寒无毒，补虚羸止渴，入生姜葱白，止小儿吐乳，补劳。"后世以牛乳疗噎膈为多，益入韭汁、姜、葱之类，借以宣通郁结，丹溪韭汁牛乳饮为不朽名方。本证更吐出浊瘀紫血，故服鹅血通利，古称："鹅血愈噎膈，反胃。"

由此推衍，今日临床持此泛治肿瘤焉。

6.脉形细涩，得食则噎，胸前隐隐作疼，瘀血内阻，胃络不通，此膈证之根。

归须　白芍　白蜜　芦根　瓦楞子醋煅　韭汁　人参　桃仁

【诒按】此瘀血膈也，脉证均合，用药亦专注在此。

【潘评】食入作噎，胸前隐痛属瘀血阻络，即叶香岩所谓络病也，治以辛润通络法，此与叶氏用药略无二致，殆其余绪，可无疑义。

7.瘀血换痰，阻于胸膈，食则作痛，痛则呕吐，右脉涩数，唯左关独大且弦，是痰瘀之外，更有肝经之气火，从而和之为患，乃膈证重候，慎之。

归身　白芍　芦根　瓦楞子　红花　丝瓜络　橘络　竹油　白蜜

【潘评】李时珍曰："竹沥性寒而滑，大抵因风热燥火而有痰者宜之。"本案痰火颇盛，故增竹沥。

【原注】以上三病，皆瘀膈也。第一证，从偏枯中想出血痹，用人乳以润其枯燥，鹅血以动其瘀血，此证非特刚剂不受，并柔补之药，亦不可投，万不得已，而为此法，仍是润液化瘀之意，柔和得体。第二证，从胸前隐痛，而知其瘀阻胃络，用桃仁、醋煅瓦楞子，以化其瘀，此证血瘀、液涸，无论干姜不可用，即薤白辛温通气，亦与此隔膜，然非辛不能通，计唯用濡润之韭汁以通之，蜜、芦、归、芍，奠安营分，以其液涸也。此病不见痰，所以纯从濡润去瘀之

法。第三证，见痰，所以瓦楞子、红花外，又加竹油一味。

8.湿热生痰，阻于胃脘，得食则噎，噎甚则吐，此膈之根也。

半夏　陈皮　川连　竹茹　白蔻　生姜　鸡距子　枇杷叶　楂炭

【原注】指为湿热，想因苔带黄色也，用七圣散者，中有橘皮竹茹汤，又有温胆汤，两方在内，更加枇杷叶泄肺，楂炭消瘀，鸡距子消酒积，总不外湿热二字，此犹是膈之浅者。

9.食已即吐，脉弦苔白，便溏溺清，湿内胜，被肝经淫气所冲。

旋覆花　代赭石　陈皮　半夏　莱菔子　生姜　茯苓　雪羹汤

【再诊】吐逆大减，胸前尚痞，嗳气不舒。

旋覆代赭汤　雪羹汤

【诒按】此证阴液未曾大亏，通阳开结，专理其痰，痰降而呕逆自减，尚非证之重者。

10.咽中介介，如有炙脔，痰气交阻为患。

苏叶　半夏　川朴　茯苓　竹茹　陈皮　石决明　牛膝

【原注】此咽膈也，痰结于肺，用四七汤，以理其气，合温胆汤以化其痰，去枳实，换牛膝者，欲其达下焦也。

11.得食多哕，许氏法主之。

丁香　陈皮　川朴　半夏　茯苓　甘草　枇杷叶　茅根

【**原注**】此枇杷叶散去香薷一味也，此另是一种暑邪挟寒饮内停，或食瓜果，致中气不调而呕哕者，不当深求之里也，去香薷者，无表证也。

12.食已即吐，本属胃病，宜用温通，然口虽干，苔反白，将吐之时，其味酸，此必有肝火郁于胃府，似与胃家本病有间。

左金丸合温胆汤　雪羹汤

【**诒按**】辨证精细，用药妥切。

湿病门

1.脾阳不足，湿浊有余，少纳多胀，舌白脉迟。

茅术理中汤合四七汤

【**诒按**】此湿滞而兼气郁之证。

痹气门

1.胸痛彻背，是名胸痹。痹者，胸阻不旷，痰浊有余也。此病不唯痰浊，且有瘀血，交阻膈间，所以得食梗痛，口燥不欲饮，便坚且黑，脉形细涩，昨日紫血从上吐出，究非顺境，必得下行为安。

全瓜蒌　薤白　旋覆花　桃仁　红花　瓦楞子　元明粉　合二陈汤

【诒按】方法周到，不蔓不枝，拟加参三七磨冲。胸痹证，前人无有指为瘀血者，如此证纳食梗痛，乃瘀血阻于胃口，当归入噎膈证内论治矣。

【潘评】柳按称曹氏前胸痹证无有指为瘀血者，皆视胸痹与心痛为两病故也。胸痹主阴浊，心痛主瘀血，历来如此，医家亦惯于以瓜蒌薤白法治胸痹，用活血化瘀法治心痛。究其实，两病一而二、二而一也，仲师即以胸痹、心痛合并言，《金匮》所谓"今阳虚知在上焦，所以胸痹、心痛者，以其阴弦故也"。又丹波元坚《杂病广要》云："胸痹心痛，其病如二而一，均是为膈间疼痛之称。胸痹轻者仅胸中气塞，心痛重者为真心痛。"心痛与胃痛有所区别，"如胃脘痛，其痛紧而下，不比胸痛之泛与真心痛之高"。其言义理颇确，临床可征。曹案以胸阳不旷与瘀血阻膈相合，直视胸痹与心痛为同一病，用药遂丝丝入扣、不同凡响矣。

2.心痛彻背，是名胸痹，久而不化。适值燥气加临，更增咳嗽咽干，痰中带红，脉形细小，治之不易。

瓜蒌　薤白　枳壳　橘红　杏仁　桑叶　枇杷叶

【诒按】既因燥气加临，痰红嗌干，似当参用清润，如喻氏法，拟加旋覆花、南沙参、麦冬、桑皮。

脘腹痛门

1.心痛有九，痰、食、气居其三，三者交阻于胃，时痛时止，或重或轻，中脘拒按，饮食失常，痞闷难开，大便不

通，病之常也，即有厥证，总不离乎痛极之时。兹乃反是，其厥也，不发于痛极之时，而每于小便之余，陡然而作，作则手足牵动，头项强直，口目歪斜，似有厥而不返之形，及其返也，时有短长，如是者三矣。此名痫厥，良以精夺于前，痛伤于后，龙雷之火，挟痰涎乘势上升，一身而兼痛厥两病，右脉不畅，左脉太弦，盖弦则木乘土位而痛，又挟阴火上冲而厥，必当平木为主，兼理中下次之，盖恐厥之愈发愈勤，痛之不肯全平耳。

川椒七粒　乌梅三分　青盐一分　龙齿三钱　楂炭三钱　神曲三钱　莱菔子三钱　延胡钱半　川楝子钱半　青皮七分　橘叶一钱　竹油一两

【诒按】厥发于小解之时，其厥之关于肾气可知矣，用药似宜兼顾。立方选药，熨帖周到。

【再诊】据述厥已全平，痛犹未止，便黑溺黄，右脉反弦，想诸邪都合于胃也。胃为府，以通为补，悬拟方。

芍药　青皮　陈皮　黑栀　川贝　丹皮　楂肉　竹油　莱菔子　青盐　延胡

【诒按】诸邪都合于胃，从右脉之弦看出，是病机紧要处。

【潘评】此宗张景岳化肝煎（青皮、陈皮、芍药、丹皮、栀子、泽泻、土贝母）意，《景岳全书》称该方治“怒气伤肝，因而气逆动火，致为烦热、胁痛、胀满、动血等证”。曹案云诸邪都合于胃，而其治却一从于肝也。

【三诊】痛厥已平，尚有背部隐疼之候，腰部亦疼，气

逆咳呛，脉细数，想肝肾阴虚，气滞火升，肺俞络脉因之俱受其伤也。

四物汤　旋覆花汤　二母　雪羹汤

【四诊】腰脊尚疼，咳嗽不止，苔白底红，脉形弦细，是阴虚而挟湿热也。

豆卷　蒺藜　黑栀　川芎　归身　麦冬　沙参　甘草　雪羹汤　半夏

【原注】此素有痰积又肾虚而相火上冲于胃，胃中痰饮，阻滞窍隧，痫厥见焉。第一方，用泄肝和胃法，以化其阻滞，合金铃子散以清肝火，加楂曲以消食，莱子、竹油以化痰，厥平而痛未愈，故第二方用景岳化肝煎，以代金铃子散，兼以化痰。第三方通其络，第四方，仿白蒺藜丸，专于治痰。

【诒按】此证得力，全在前两方，疏肝化痰，丝丝入扣。

2.脾气素虚，湿郁难化，而木之郁于内者，更不能伸，所以酸水酸味，虽有减时，而灰白之苔，终无化日，无怪乎脉小左弦脘肋胀痛也，此鼓胀之根，毋忽。

附子理中汤合二陈汤　加川朴　香附　川芎　神曲

【诒按】似可参用柴、芍辈，于土中泄木。

3.病分气血，不病于气，即病于血，然气血亦有同病者，即如此病，胃脘当心而痛，起于受饥，得食则缓，岂非气分病乎？如独气分为病，理其气即可向安，而此痛虽得食而缓，午后则剧，黄昏则甚，属在阳中之阴，阴中之阴之候，其为血病无疑。况但头汗出，便下紫色，脉形弦细而

数，更属血病见症，但此血又非气虚不能摄血之血，乃痛后所瘀者，瘀则宜消，虚则宜补，消补兼施，庶几各得其所。

治中汤合失笑散　另红花　元明粉　为末和匀，每痛时服二钱

【原注】分明两病。一是脾虚，气分不能畅达而痛，得食则缓，宜补可知，然人每疑痛无补法者，以痛必有痰气凝滞也。先生用理中以补脾，即加青皮、陈皮，以通气。至便紫、脉弦数，肝家之血必有瘀于胃脘者，此时不去其，有形之瘀滞，痛必不除，病根不拔也。此种病，世医不能治，往往以为痼疾，不知不去瘀，则补无力，徒去瘀则脾胃更伤。先生则双管齐下，立案清澈，度尽金针，非名家恶能如是？

【潘评】治中汤（人参、干姜、白术、甘草、青、陈皮）《类证活人书》方，治脾虚气滞之腹满痞胀。失笑散（五灵脂、蒲黄）《太平惠民和剂局方》，治血瘀内阻诸证。曹案气血合治，洵属卓识，然与王清任氏相较，不免相形见绌。王氏于补气活血法则独擅胜场，制方补阳还五汤、急救回阳汤等，皆熔补气与化瘀为一炉，后方以党参、附子、白术合桃仁、红花，治吐泻之气弱瘀阻而致亡阳者，方意与曹案亦颇合，且该方参、附用量较大，于下血而致阳脱者尤协。

4.胃脘当心而痛，少腹气升，呕吐酸苦痰涎，脉形弦数，显系寒热错杂之邪，郁于中焦，肝属木，木乘土位，所有积饮从此冲逆而上，病已年余，当以和法。

附子理中汤　加川连姜汁炒　川椒　黄柏　归身　细辛　半夏　桂枝　乌梅肉

【原注】此连理汤合乌梅丸，吐涎酸苦，是胃中错杂之邪，用姜连、半夏以化之，逆冲而上之肝气，用乌梅法以和之。

【诒按】半夏反附子，在古方多有同用者，然可避则避之，亦不必故犯也。

5.胃脘当心而痛，脉形弦数，舌绛苔黄，口干苦，小便赤，一派火热之象，气从少腹上冲于心，岂非上升之气，自肝而出，中挟相火乎。

化肝煎芍、青、栀、泽、丹、陈、贝

6.脘痛下及于脐，旁及于胁，口干心悸，便栗溺黄，脉弦而数，此郁气化火也。

化肝煎合雪羹

【原注】此景岳化肝煎也，必肝有实火者可用，口干、脉数、溺黄是其得证也。

【潘评】治脘痛方药大抵香燥，景岳化肝煎治肝火冲激之脘痛胁胀诸证，是寻辟脘痛之属火热者之一条途径，颇具匠心，值得寻味。然清肝泄热之效特胜，而止痛之功嫌不足，本案如合入川楝子散则更惬人意矣。

7.中焦失治为痛，以治中汤为法，是正治也，不知中焦属土，土既虚，不能升木，木即郁于土中，亦能作痛，以逍遥散佐之，更属相宜。

治中汤　逍遥散　雪羹

【诒按】此木郁土中之病，立方妥帖，易施。

8.瘀血腹痛，法宜消化，然为日已久，脾营暗伤，又当

兼补脾阴为妥。

归脾汤去芪术　加丹参　延胡

【**诒按**】此病用补，是专在痛久上着眼。

【**潘评**】归脾汤去芪、术补脾阴尚嫌温燥，如远、木香、龙眼、姜等非徒于阴无补，适足增火，是为脾阴不足之禁忌。历来补养脾阴，大抵为两法：其一为甘寒法，药如沙参、生地、石斛、天麦冬、白芍、蔗、梨汁等；其二为芬香甘平法，如人参、山药、扁豆、莲肉、茯苓、橘红、老米等。前者为缪希雍所力主，所谓法当用甘寒，宜远苦寒，盖补阴以益脾运；后者为吴澄所提倡，其著《不居集》中颇多发挥，立方如理脾阴正方，中和理阴汤等亦具特色，盖扶脾以复阴也。两法各有所主，侧重不一。另有所谓甘淡法者，如胡慎柔称："用四君子加黄芪、山药、莲肉、白芍、五味子、麦冬，煎去头煎不用，止服第二煎、第三煎，此为养脾阴秘法也。"盖取淡养脾，尤宜于脾阴不足、湿邪阻滞之证，乃无法中求法耳。

9.当脐胀痛，按之则轻，得食则减，脉形细小而数，舌上之苔，左黄右剥，其质深红，中虚伏热使然。

治中汤　加川连　雪羹

【**诒按**】此等证不多见，立方亦甚难，须看其用药得当处。

【**潘评**】此案用胡慎柔甘淡法亦颇切合，舌剥为阴亏，苔黄为湿热，总属脾土中虚，借甘淡以养脾渗湿，确为不传之秘，远胜治中汤之辛温、川连之苦燥也。

10.少腹久痛未痊，手足挛急而疼，舌苔灰浊，面色不华，脉象弦急，此寒湿与痰，内壅于肝经，而外攻于经络也。现在四肢厥冷，宜以当归四逆汤加减。

当归小茴香炒　白芍肉桂炒　木通　半夏　苡仁　防风　茯苓　橘红

【诒按】寒湿入于肝经，病与疝气相似，治法亦同。

【潘评】本案少腹久痛，脉象弦急，属寒湿壅肝，温通之药可加入川楝子与巴豆数粒同炒，去巴豆，川楝子入煎，可疏通肝络，荡涤寒结，功效极佳。

【再诊】少腹之痛已止，唯手冷挛急未愈，专理上焦。

蠲痹汤防、羌、姜、黄、归、芪、草、赤芍　去防　合指迷茯苓丸

11.少腹作痛，甚则呕吐，脉右弦左紧，俱兼数，舌苔浊腻口中干苦，头胀溺赤，此湿热之邪，内犯肝经，挟痰浊上升所致，泄之化之，得无厥逆之虞，为幸。

施覆花汤　三子养亲汤苏子、白芥子、莱菔子　金铃子散　另乌梅丸

【诒按】旋覆、金铃以止痛，三子以除痰，更用乌梅丸以泄肝，所以面面都到也。

【再诊】呕吐已减，白苔稍化，头胀身热亦缓，唯腹之作痛，便之下利，脉之紧数，以及口中之干苦，小水之短赤，尚不肯平，肝经寒热错杂之邪，又挟食滞痰浊为患也，仍宜小心。

葛根黄芩黄连汤　加延胡　楂炭　赤苓　陈皮　莱菔子　另乌梅丸

【诒按】想因下利较甚，故用药如此转换。

【三诊】余邪流入下焦，少腹气坠于肛门，大便泄，小便短，舌苔未净，更兼痔痛。

四苓散合四逆散　加黄芩　黄柏　木香

【诒按】至此而内伏之湿热，从两便而外泄矣。

12.肝脉布于两胁，抵于少腹，同时作痛，肝病无疑，肝旺必乘脾土，土中之痰浊湿热，从而和之为患，势所必然。

逍遥散柴、荷、苓、术、归、芍、草　加栀、丹　合化肝煎

【诒按】此治肝气胁痛，诚然合剂。案所云湿热痰浊，虽能兼顾，嫌未着力。

13.气结于左，自下而盘之于上，胀而且疼，发则有形，解则无迹，甚则脉形弦数，口舌干燥，更属气有余便是火之见症，急须化肝。

化肝煎

【诒按】凡肝气上逆者，多挟木火为病，故化肝煎为要方。

【潘评】本证阴虚，肝气横逆，治称棘手，用景岳化肝煎已属苦心经营辟出一途，然其效验，谅未能尽如人意。乾隆间杭人魏玉横氏，于此证论治，立异鸣高，卓荦大成，制一贯煎垂之不朽。按《柳州医话》曰："戴人治一将军病心痛，张曰：此非心痛也，乃胃脘当心而痛也。余谓此二语，真为此证点睛，然余更有一转语曰：非胃脘痛也，乃肝木上乘于胃也。世人多用四磨、五香、六郁、逍遥等方，新病亦

效，久服则杀人。又用玉桂亦效，以木得桂而枯也，屡发屡服，则肝血燥竭，少壮者多成劳病，衰弱者多发厥而死，不可不知。余自创一方，名一贯煎，用北沙参、麦冬、地黄、当归、枸杞、川楝子六味，出入加减投之，应如桴鼓。”魏氏治病擅用生熟地、枸杞、沙参、麦冬等，凡咳喘、泄泻、呕吐、腹胀诸证亦无所顾忌，《续名医类案》中尽载其验，盖以阴虚立论，滋养肝肾乃为治病之本。曾云：二地腻膈之说，不知始自何人？致今数百年来，人皆畏之如虎，俾举世阴虚火盛之病，至死而不敢一尝，迨已濒危，始进三数钱许，已无及矣，哀哉！其论实亦景岳余绪，然历经实践，更多发挥，更趋周备，其灵动变化处，景岳亦不逮矣。用于肝胃气、胁痛、疝气等证，魏氏于补养肝肾药中加入川楝一味，遂成名方焉，当高出化肝煎一截，然时医但知一贯煎，而不知其立论之本原，是舍本逐末也。

14.中脘属胃，两胁属肝，痛在于此，忽来忽去，肝胃之气滞显然已历二十余年，愈发愈虚，愈虚愈痛，气分固滞，血亦因之干涩也，推气为主，逍遥佐之。

肉桂　枳壳　片姜　黄延胡　炙草　逍遥散

【潘评】血既干涩，尚用药如此温燥，总觉不宜，或有小效，不足恃也。昔贤魏玉横云：阴虚证，初投桂、附有小效，久服则阴竭而死，余目击数十矣。前事不忘，后事之师也。

【再诊】病势不增不减，诊得左脉细涩，右部小弱，气血久虚，致使营卫失流行之象，非大建其中不可。

肉桂 归身 白芍 川椒 饴糖 干姜 陈皮 炙草 砂仁

【原注】前方严氏推气散也，先生谓左胁作痛是肝火，用抑青（即左金）以泻心平木，右胁作痛，是痰气，用推气法以理气化痰。按姜黄入脾，能治血中之气；蓬术入肝，能治气中之血；郁金入心，专治心胞之血。三物形状相近，而功用各有所宜。

【诒按】久病中虚，故转方用大建中法。

15.腹左气攻胀痛，上至于脘，下及少腹，久而不愈，疝瘕之累也，痛极之时，手足厥冷，呕逆，当从肝治。

当归四逆汤归、桂、芍、草、辛、通、姜、枣 合二陈汤 吴仙散吴萸、茯苓

【诒按】病偏于左，更加肢厥，此肝病确据也。

【再诊】**痛势已缓，尚有时上时下之形，邪未尽也。**

吴仙散 合良附散 二陈汤 去甘草 加当归小茴香炒 白芍肉桂炒

疝气门

1.狐疝，卧则入腹，立则出也。

补中益气汤

另金匮肾气丸合小安肾丸香附、川乌、茴香、椒目、川楝、熟地

【原注】疝气一证，论其本末，有不由气虚而湿浊随之

下陷者，故以补中益气汤为主方，俾脾之清气，得以上升，则小肠膀胱之浊气，自然下降，又有挟劳倦外感而发者，方中柴胡借用亦妙，寒加温药，湿火甚加知柏。

【诒按】此因下坠过甚，故用补中以升清气，其实亦非治疝正法也。

2.脾宜升，主健；胃宜降，主和。此病气升而呕，胃不降也。疝气下坠，脾不升也。而所以升降不调者，由脾虚下陷，湿痰中结，而冲逆于胃脘也。理其中阳，则上下自调。

六君子汤　加干姜　青皮　小茴香　萆薢　九香虫

【诒按】此因呕吐有上逆之势，故不用补中，而变法治之。

【又按】此证若用乌梅丸，则上下均在治中，缘痛呕、疝气均由肝病故也。

【再诊】治中胃痛已和，疝气仍然下坠，拟于补脾之外，佐以补肾，使其火土合德，则阳旺于中，而生气勃然，不升自升矣。

香砂六君丸合金匮肾气丸

【诒按】此证从肝经着意，似较灵动，专补脾肾，犹恐涉于呆实。

【潘评】疝气有专治方药，如丹溪疝气方、济生橘核丸之类，川楝、茴香、荔枝核、延胡、橘核、海藻、昆布等药随证出入，不能废也，或专从补中益气、四君、六君、肾气为本，是忘其所得何病也。

3.狐疝，原属肝经之湿随气下陷，脾阳必衰，而今夏多食冷物，阳气又被所遏，苔白不干，指冷脉小，右睾丸胀

大，当以温散。

大顺散干姜、肉桂、杏仁、甘草　加当归　木香　荔枝核

【**诒按**】此因生冷伤中，故用大顺，亦非治疝正法。

瘕癖门

1.寒气客于肠外，与血沫相搏，脐下结瘕，胀大下坠，不时作痛，痛则气升自汗，脉形弦涩，此为鼓胀之根，毋忽。

吴萸　茯苓　当归　川楝子　橘红　乌药　香附　楂肉

【**诒按**】既因于寒，似可再加温通之品。既与血沫相搏，似宜兼和营血。

2.瘕聚脘中，久而不化，变为攻痛升逆，妨食便坚，理之不易。

川楝子　延胡　当归　白芍　陈皮　鳖甲　红花　血余　茯苓　牛膝　丹皮

【**诒按**】此病之偏于血分者，故方中兼用疏瘀之品，特所叙病情，尚无瘀血得据。

3.最虚之处，便是客邪之处。肝络本虚，隐癖久踞，中宫又弱，隐癖潜入其间。欲治此病，培补肝脾为主，和化次之。

归芍六君子汤　加鸡内金　另小温中丸

【**诒按**】此亦虚实兼治之法，然而收效甚难。

4.脉来细而附骨者，积也，已经半载，不过气行作响而已，而其偏于胁下者，牢不可破，是寒食挟痰，阻结于气分也，此等见症，每为胀病之根。

理中汤　加神曲　茯苓　半夏　陈皮　麦芽　旋覆花　枳壳　归身

【再诊】胁下隐癖，牢不可破，其气或逆或攻，必温化以绝胀病之根。

理中汤合二陈汤　加川朴　枳壳　神曲　竹油　旋覆花　白芥子

【**诒按**】议论则见微知著，用药则思患预防，此为高识。

5.食入而痛，是有积也，积非一端，就脉弦数，二便黄热，干咳不爽、面黄苔白言之，必有湿热痰食互相阻滞，经年累月，无路可出，无力以消。

茅术　川芎　楂炭　神曲　川贝　山栀　赤苓　枇杷叶露　杏仁

【**诒按**】此越鞠丸加味也，愚意再加白芍、枳实。

【**潘评**】既是湿热痰食阻滞已久，仍须使邪有出路方为正治，故《经》言“刺、污虽久，犹可拔而雪，结闭虽久，犹可解而决”。本案于祛邪一途，似少理会，柳按云拟再加入白芍、枳实，实则易以枳实导滞丸，方能网开一面，使湿热痰食从下而彻。

6.寒热后，脘左隐癖作疼，脉形弦细，舌苔浊厚，湿热痰食，交相为患。

二陈汤去甘草　合鸡金散砂，沉、陈、鸡、香橼　加苏

梗　楂肉　青皮

【诒按】此尚是初起实证，故用攻消法取效，立方亦极平稳。

【再诊】脘左之隐癖渐消，舌上之浊苔渐化，仍宗前法，参入补脾之品。

前方去苏梗　加于术　炙草

另服水泛资生丸

7.隐癖踞于胁下，肝经病也。

化肝煎

【诒按】此亦初起之病，想由肝郁而起，故专从泄肝立法，但恐药轻不能奏效耳。

【原注】前证湿热居多，此证肝火为重，相机而治，各有条理。

8.疟久，邪深入络，结为疟母，疟母在左，自下攻逆，加以右胁结癖，上下升降俱窒，无怪乎中宫渐满，理之不易。

鸡金散　加枳壳　姜黄　白芥子　竹油　另鳖甲煎丸

【原注】左属血，属肝，疟邪滞于血中，主以鳖甲煎丸。右属气，属胃，或痰，或食，主以鸡金推气，加竹油、白芥子。

【诒按】此两层兼治之法。

【潘评】邪入于络，结为疟母，表之不解，袪之不散，而用仲景鳖甲煎丸，借以软坚散结、辛润通络，其中鳖甲、䗪虫、蜣螂等俱飞升走降之品，可以剔除络邪，松透病根，亦即叶香岩络病证治大法也。

肿胀门

1.营血本亏，肝火本旺，责在先天，乃后天脾气不健，肝木乘之，所进饮食，生痰生湿，贮之于胃，尚可以呕而出，相安无事，迟之又久，渗入膜外，气道不清，胀乃作焉。脾为生痰之源，胃为贮痰之器，若非运化中宫，兼透膜外，则病势有加无已，成为臌病，亦属易易。夫脾统血，肝藏血，病久血更衰少，不得不佐以和养，古人之燥湿互用正为此等证设也。

归芍六君子汤　去参草　加白芥子　莱菔子　车前子　川朴　苏子　腹皮　竹油　雪羹

【诒按】用药虚实兼到，亲切不浮。

2.诸腹胀大，皆属于热，诸湿肿满，皆属于脾。脾经湿热，交阻于中，先满后见肿胀，肤热微汗，口渴面红，理之不易。

防己　茯苓　石膏　腹皮　陈皮

【再诊】湿热满三焦，每多肿胀之患，如邪势偏于下焦，小便必少，前入之质重开下者，原为此等证而设。然此病已久，尚盛于中上二焦，胡以中上两焦法施之，诸恙不减，或者病重药轻之故。将前方制大其剂。

竹叶　石膏　鲜生地　麦冬　知母　半夏　五皮饮

【原注】此十二岁女子，腹暴胀大，面跗俱肿，面红口渴，小便黄，此证属热，所见甚少。

【诒按】此等方治胀病，非有卓见者不能存之，为临证者增一见解。

【潘评】《金匮》“腰以下肿，当利小便；腰以上肿，当发汗。”本案面跗俱肿，当发汗利小便，如越婢汤合五苓、五皮等治之，既阴虚火旺，麦冬、生地、知母类随证加入，第废越婢开鬼门，恐非其治矣。

3.脘腹膨胀，二便失调，经络酸痛，四肢无力，脉形弦细，舌苔白腻而厚，此湿邪内郁，当用苦辛宣泄。

茅术　川芎　香附　黑栀　神曲　腹皮　川朴　赤苓　泽泻　蒌皮

【诒按】此亦湿郁而化热者，故兼用栀、蒌清泄之品。

【再诊】诸恙向安，肢体无力，健脾为主。

香砂六君子汤

【原注】此越鞠改方，而加胃苓之半，本方治湿郁，其眼在舌苔白腻而厚在所必效，余每借以治黄疸亦效，挟痰头项痛亦效。

4.脾主湿，湿因脾虚而郁，郁蒸为热，所以隐癖僭逆中宫，大腹胀满，纳少便溏，面黄溺赤，咳嗽、身热时作，脉息弦细，极易成鼓。

越鞠丸附、苍、芎、曲、栀　鸡金散　加赤苓　青蒿　黄芩　川朴

【原注】此越鞠证，而兼隐癖湿化热者，故合鸡金消癖，

芩、蒿化热。

【**原注**】以上越鞠丸证，大约越鞠治无形湿热之痞，从泻心化出，鸡金治有形食积之癖，从陷胸化出。且如脘痛门中，郁痰作痛，脉数多渴者，用清中蠲痛。山栀、姜汁炒，干姜、川芎、童便炒，黄连姜汁炒，苍术童便浸切、麻油炒，香附醋炒，神曲姜汁炒，橘红、姜、枣治中脘火郁作痛。发即寒热，中以寒热为主，即越鞠加姜、连、橘、枣，可知此方治气、火，湿、食、血五者之郁，信极妙矣。说者以栀主火，术主湿，香附主气，芎主血，曲主食，分为五郁，似可不必，正如五音必合奏而始和也。

5.大腹胀满，已经四十余日，近来气更急促，足跗浮肿，溺黄口干，脉形弦数，湿热之邪因气而阻，因食而剧，理之不易。

廓清饮廓清饮用芥、陈、朴、枳、泽、茯苓，同大腹、菔子，生研，壅滞通，气逆胀满均堪服。去芥、枳　加黑栀　猪苓　苏梗　川连　香附

【**原注**】温药留手处，在口干、溺黄四字。

6.脾虚，则湿热内郁，为鼓，从去郁陈莝例治之。

廓清饮去芥　加苏叶　香附　冬术

另小温中丸朝暮各钱半

【**诒按**】腹满由于脾之不运，其所以不能运者，痰也，浊也，气也，瘀也，故方中多用疏气化痰、清利湿热之品。

【**潘评**】小温中丸为丹溪方，《丹溪心法》与《证治准绳》所引药味不同，皆以开郁化痰、去湿消滞为治，妙在针砂一味，该药咸平无毒，平肝消积，治肿满、黄疸，于水气腹满

之证颇有效验，乃为去郁陈莝之主药。又《普济本事方》载《万金方》紫金丹，治十种水气，以禹余粮、针砂、蛇黄三药为主，既非大戟、甘遂、葶苈、芫花峻下之比，又能量人虚实老壮消导而安，兼以疏理气血药十六味扶养之，许叔微竭力称道之，并云："此方见当涂《杨氏家藏方》及《夷陵集验方》，谓之禹余粮丸。"《万金方》一作《万全方》，据《宋志》为安文恢撰，今佚。又朱丹溪亦颇推崇此丸，尝曰："病者苦于胀急，喜行利药，以求通快，不知宽得一日半日，其肿愈甚，病邪甚矣，真气伤矣。""古方唯禹余粮丸，又名紫金丸，制肝补脾，殊为切当"。名方小温中丸殆沿循《万金》紫金丹妙谛制之，亦恃针砂消散为主药，是攻逐峻导治水外之另一蹊径，后人咸宗之。

7.大腹主脾，腹大而至脐突，属脾无疑，然胀无虚日，痛又间作，舌苔薄白，脉息沉弦，见于经期落后之体，显系血虚不能敛气，气郁于中，寒加于外，而脾经之湿，因而不消。

逍遥散合鸡金散　加香附

【诒按】沉弦与沉细不同，沉细色萎，则理中证，此证扼住郁字，故用逍遥。

8.单腹胀，脾气固虚，久则肾气亦虚，大便溏者，气更散而不收矣，所用之药，比之寻常温补脾肾者当更进一层，然用之已晚，惜乎！

附桂理中汤　加肉果　当归　牡蛎　木瓜　茯苓　生脉散

【诒按】案云较之寻常温补更进一层，观方中所加肉果、当归，是启峻法也。

9.大腹胀满，便溏，舌苔冷白，干喜热饮，肤热脉数，脾阳大虚，无力运化湿浊，而成鼓也，理之棘手。

附桂治中汤　加木瓜　草果　当归

【再诊】进温补四剂，腹胀渐和，其邪从下焦而泄，所以大便作泻，然肤热未退，小便未长，干欲热饮，胃不思谷，白苔已薄，舌质转红，中阳稍振，湿热未清。

理苓汤

【原注】舌苔冷白，是桂附把柄，四剂而能便泄，邪从下出，中阳尚好，脾气尚未衰尽，更以舌质转红，知湿热壅甚，所以转方减去附、桂、参、术已足抚脾，外加四苓驱湿而已。

10.大便作泻，小水又长，肝、脾、肾三经即有阴邪，亦可从此而消，何以隐癖尚踞于中？腹胀不和，是阳虚也。

四君子汤　加黄芪　当归　桂枝　附子　陈皮　肉果　沉香　干姜　牡蛎　鳖甲　鸡内金

【原注】此启峻汤也，附子理中加黄芪、当归、肉果，比附子理中更进一层。

11.太阴腹满，寒湿有余，真阳不足，脉弦，下体不温，干不欲饮，妨食气短，其势颇险，拟以温通化湿法。

附子茅术治中汤　加川朴　半夏

【诒按】此亦通补兼施之法。

12.温补元阳，浮肿胀满，有增无减，阳之衰也极矣!脐

平脉迟之候，非温不可，非补亦不可，然温补亦不见长，盖下泄者肾更伤耳。

附子理中汤合四神丸　来复丹

【诒按】此法较肾气丸更进一层。

【潘评】来复丹见许知可《普济本事方》（硝石、硫黄、五灵脂、玄精石、青陈皮），称“此药治荣卫不交，养心肾不升降，上实下虚，气闷痰厥，心腹冷痛，脏腑虚滑，不问男女老幼危急之证，但有胃气，无不获安。补损扶虚，救阴助阳，为效殊胜，常服和阴阳，益神，散腰肾阴湿，止腹胁冷疼，立见神效”。曹案肾阳式微，阴霾迷漫，寻常温补元阳方已无能为力，借此丸补接真气，消散浊阴，或可以延续生机于一线也。

13.太阴腹满，寒湿使然，阳若不旺，势必成鼓。

附子理中汤　加川朴　大腹皮　泽泻　猪苓

【诒按】此脾阳不振、寒湿停滞之证，故用温化法。

14.中满者，泻之于内，其始非不遽消，其后攻之不消矣，其后再攻之，如铁石矣，此病虽不至如铁石，而正气久伤，终非易事也。

治中汤　五苓散

【原注】以上皆理中加减法也，因记当年侍先生时，问理中之变换如何？曰：理中是足太阴极妙之方，如以中宫之阳气不舒，用干姜者，取其散；少腹之阳气下陷，用炮姜者，取其守。其变换在大便之溏与不溏。湿甚而无汗者，用茅术；湿轻而中虚者，用冬术。其变换在舌苔之浊与不浊。

此本方之变换也。设脾家当用理中，而胃家有火则古人早定连理一方矣。设气机塞滞，古人早定治中一方矣。设脾家当用理中，而其人真阴亏者，景岳早有理阴煎矣。其肾中真阳衰者，加附子固然矣，其衰之甚者，古人有启峻一方矣，此外加木瓜，则名和中，必兼肝病，加枳实、茯苓，治胃虚挟食，古人成方，苟能方方如此用法，何患不成名医哉？因附录之以为用理中之法。

【潘评】鼓胀一病，古称难治，初攻之能稍缓，后不消，如铁石矣。补之增胀，攻之耗正，病在膏肓间焉。此案治中汤合五苓散，未必有效。前《本事方》所载《万金》禹余粮丸、朱丹溪小温中丸，俱扶养消导之剂，乃荆棘之中所辟道路耳。又喻西昌《寓意草》议何茂倩之女，单腹胀危候，称“单腹肿，则中州之地，久窒其四运之轴，而清者不升，浊者不降，互相结聚，牢不可破，实因脾气之衰微所致，而泻脾之药尚敢漫用乎？”“盖传世诸方，皆是悍毒攻劫之法，伤耗元气，亏损脾胃，可一不可再之药，纵取效于一时，倘至腹肿则更无法可疗”。据其经验，凡用峻下之剂，其始非不遽消，其后攻之不消，再后攻之如“铁石”矣。盖曹氏本案议论之所由来也。然喻氏治法卓绝，创拟治鼓胀三法，曰：“培养一法，补益元气是也；招纳一法，升举阳气是也；解散一法，开鬼门、洁净府是也。”三法虽不言泻，而泻在其中，无余蕴矣。其常用方如人参芎归汤（参、桂、五灵、乌药、蓬术、木香、砂仁、炙草、芎、归、半夏）、化滞调中汤（参、术、苓、陈、朴、山楂、半夏、神曲、砂、麦），人参丸（参、归、大黄、桂、瞿麦、赤芍、茯苓、葶苈），见观丸（附子、鬼箭、紫石英、泽泻、肉桂、元胡、木香、槟榔、血竭、水蛭、三棱、桃仁、大黄）以及小温中丸、禹余粮丸等等，实皆滥觞《万金》、《本事》、丹溪也。

15.诸湿肿满，皆属于脾，因劳倦所伤，内湿与外湿，合而为一，郁于土中，致太阴之气化不行，治病必求其本，先以实脾法。

川附　于术　茯苓　陈皮　草果　大腹皮　乌药　木瓜　泽泻

【诒按】案云实脾，而方中仍属温通之品，此非实脾正法也。

16.初起痞满，继增腹胀，脐突筋露，足跗浮肿，大便溏泄，此湿热内壅，中虚不化，势从下走也，用药最为棘手。且从口苦、舌红、小便短赤立方。

桂心　茯苓　猪苓　白术　泽泻　石膏　寒水石　滑石

【诒按】此河间甘露饮也，用五苓以降湿，三石以清热。

17.咳而腹满，经所谓三焦咳也，苔黄干，苦卧难着枕，肢冷阳缩，股痛囊肿，便溏溺短，种种见症都属风邪湿热，满布三焦，无路可出，是实证也，未可与虚满者同日而语。

桑皮　骨皮　苓皮　大腹皮　姜皮　防己　杏仁　苏子　葶苈子　车前子

【诒按】湿热壅盛，脾不输运，肺不肃降，故立方专用疏化，仿五皮五子法。

18.中阳不足，寒湿有余，脘痞纳少，舌白便溏，脉细小，法当温化，即平为妙。

茅术理苓汤　加大腹皮　鸡内金　葛花　川朴

【再诊】温化不足以消胀满，阳之虚也甚矣!重其制以济之。

茅术钱半　川附钱半　干姜钱半　党参三钱　肉桂七分　防风二钱　茯苓三钱　五加皮三钱　陈皮一钱

【三诊】诸恙向安，仍守前法，以祛留湿。

川附一钱　桂枝一钱　党参三钱　生于术钱半　干姜四分　茯苓钱半

【诒按】茅术改于术，想重浊之白苔已化也，此证纯以温化得效，所谓阳运则湿自化也。

19.隐癖日久，散而为鼓，所以左胁有形作痛，大腹渐满，便出红色垢积，更兼脘中因食而痛，久吐痰涎带瘀，元气益虚，竟有不克支持之象，收散两难，洵属棘手。

香橼皮　人中白　桃仁泥　鸡内金　炙鳖甲　射干　牡蛎　川贝母　陈皮　砂仁　雪羹

【诒按】《别录》谓射干治老血作痛。

【潘评】射干一名乌扇，亦名乌蒲，仲景鳖甲煎丸中有之，主治癥瘕，按《本经》云:“散结气，腹中邪逆。”《别录》云:“疗老血在心肝脾间。”故柳氏有“治老血作痛”之谓，时医借以主咳逆上气、喉痹咽痛，散结理血之效罕知，盖曹治渊源有绪矣。

【再诊】大便之红积已除，胃中之痰涎仍泛，大腹之胀满如此，何堪磨耐?

前方去陈、贝　加瓦楞子　延胡　丹参　鲜藕

【原注】此癖散成鼓，上下见血，分明有瘀，消瘀消癖，一定之理，无如此证元气大亏，不任攻消，又不可补，乃组织此化瘀化癖，不甚克伐之方，病虽减半，究属难痊。

20.素有隐癖，肝脾之不调可知，去年血痢于下，痞结于中，久未向愈，大腹胀满，溺赤舌黄，脉形弦细而数，湿热内聚，脾虚无力以消，愈易成鼓，毋忽。

归芍异功散　加川连　川朴　木香

另枳实消痞丸　小温中丸

【诒按】立方稳实，唯归芍异功，似嫌补多消少。

21.胀者皆在脏腑之外，此病之胀，不从腹起，自足跗先肿，而后至腹，是由下以及上。因脾虚不能运湿，湿趋于下，尚在本经，肿胀及中，又属犯本也，肿胀之处，按之如石，阳气大伤，理之棘手。

附桂治中汤　加肉果　当归　防己　牛膝

另肾气丸

【诒按】方中防已外，无治湿之品，据证情论，似当兼参渗利。

22.隐癖僭逆中宫，脐虽未突，青筋渐露，势欲散而为鼓，况大便时溏时结，脾气久虚，更属棘手。拟以攻补兼施法。

枳实消痞丸枳、连、朴、术、夏、苓、参、姜、麦，芽、草　加鸡内金　当归　鳖甲　白芍　牡蛎

【诒按】此已成胀病矣，而中宫先虚，又难攻克，此等

证最费经营，而又最难得效。

【潘评】鸡内金，《本经》称肶胵，能消水谷，通利小肠、膀胱，故后世作水气腹胀之要药，或持治肝硬化病，盖由消导通利之引申耳。

头痛门

1.头痛，取少阳阳明主治，是为正法，即有前后之别，不过分手足而已。

石膏　竹叶　生地　知母　甘菊　丹皮　黑栀　橘红　赤苓　桑叶　蔓荆子　天麻

【诒按】此头痛之偏于风火者，故用药专重清泄一面。

2.脉弦数大，苔厚中黄，头痛及旁，阳明湿热挟胆经风阳上逆也。

大川芎汤川芎、天麻　合茶酒调散芷、草、羌、荆、芎、辛、防、薄　二陈汤　加首乌　归身　白芍

【诒按】此亦少阳阳明两经之病，但风阳既已上逆，似当参用清息之意，乃合芎、辛、羌、芷，未免偏于升动矣。

3.高巅之上，唯风可到，到则百会肿疼且热，良以阴虚之体，阴中阳气每易随之上越耳。

生地　归身　白芍　羚羊角　石决明　煨天麻　甘菊　黑栀　丹皮　刺蒺藜

【诒按】此阴虚而风阳上越者，故用药以滋息为主。

【潘评】三案俱头痛，前案主风火，中案主湿热，后案主阴虚，治法无不切证，而相径庭，与庸医之专借桑叶、菊花、石决、天麻、钩藤为主治者，不啻霄渊之别焉。

肢体痛门

1.肝居人左，左胁不时攻痛，甚则厥逆，左关沉小带弦，是肝气郁而不升也，右脉弦滑，舌苔薄白，喜饮热汤，又有湿痰内阻，当兼治之。

推气散合二陈汤

【诒按】用推气散以疏肝郁，合二陈汤以治湿痰，竟如两扇题作法。

2.脉沉弦滑，腿骱刺痛，腰部酸疼，背脊作响，诸节亦然，舌苔白浊，风湿痰三者，着于肾之络也。

肝着汤合肾着汤苓、术、姜、草　桂枝汤

【诒按】此证病在于络，当从经络着意。

遗精门

1.肾者主蛰，封藏之本，精之处也。精之所以能安其处者，全在肾气充足，封藏乃不失其职，虚者反是，增出胫酸、体倦、口苦、耳鸣、便坚等症，亦势所必然。然左尺之脉，浮而不静，固由肾气下虚，而关部独弦、独大、独数，

舌苔黄燥，厥阴肝脏又有湿热，助其相火，火动乎中，必摇其精，所谓肝主疏泄也。虚则补之，未始不美，而实则泻之，亦此证最要之义。

天冬　生地　党参　黄柏　炙草　砂仁　龙胆草　山栀　柴胡

【诒按】此三才封髓丹，加胆、栀、柴胡，方与案若合符节。

【潘评】三才封髓丹（天冬、熟地、人参、黄柏、砂仁、甘草），《卫生宝鉴》方，治脾肾不足、腰酸遗精。本案舌苔黄燥，关脉弦、大、数，党参似非所宜，不如改为沙参，更为切合。

【再诊】大便畅行，口中干苦亦愈，左关之脉大者亦小，唯弦数仍然，尺亦未静，可以前方增损。

三才封髓丹　加茯神　龙胆草　柏子仁

【三诊】久积之湿热，下从大便而泄，然久病之体，脾肾元气内亏，又不宜再泻，当以守中法。

异功散　加白芍　荷叶蒂　秫米

【四诊】大便已和，脉形弦数，数为有火，弦主乎肝，肝经既有伏火，不但顺乘阳明，而且容易摇精，精虽四日未动，究须小心。

三才封髓丹　加陈皮　白芍

另猪肚丸苦参、白术、牡蛎、猪肚

【原注】此证拈定左关独大、独弦、独数，所以重用胆

草、黑栀，直折其肝家郁火，俾湿热之邪从大便而出。

2.金本制木，今木火太旺，反侮肺金，肺金尚受其克，则其吸取肾水，疏泄肾精，更属易易，此梦泄咳嗽之所由来也。

三才封髓丹　加白芍　龙胆草

【再诊】接来札，知所言梦遗者，有梦而遗者也，比之无梦者，大有分别，无梦为虚，有梦为实。就左脉弦数而论，弦主肝，数主热，热伏肝家，动而不静，势必摇精，盖肾之封藏不固，由肝之疏泄太过耳。

三才封髓丹　加牡蛎　龙胆草　青盐

【三诊】迭进封髓秘元，而仍不主蛰，细诊脉息，左关独见沉弦且数，肝经之疏泄显然。

萆薢分清饮菖、薢、草、乌药、益智、青盐　去菖合三才封髓丹　加龙胆草

【四诊】病已大减，仍守前法。

前方加白芍

【原注】病得萆薢、瞿麦而大减，是湿重于火也。

【诒按】首案遗泄咳嗽并提，方凡四易，而未曾有一味顾及咳嗽，想以肝火为本，治其本而标病可置之耳。

3.梦中遗泄，久而无梦亦遗，加以溺后漏精，近日无精，而小火之淋漓而下者，亦如漏精之状，始而气虚不能摄精，继而精虚不能化气。

三才封髓丹　加蛤粉　芡实　金樱子

【诒按】此肾中精气两损之证，再合肾气聚精等法，较似精密。

【潘评】数案治遗泄，专从三才封髓丹加味，立意在虚，不免过简耳。

4.曾经失血，现在遗精，精血暗伤，当脐之动气攻筑，漫无愈期，肢体从此脱力，语言从此轻微，饮食从此减少，无怪乎脉息芤而无神也。病情如此，虚已甚矣，而舌苔腻浊，中宫又有湿邪，治须兼理。

杞子　熟地　芡实　楂炭　石莲子　当归　茯苓　金樱子　莲须

另清暑益气汤去术、泻、草

【原注】此九龙丹也，吴鹤皋云主治精浊。

【再诊】**前方小效，小变其制。**

九龙丹　加于术　半夏　茯苓　陈皮　五倍子

煎送威喜丸

【诒按】阴虚而挟湿邪，最难用药，须看其两面照顾处。

5.白浊久而不痊，以致肾失封藏，梦遗更甚，少寐少纳，面萎脉小。

九龙丹合天王补心丹

另猪肚丸

【原注】膏淋，有便浊、精浊两种。便浊，是胃中湿热渗入膀胱，与肾绝无相干；精浊，牵丝黏腻，不溺亦有，是肾虚，淫火易动，精离其位，渐渍而出，治宜滋肾清心、健脾固脱。九龙丹方中，杞、地、归，滋阴以制阳；樱、莲、

芡，涩以固脱；石莲子苦寒清心，心清则火不炽；白茯苓甘平益土，以制肾邪；尤妙在山楂一味，能消阴分之障。前一案，气虚挟湿热，故合清暑益气。后一案，心火挟湿热，故合补心猪肚。

【潘评】猪肚丸另有《济生方》（猪肚、黄连、小麦、花粉、茯苓、麦冬），治疗消渴。曹案猪肚丸，《验方新编》（清鲍相璈撰，刊于1846年）有载，乃当时通用之验方，治梦遗、羸瘦。

6.气虚不能摄精，精虚不能化气，所进饮食，徒增痰湿。

六君子汤　加菟丝饼　炮姜炭　韭菜子

【原注】纯从脾脏气虚立案。

【诒按】案语简洁老当，方亦周到。

【潘评】案语简当，其实俱从景岳化出，无甚新意。

小便门

1.阴虚之体，心火下郁于小肠，传入膀胱之腑，尿中带血，时作时止，左脉沉数，小水不利。

生地　木通　甘草　竹叶　火府丹　另大补阴丸

【诒按】此用导赤散合火府丹以清心火，即用大补阴丸以滋阴，虚实兼到。

2.《经》曰胞移热于膀胱，则癃溺血。又曰水液浑浊，

皆属于热。又曰小肠有热者，其人必痔。具此三病于一身，若不以凉血之品，急清其热，迁延日久，必有性命之忧。

导赤散合火府丹　加灯心

又丸方：固本丸合大补阴丸　猪脊髓丸　加萆薢

【诒按】火甚者，阴必伤，火清之后，随进丸药以滋其阴。

3.膏淋血淋同病，未有不因乎虚，亦未有不因乎热者，热如化尽，则膏淋之物，必且下而不痛，始可独责乎虚。

大补阴丸　加瓜蒌　瞿麦　牛膝　血余

【诒按】议论隽爽，方亦真实。

【再诊】所下之淋，薄且少矣，而当便之时，尚属不利，既便之后，反觉隐痛，肢膝不温，脉小弦，唇红嗌干，热未全消，虚已渐著。

瓜蒌瞿麦去附汤　加麦冬　萆薢　黑栀　猪脊筋

【诒按】便后隐疼、膝冷、咽干，皆虚象也，似当兼用滋养。

4.曾患淋证，小便本难，近来变为癃闭，少腹硬满，小便肿胀，苔白不渴，脉小而沉，下焦湿热，被外寒所遏，膀胱气化不行，最为急证，恐其喘汗。

肉桂五苓散　加木香　乌药　枳壳

另葱一把，麝香三厘，捣饼贴脐。

【诒按】此温通法也，唯由淋变癃，气分必虚，补中益气等法，亦可随宜佐用。

泄泻门

1.飧泄不由乎胃滞，即系乎阳弱，此乃兼而有之，脉迟嗳腐脘痛。

附子理中汤合二陈汤　加川朴　吴萸　防风

【诒按】嗳腐脘痛，食滞颇重，拟去二陈，加神曲、砂仁、菔子。

【潘评】柳按所言极是，本案须侧重于消滞，神曲、山楂、莱菔、麦芽在所必用，温运佐之。胃滞消后，偏重在温中。

2.下利转泻，肾病传脾，脾因虚而受邪，温化为宜。

理中汤合四苓散　加陈皮　防风　伏龙肝

【诒按】由利转泻，或有因湿邪未净者，方中用四苓、伏龙肝，即此意否。

【潘评】下利转泻一语，指痢疾为泄泻，宋前利、泄不分，《济生方》后始别为二门，揆诸今日，此病由于痢疾不愈，遗后慢性泄泻也。

3.发热之余，腹痛便溏，表邪下陷也。

小柴胡汤　加白芍　木香　茯苓　泽泻

【诒按】此时邪下陷之证。

【潘评】表邪入里，陷为下利，喻西昌独多阐发，制急流挽舟法，提邪出表。《寓意草》云："盖内陷之邪，欲提之转从表出，不以急流挽舟之法施之，其趋下之势，何所底哉?”主用人参败毒散，功在不朽。又《儒门事亲》载戴人治赵明之米谷不消案，张氏认为该病症结在手受风，《内经》所谓“春伤于风，夏必飧泄”。风邪不去，内陷于肠，故“米谷不化，而直过下出也”。治以发汗，汗出如洗，泄亦止。此西昌急流挽舟法之先河耳。曹氏治案，亦具其义，而用小柴胡汤，升阳退热，于病尤切，乃其发挥焉。

大便门

1.脾虚不能化湿，焉能统血?血杂于水湿之中，下注不止。

茅术　地榆皮　槐花炭　郁金

【再诊】无毒治病，不必愈半而不取也。仍服原方可耳。

【原注】此茅术地榆汤，其人便血，挟水而下，已及半载，人不困惫而面黄，大约湿热有余之体，此病两帖愈半，四帖全愈。

【诒按】审证得确，用药精当，有以匙勘钥之妙。

2.肠游便血，时重时轻，或痛或否，脉形细小，饮食少，此虚也，恐增浮喘。

归脾汤　加荠菜花　荷叶　粳米

【诒按】此补脾摄血之正法也，稍加和胃之品，如广皮、砂仁辈，更为周密。

3.便血之前，先见盗汗，盗汗之来，由于寒热，寒热虽

已，而盗汗、便血之症不除，脉小而数，气阴两虚之病也。

归脾汤去桂圆　加丹皮　山栀　地榆　桑叶

【诒按】此证营分中必有留热，宜于清营一边着意，但顾其虚犹未周到。

4.阴络伤，则血内溢，为日已久。阴分固伤，阳分亦弱，而身中素有之湿热，仍未清楚，恐增浮喘。

大熟地　伏龙肝　阿胶　白术　附子　黄芩　炙草　当归　地榆皮　乌梅肉

【诒按】此《金匮》黄土汤加味，阴阳并治，而兼清湿热，立方颇为周到。

5.湿热伤营，腹鼓便血，久而不愈，左脉细涩，右芤，寸大尺小，加以浮肿，气分亦虚，不但不能摄血，而且不能清化湿热，防喘。

黄土汤草、地、术、附、胶、芩、土　加大腹皮　桑皮　五加皮　当参　槐花

【原注】原方之妙，附子扶脾之母，黄芩清肝之热，熟地滋肾之阴，白术培脾之本，阿胶凉血之热，各脏照顾，非仲景不能作也。

【诒按】增入之药，亦能与病机恰当。

6.红白痢变为便血，当时血色尚鲜，后又转为紫黑，或带血水，而不了结。暑湿深入营中，气虚无力以化，降而不升也。

驻车丸连、胶、姜、归　加广木香　党参　甘草　伏龙肝　荠菜花

【诒按】此证血分中有留邪，尚宜参用和血之品。

【再诊】血虽渐止，气犹降而不升。

补中益气汤去陈皮合驻车丸　加赤芍　伏龙肝

7.痔疾、下痢、脏毒三者，皆属下焦湿热为患。

地榆散合三奇散芪、防、枳壳　加广木香

【诒按】立方精到，拟再增银花、丹皮。

8.大小便易位而出，名曰交肠，骤然气乱于中，多属暴病，此证乃久病，良由瘀血内阻，新血不生，肠胃之气无所附而失治，故所食之水谷，悉从前阴而出。所谓幽门者，不司泌别清浊，而辟为坦途，比之交肠证，有似是而实非者。此时论治，主以化瘀润肠，必大肠之故道复通，乃可拨乱者而返之正。

旋覆花　新绛　葱管　归须　首乌　柏子仁　荠菜花

另旧纱帽一只炙灰，每服一钱五分，酒下。

【原注】纱帽一发漆胶黏而成，其亦取通瘀之意耶？

【诒按】论证用药，均有巧思，特未知效否何如。忆喻西昌《寓意草》中，所载姜宜人交肠病，与此相似，特病原有虚实之异耳，学者当参观之。

虫病门

1.阳络曾伤，阴气素虚，更有湿热郁于营分，日久生虫，扰乱于上中下三焦，以致咳嗽喉痹，恶闻食臭，起卧不

安，肛部不舒，舌质深红，其苔黄浊，即仲景所谓狐惑病是也。久延不愈，即入劳怯之途。

川连三分　犀角三分　乌梅五分　人中白一钱　丹皮一钱半　甘草三分

【诒按】读《金匮》狐惑病一节，此证之原委乃明。

2.脘腹作痛，满腹苦热，初起得食则痛，继而不食亦痛，此肝胃不和，湿热生虫之状。

乌梅丸　加青皮　白芍　金铃子

【诒按】初起得食即痛，得无兼有食积否？

【再诊】服前方脘腹之痛而苦热者，时作时止，止则右胁下，必有一块攻筑，是属蛔未安也。

旋覆花汤合金铃子散　加杏仁　雷丸　榧子

【诒按】蛔未安者，似宜仍用乌梅丸，此则因右胁攻筑，故用金铃子散以泄肝耳。

3.湿热挟风，生虫作痒，有似攻注之形，无处不至，难治之证也。

獭肝一钱，磨　开水冲服

【潘评】《名医别录》："獭肝味甘有毒，主鬼疰蛊毒，却鱼鲠，止久嗽。"本案借之杀虫。

【再诊】攻注有形，而不攻注时无迹，湿热风虫，踞于瘀中所致。

推气散枳壳、桂心、姜黄、草　加白芥子　橘红　羌活　獭肝　竹油

另《医通》沉香化气丸大黄、黄芩、沉香、六曲、辰砂、参、术、竹油、姜汁

【诒按】獭肝治虫，法本《千金》，唯案中所云，攻注有形，无处不到，究竟或在肢体，或在腹里，均未叙明，无从揣测也。

4.人之涎下者何气使然？曰胃中有热则虫动，虫动则胃缓，胃缓则廉泉开，故涎下。

黄连丸连、萸、木香、诃子、龙骨　合乌梅丸

【诒按】方案俱高简稳实。

评选环溪草堂医案三卷

环溪草堂医案三卷，梁溪王旭高先生所著也。先生名泰林，字旭高，世为无锡人。嘉道间有以疡医驰名江浙者，曰高锦亭先生，著有《外科心得集》《景岳方歌括》等书行世，即旭高先生之舅氏也。高先生殁后，先生传其业，其始先以疡医行，逮后求治者日益多，浸及内科，无不应手奏效，于是遂专以内科行。门下士习业者，每年以十数计，先生读书，上自轩岐，下迄国朝诸家，无不精心贯串，于后人书则必分别疑似，所著有《西溪书屋夜话录》《医方歌括串解》及《环溪草堂医案》诸书，均未梓行。其医案为门弟子随时抄录，未经分别去取，不免繁复者多，余所得见者，盖有五六本，详略互异，因属及门诸子删其繁乱，重为抄辑。最后得王家桥顾君莲卿本，系先生晚年之作，又得方君耕霞新刊本，案甚繁富，颇有方案足取而为他本所未载者，一并补录，简其精粹，分为三卷，间有未尽之意，随加按语以阐明之，阅一年以竣事。先生居锡城，去余家不百里，余弱冠时，犹及见之，吾乡有疑难证，无不求之于先生者，先生必沈思渺虑，疏方与之，厥后或效或否，或有无力再往者，先生必访悉之，令其再诊，以竟厥功。故其所存方案，无不光坚响切，无模糊影响之谈，盖较近贤之专以灵变取巧者，不啻上下床之别矣。先生博览群书，所用诸法，如治小儿喘嗽之药枣，从葛可久之白风丹化出，治上热下寒之八味丸，用紫雪为衣，从喻西昌外廓之论悟出，若此之类，不胜枚举，是皆因古法而变化出之，彼胸无古书者，每读之而猝难领会，余于此等处均为一一指出，学者苟能即是而得读书用古之法焉，则庶乎不负先生之苦心也夫。

光绪二十六年重阳日江阴柳宝诒谨识

环溪草堂医案上卷

无锡 王泰林旭高 著

内伤杂病门

1.病将一载，肝气横逆而不平，中气久虚而不振，唯肝逆，故胸脘阻塞而攻冲；唯中虚，故营卫不和而寒热。凡大便溏，饮食少，右脉细，左脉弦，是其证也，四君子合逍遥加左金，是其治也。

党参　冬术　陈皮　茯苓　归身　神曲　白芍　柴胡盐水炒　香附盐水炒　川连吴萸炒　谷芽　玫瑰花

【诒按】案语爽朗，方亦得当，拟再加沉香、郁金。

【潘评】本案症见寒热、便溏、纳少，由中气久虚引起，在东垣即属内伤热中证，因脾虚而致热中也，所谓火与元气不两立，一胜则一负。治用甘温之剂，补其中升其阳，甘寒以泻其火，即甘温除大热法，名方如补中益气汤、补脾胃泻阴火升阳汤皆其类。王氏本案治用四君子合逍遥加左金，究其实，与李杲法并无二致，其中参、术、归、芍，甘温之味也，柴胡升阳，川连泻阴火，酌加香附、玫瑰花疏理气机而已，古今证治本一，名称大不相同，各逞玄理，令人目眩，读书贵在循名责实，盖实主名宾耳。

【再诊】阳虚恶寒，阴虚发热，脾虚则便溏而乏力，木旺则脘痞而气塞，前方补中泄木，肝气已平，合以益火生土，气血双补。

党参　冬术　苁蓉　鹿角霜　杞子　木香　菟丝子　归身　白芍　陈皮　茯苓　杜仲　砂仁　玫瑰花

【诒按】肝气平后，续用培补，是一定层次，唯既有寒热见症，似可参用桂枝建中之意以和之。

【潘评】前方甘味扶土，柴、连除热，谅气火渐戢，兼见寒象，故进步求之，用暖补脾肾方，然苁蓉、杞子皆润滑，于脾虚便溏总不相宜，似稍嫌急切邀功也。柳案谓用桂枝建中汤，颇称得当，然须去饴糖，酌加砂仁、陈皮之类，虑其培中未效，先增气塞也。

2.三焦相火挟肝阳而上升，每日侵晨，则气自脐左而上冲，心胸痞塞，自觉胸中热，舌尖辣，面色红，过午则气渐下降，至夜则安，而火降则下或遗泄，此皆无形之火为患也。推其原，始由乎阴虚，今则相火妄行，蒸炼胃液成痰，所以吐痰黏腻灰黑，而咽嗌胃管之间，常觉不流利也。法当清相火，导虚阳而下归窟宅，更佐以化痰镇逆，病来已久，难期速效。

黄柏盐水炒，一钱二分　桂心三分　砂仁炒三分　蛤壳一两　甘草三分　知母盐水炒，一钱二分　川连盐水炒，四分　茯苓三钱　元精石三钱　长流水煎

【诒按】此方取交济封髓之法，用意极为精到，唯病因肝肾不摄，虚阳浮逆，拟再加牡蛎、龟板以摄下，旋覆、竹茹以清上，似于病情更为周匝。

3.痰之标在肺胃，痰之本在脾肾。肾虚则水泛，脾虚则湿聚，二者均酿痰之本也。《经》曰“脾恶湿，肾恶燥”。脾肾两虚，法当滋燥兼行，而痰恋肺胃，又宜标本同治。

熟地　茅术芝麻炒　陈皮　川贝　茯苓　半夏　紫菀

【诒按】案语斟酌病机，切实不泛，用药亦丝丝入扣，用黑地黄法，以两补脾肾，合二陈以和胃，菀、贝以利肺，药品无多，而层层都到，非有简练工夫不能作此。

【潘评】大凡燥咳，治须润药，如地黄、阿胶、杞子、玉竹之类，痰饮则投燥药，如青龙、苓桂术甘、二陈之类。然湿燥并非一成不化，湿化燥、燥转湿、燥湿互兼，盖视天时、地气、人体禀赋、节令变化而转移，故湿、燥并呈之证，临床习见非鲜，一如寒温之错出，虚实之相兼，至为寻常也。本案从黑地黄丸出入，景岳用金水六君法，其实亦是斯意。

4.凡藏邪，唯虚则受之，而实则不受，唯实者能传，而虚则不传。仲景云："肝病实脾，治肝邪之盛也。"《内经》云："肝病缓中，治肝体之虚也。"此证肝气有余，肝血不足，法宜两顾为得。

归身　白芍　沙苑　杞子　冬术　茯神　青皮　陈皮　香附　金铃子　砂仁

【诒按】议论确凿，非胸中有古书者不能道，方亦精到。方中归、芍、杞、苑，所以养肝血，青、陈、香、铃所以疏肝气，药品看似平常，用意恰已周到。

【潘评】此所谓益体损用法也。

5.肾水不足，君火上炎，相火下炽，心中如燔，舌光如柿，阳事易举，阴精易泄，拟清君火以制相火，益肾阴以制肝阳，所虑酷热炎蒸，恐药力无权，将亢阳为害而增剧耳。

川连盐水炒　黄芩　黄柏　阿胶　生地　甘草　鸡子黄

另大黄三钱研末，将鸡子一个破头，纳大黄三分蒸熟，每日服一个。

【再诊】投苦咸寒，坚阴降火，以制亢阳，心中之燔灼，与舌色之光红，俱减三分之一，然上午之身热如燎者未退，幸纳食颇增，苦寒可进，再望转机为妙。

川黄连　阿胶　生地　元精石　黄芩　甘草　元参　蛤壳　鸡子黄

【三诊】舌干红，知饥善纳，水亏阳亢，土燥于中，咸苦坚阴之剂，虽衰其燔亢之势，而未能尽除其焰，时当炎暑，湿热与相火蒸腾，拟复入清中固下祛湿之法，仍不出咸苦之例。

洋参　石膏　知母　甘草　麦冬　川连　阿胶　生地　蛤壳　黄柏

猪胆汁丸，每朝服三钱。

【诒按】君相交燔，肾阴被灼，所谓一水不能胜二火，此证是也。仅与壮水，犹难胜任，必得苦以泄之，咸以制之，而火乃退，更得苦以坚之、咸以滋之，而阴乃复。

【潘评】阳事易举，阴精易泄之证，倘舌苔黄腻，舌质红绛者，当滋阴、苦寒并投，用黄连阿胶鸡于黄法颇称允当。然本案舌光如柿，酷暑炎熏，而恣用芩、连、柏、大黄，虑苦燥化火，更竭肾阴，于理欠妥，临床不敢弄险也。当宗王太仆壮水之主以制阳光意，用咸寒、甘寒之味，积渐邀功之。

6.营阴虚则气火易升，肝木横则脾土受侮，腹满头晕，

肝脾之病，耳鸣喉燥，虚火之愆，阴虚生内热，肾虚故腰痛，拟补阴潜阳，扶土抑木法。

生地砂仁炒，四两　茯苓烘，三两　山药炒，三两　萸肉酒炒，三两　丹皮酒炒，二两　泽泻炒，三两　龟板炙，三两　沙苑盐水炒，三两　党参炒，三两　杜仲盐水炒，三两　归身酒炒，三两　白芍炒，二两　石决明煅，四两

上药为末，炼蜜打和为丸，晒干，泛上后药

香附三两，分三份，一份盐水炒、一份醋炒、一份蜜水炒

陈皮盐水炒，七钱　沉香三钱　神曲一两

上药为末，用橘叶汤泛上前丸为衣。

【诒按】以补药为丸，而以和气之药末泛上为衣，与喻嘉言药用外廓之意相合，虽无精义可取，而心思灵巧，可备一格。

7.夜凉昼热，热在上午，此东垣所谓劳倦伤脾之证也，上午热属气虚，用补中益气汤，补气升阳。

补中益气汤　加神曲　茯苓

【诒按】论证立方，如开门见山，心目俱朗。

【潘评】气虚发热之证，其热未必一定在上午，想必别有见症，如气短精神少、大便溏薄之类，故而用东垣方。

8.泄为脾病，呕为胃病，脾胃属土居中，而司升降。脾宜升，不升则泄；胃宜降，不降则呕。土衰则木横，木横则土益衰。高年当此，颇虑土败木贼，古人治肝，当先实脾，况兹土弱，尤当先补其中，稍佐平肝可也。

理中汤　加茯苓　橘饼

【诒按】案语理明词达，方法切实不浮，但既有呕恶见

症，则半夏似不可少，拟再加木瓜、白芍、砂仁。

9.有时惊悸，有时肌肉顽木，或一日溏泄数次，或数日一大便而坚干，唯小便常红，此心气郁结，脾气失运，失运则生湿，郁结则聚火，火则伤津，湿则阻气，而气机不利矣，拟荆公妙香散加味，以补益心脾。

山药　洋参　黄芪　茯神　赤苓　桔梗　炙草　远志　麝香　朱砂　木香　川连　麦冬

上药为末，与藿香陈皮汤泛丸，每服三钱，开水送下

【**诒按**】专主心脾立论，思路精确。

10.血不养心，则心悸少寐，胃有寒饮，则呕吐清水，虚火烁金则咽痛，肝木乘中则腹胀，此时调剂，最难熨贴。盖补养心血之药，多嫌其滞，清降火之药，又恐其滋。欲除胃寒，虑其温燥劫液，欲平肝木，恐其克伐耗气，今仿胡洽居士法，专治其胃，以胃为气血之乡，土为万物之母，一举而三善备焉，请试服之。

党参　冬术　茯苓　半夏　枣仁　扁豆　陈皮　山药　秫米

【**诒按**】于无可措手中，寻出养胃一法，自属扼要之图，拟再加木瓜、白芍以和肝，竹茹、麦冬以清肺，似更周匝。

【**潘评**】处方之难，难在众多症状之相互矛盾处，如寒、热兼呈，虚、实并见，立方又每每不能立足症结，一以贯之，只得兼筹并顾，于隙缝中斡旋之。本案悟出养胃，已属非易，总揽诸症，从肝经入手，亦无不可。益肝之体，损肝之用，药如白芍、枣仁、淮小麦、北秫术、杞子、半夏、竹

茹、青陈皮、川楝子之类。所谓呕吐清水，肝木乘中使然，未必胃中寒饮也，柳按拟加入木瓜、白芍等，亦已参入酸甘化阴意，是古人先得我心矣。

11.骨格瘦小，先天元气不足，夏秋寒热，至今不已。脉细数弱，气血两亏，头不痛而但身痛，或口泛清水，此胃阳虚惫也，当商温补，仿东垣法。

党参　茯苓　陈皮　桂枝　柴胡　黄芪　半夏　神曲　当归　干姜　砂仁

【诒按】少阳生气被郁，故寒热不已，东垣升阳益胃法用之恰合，加干姜者，助胃阻也。

【再诊】前方补中益胃，温卫气，开腠理，诸恙皆减，仍依前法。

前方去神曲　干姜　加白术　白芍

12.卫气虚，则洒洒恶寒；营气虚，则蒸蒸发热。营卫并出中焦，总以脾胃为主，补脾胃则金有所恃，不必治肝，而肝自驯矣。

党参　冬术　当归　川贝　黄芪　茯苓　白芍　陈皮　玫瑰花

【诒按】为虚损证，探原立论，方亦精到。

【潘评】本案症状不全，仅载寒热，必有肝气横逆见症，而未之言，否则无“肝自驯”之说矣。白芍柔肝敛阴，陈、玫疏理气机，是已兼顾及焉。

13.营阴内亏，头眩心嘈，下午微寒内热，能食无力，胃中有热，则消谷，脾虚气弱则无力也。

党参　沙苑　茯苓　川连　枣仁　知母　女贞子　白芍　冬术　麦冬　竹茹

【诒按】此虚损初萌之候，因脾虚气弱，未便滋补耳。

14.左脉空大，肾水亏也，倦怠无力，脾气弱也，食少则阴虚，阴虚生内热，证属内伤。

补中益气汤加黑山栀　白芍

另六味丸，每朝服四钱

【诒按】补中益气补脾气，六味补肾阴，立法颇切实，唯左脉空大，方中升、柴两味，尚宜斟酌耳。

【潘评】此是薛立斋治法，柳按谓升、柴两味尚宜斟酌，其实大不必虑，彼以为升，柴升阳，可能劫阴，实升麻专主清热，柴胡独擅退热，无此两味，阴虚之热，无从清解也。故宋前方书清热不离升麻，金元诸贤，治风劳，劳热亦不缺柴胡，所谓升阳说，无非洁古臆测，无所凭据，后人附从，遂成桎梏耳。

15.思虑伤脾之营，劳碌伤脾之气。归脾汤，补脾之营也；补中益气汤，补脾之气也。今将二方并合服之。

党参　黄芪　冬术　茯神　归身　炙甘草　砂仁　枣仁　升麻　柴胡　木香　半夏　陈皮

【诒按】同是脾病，而病原用药，确有气、营之别，一经指点，便觉头头是道。

【潘评】细揆其理，亦未必然。归脾汤补脾中之营，术、参、芪非不补脾气也；补中益气汤补脾气，参、芪、归非不补营血也。故汪石山先生有参、芪补血、补阴专论，其弟子陈桷有文载述之。

16.肾气虚逆，非滋不纳，脾弱运迟，滋则呆滞，然则如何而可？曰：补肾之阳，即可以转运脾气，从仲景肾气丸化裁。

熟地附子三分，炒　五味子　茯苓　山药　肉桂心　麦冬元米炒　牛膝盐水炒　山萸肉　陈皮　紫石英　补骨脂盐水炒　胡桃肉

【诒按】补肾即可以补脾，益火以生土地，用肾气丸恰合。

【潘评】本案尚有零星之虚火，故不敢放胆用益火生土法，加入麦冬、补骨脂、牛膝俱用盐水炒，附子只用三分，与熟地同炒，皆可证之。紫石英温摄，寓导火下行意，读古人方案须看到深切处，方有裨益。

17.久病之躯，去冬常患火升，交春木旺，肝胆阳升无制，倏忽寒热，头面红肿，延及四肢，焮热痒痛，殆即所谓游火游风之类欤？匝月以来，肿势已减，四五日前，偶然裸体伤风，遂增咳嗽、音哑、痰多、口干、舌白。续发寒热，胃气从此不醒，元气愈觉难支，风火交煽，痰浊复甚，阴津消涸，阳不潜藏，此时清火养阴，计非不善，抑恐滋则碍脾，化痰扶正，势所必需，又恐燥则伤液，立法但取其轻灵，用药先求其无过。

北沙参　知母　鲜生地　蛤壳　海浮石　蝉衣　豆卷　青果　海蛰　地栗　百合

另珠粉朝辰用燕窝汤送下，三分

【原注】上方《金匮》百合知母地黄汤，合《本事》神效

雪羹，取其清火化痰、不伤脾胃，生津养液、不碍痰湿，酌古参今，归于平正。

【诒按】议病用药，均归精细，躁心人不能领取也。

【潘评】此方清灵润泽，生津化痰、清热养胃，并行不悖。《本事方》神效散（白浮石、蛤粉、蝉壳），治渴疾饮水不止，又擅化痰之功，于此证最是切合。

中风门

1.两手关脉，皆见一粒厥厥动摇之象，此土虚木胜，内风动跃之候也，左半肢体麻木不仁，头眩面麻，病属偏枯，虑延仆中。

首乌　当归　白芍　茯苓　陈皮　秦艽　菊花　天麻　石决明　钩藤　刺蒺藜　桑枝

【再诊】动摇之脉大减，内风有暗息之机，左手屈伸稍安，左足麻木未和，拟补肾生肝，为治本之计。

地黄饮子地、山、萸、斛、苁、桂、附、麦冬、姜、五味、菖蒲、远志、茯、巴戟、枣　去桂、附

【诒按】未雨绸缪，故易于奏效，两方用药，亦能与病机宛转相赴。

【潘评】地黄饮子虽称出自河间，实乃唐时滋补通方，至宋称地黄饮，列为中风后补虚专用方，刘完素名之为地黄饮子，作中风喑厥风痱之治，后世遂奉为圭臬。不知风人多

热、多痰，恣投温补，每致火炽，有复中之虞，可不谨慎耶？本案内风初歇，骤进温肾，虽去桂附，犹恐余焰复起，鼓动内风，大不相宜。皆由不识古人制方妙谛，不明病机衍变，一味盲从，列为格套故也。

2.体肥多湿，性躁多火，十年前小产血崩，血去则阴亏而火亢，肝风暗动，筋络失养，已非一日。去秋伏暑后变三日疟，疟久营卫偏虚，遂致风痰扰络，右半肢体麻痹，而为偏废之象，调理渐愈。今但右足麻辣热痛，痛自足大指而起，显系肝经血虚失养，据云腿膝常冷，足骱常热，此非足骱有火，而腿膝有寒也，想由湿火乘虚下注，故痛处觉热，而腿膝气血不足，则觉寒耳。至于左胫外廉，皮肉之内，结核如棉子，发作则痛甚，此属筋箭，是风痰瘀血交凝入络而成。

生地　阿胶　五加皮　归身　木瓜　天麻　冬术　独活　丝瓜络　牛膝　茯苓　萆薢

【诒按】论颇明透，方亦平稳。

【潘评】论证颇类今之痛风，为嘌呤代谢紊乱所致，所谓“结核如棉子”，殆痛风结石也，然此病男子为多，妇女偶见之。制方似杂，然取法唐宋，是实治极佳方药。

3.年已六旬，肾肝精血衰微，内风痰涎走络，右偏手足无力，舌强言涩，类中之根萌也。温补精血，兼化痰涎，冀免偏枯之累，然非易事也，耐心调理为宜。

苁蓉　巴戟　茯神　木瓜　半夏　枸杞盐水炒　远志甘草汤制　海风藤　茱萸酒炒　牛膝

【**诒按**】此与下条，均因有类中之萌，作未雨绸缪之计，故用药力求平稳，不敢喜事以邀功也。

4.肾藏精，而主骨；肝藏血，而主筋。肾肝精血衰微，筋骨自多空隙，湿热痰涎，乘虚入络，右偏手足无力，舌根牵强。类中之根，温补精血，宣通经络，兼化痰涎，守服不懈，加以静养，庶几却病延年。

苁蓉　党参元米拌炒　牛膝　半夏　杞子盐水炒　陈皮　续断　茯苓　巴戟　桑枝

又丸方：苁蓉二两，酒煮烂捣入　党参三两，元米炒　熟地四两，砂仁末、陈酒拌蒸烂捣入　麦冬二两，去心，元米炒　枣仁三两，炒研　巴戟三两，盐水炒　归身二两，酒炒　萆薢三两，炒　首乌四两，制炒　茯神三两　牛膝三两，盐水炒　半夏二两　天冬二两，去心，元米炒　陈皮二两五钱　杜仲三两，盐水炒　虎骨三两，炙　菖蒲一两　杞子四两，盐水炒

上药各选道地，如法制炒，共研细末，用竹沥四两、姜汁三两，捣入，再将白蜜为丸，如黍米大，用磁器装好，每朝服五钱，开水送下。

【**潘评**】地黄饮子之治中风，唯中风之后，肝肾不足、阴阳并弱之人，方始宜之，非可统治一切风病，或竟恃防治中风，未风先补，盖去古已远，鲜有不偾事哉！倘云未雨绸缪者，宜静心少欲为主，药物以六味地黄，集灵方（人参、天麦冬、杞子、生熟地、牛膝）等为出入，滋养精血，或可堵除类中之萌，使漫事苁蓉、巴戟等温补，是以火益火，助纣为虐矣。

痿痹门

1.先天不足，骨髓空虚，常以后天滋补，栽培脾胃，脾胃得补，湿热壅滞，形体骤然充壮，而舌本牵强，两足痿软，不能行走，上盛下虚，病属痿躄。《经》云“湿热不攘，大筋软短，小筋弛长，软短为拘，弛长为痿是也”。今拟法补先天之精气，强筋壮骨，以治其下，扶后天之脾胃，运化湿热，以治其中。然必耐心久服，确守弗懈，庶克获效，倘朝秦而暮楚，恐难许收功也。

熟地四钱　附子三分，煎汁炒　茯苓三钱　牛膝一钱五分，盐水炒　桑枝一两　虎胫骨炙，三钱　川断二钱，酒炒　巴戟三钱，盐水炒　黄柏一钱，姜汁炒　苍术一钱五分　萆薢二钱，盐水炒　竹沥二十匙　姜汁一匙

另洗方：独活三钱　当归五钱　红花一钱　陈酒糟三两　猪后脚骨二只　葱白头三个　煎汤日洗一次

【诒按】此等证本难奏效，其立方仍从丹溪虎潜法加味，用药固未尝不切当也。

【潘评】本案除丹溪虎潜丸意外，犹取法《千金》竹沥汤（生葛汁、竹汤、生姜汁）、荆沥方（荆汤、竹汤、生姜汁），其方于豁痰清热，独擅胜场，且辛味开发，宣通经隧，于风痿湿痹之证，尤为贴当。金元后诸家常用此两味，乃唐方遗绪也。

2.伏热留于肺胃，胃热则消谷易饥，肺热则躄痿难行，热气熏于胸中，故内热不已。延今半载，节届春分，天气暴

热，病加不寐，据述先前舌苔黄黑，今则舌心干红，其阴更伤，仿仲景意，用甘寒法。

生地三钱　知母一钱五分　茯神三钱　枣仁一钱五分　麦冬二钱　滑石三钱　夜合花五分　沙参三钱　百合一两　泉水煎服

【诒按】《金匮》百合病篇，有以百合配知母、地黄、滑石等法，此方即用其意。

【潘评】《金匮》百合地黄汤用生地黄汁一升，而本案只用生地三钱，其功效相去甚远，不可同日语矣。又唐方用生地、天麦冬、葛根、瓜蒌、知母、地骨皮等皆取鲜汁，用量亦大，洵可补充体液，抑止亢阳，然诸甘寒鲜汁，清、民以还，大抵废置不用，药肆不备，亦无从配置，轩岐古法又失一径矣。

【再诊】《经》云："肺热叶焦，则生痿躄。"前方清心肺而退热，已能起床步履，但夜不安寐，是肾气不交于心，阴虚阳亢故也，清金利水，取坎填离为治。

生地　天冬　麦冬　枣仁　山药　元参　沙参　洋参　百合

另虎潜丸三钱

【诒按】《经》云："肺热叶焦，则生痿躄。"又云"治痿必取阳明"。经训昭然，守此二语，治法不外是矣。

【三诊】阴虚未复，夜寐未安，热退不清，仍宜养阴。自云腹中微微撑痛，此属中虚，治当补益脾阴，兼清心肺之热。

生地　沙参　洋参　山药　麦冬　枣仁　薏米　茯

神　甘草　白芍　赤苓　百合

另归脾丸

【潘评】明清医家言脾阴不足症状，支蔓驳杂，无一定标准可循，令临床医家无所适从。王氏此案，要言不繁，点出两端，一则阴虚，一则中虚，即为脾阴不足证，堪称提纲挈领，肯綮在握。缪希雍治脾阴不足以甘寒为主，吴澄《不居集》持芬香甘平法为主，虽称法异，而缪治阴虚重于中虚，吴治中虚倍乎阴虚，殊途而同归也。王治亦立足于甘寒法，谅阴虚为主之故。

3.冷雨淋背于先，竭力鼓棹于后，劳碌入房，挟杂于中。病起身热咳嗽，至今四十余日，痰气腥臭，饮食能进，卧床不起，形肉消脱，是肺先受邪，而复伤其阴也，《经》云“阴虚者，阳必凑之”。肺热叶焦，则生痿躄。又云“一损损于肺，皮聚毛落，至骨痿不能起床者死”。会经旨而互参之，分明棘手重证矣。

沙参　紫菀　茯苓　地骨皮　川贝　玉竹　薏仁

另八仙长寿丸四钱

【再诊】肺为水源，百脉朝宗于肺，犹众水朝宗于海也。肺热叶焦，则津液不能灌输于经脉，而为痿躄，卧床不能行动，形肉消削，咳嗽痰臭，舌红无苔，脉细而数，是皆津液消耗，燥火内灼之象，考经论治痿独取阳明者，以阳明主润宗筋，胃为气血之源耳。今拟生胃津，以供于肺，仿西昌喻氏意。

沙参　阿胶　杏仁　甘草　元参　火麻仁　天冬　麦

冬　玉竹　茯苓　桑叶　枇杷叶

【诒按】议病立方，深合《内经》痿论之旨。

【三诊】投清燥救肺法，病情稍安，仍宗前制。

桑叶　杏仁　麦冬　川贝　百合　元精石　阿胶　沙参　元参　枇杷叶　野茭白根

【潘评】本案论治为喻西昌秋燥论作证。《内经》曰："秋伤于湿，冬生咳嗽。"西昌认为错简，正为"秋伤于燥，冬生咳嗽"，并指诸气膹郁之肺，诸痿喘呕之上者，皆燥之伤，订制清燥救肺汤，统治伤燥之证。此案病起伤肺，肺热叶焦又为痿躄，证见阴虚少液，治痿独取阳明，盖阳明主润宗筋，束骨而利机关，西昌治法，恰合病机，可补经论治方之缺如焉。然而，此仅指燥言，秋伤于湿之咳喘亦不少，湿热不攘之痿非鲜见，西昌千古只眼，震聋发聩于燥，于湿则未加深究，亦是一偏也。

4.长斋廿载，精血久枯，大雨淋身，湿侵入骨，腿股酸重，不能举动，法以宣通关节，佐以养血生津。

麻黄　苍术　白芷　当归　川芎　白芍　防风　熟地　桂枝　独活　牛膝　桑枝

【诒按】此从阳和汤增减，因系湿邪，故加苍术。

5.风寒湿三气，伏留于骨，骨节酸痛，自冬而起，所谓骨痹也。骨痹不已，内舍于肾，则发热淹缠，即成劳损。

秦艽　杜仲　五加皮　生地　地骨皮　当归　续断　牛膝　萆薢　茯苓

【诒按】邪郁化热，则伤及阴血，故易入损。方内再加丹皮、桂枝更觉周到。

6.寒湿之气，从外而入于内，遍体历节疼痛，而又胸满呕痰。经云从外之内者治其外。又云胃为脏腑之长，束筋骨，利机关，皆胃气之流行。然则外通经络，内和胃气，便是治法之纲领矣。

川附　茯苓　南星　半夏　陈皮　木瓜　竹沥　姜汁

【诒按】骨节痛与呕痰，自是两途之病，用药两面照顾，亦为合法。案中以胃气一层，牵合筋节，虽似有理，而实非《内经》本旨，方中木瓜、竹沥，是筋络药，拟再加桂枝、秦艽、独活、桑枝、牛膝。

内风门

1.病起肝风，继增痰饮吐酸，所以口目筋掣，而胸膈不利也。近因暑热上蒸，咽喉猝痒，暂投凉剂，喉患虽减，而胸脘愈觉撑胀。夫肝风之动，由于阴血之虚；痰饮之生，又系胃阻之弱。病涉两歧，法难并用，今且宣化胃湿以祛痰，稍佐平肝降逆之品。

半夏　茯苓　陈皮　旋覆花　麦冬　杏仁　川贝　郁金　丹皮　黑山栀　竹茹　蔻仁

【诒按】此等两碍之病，最难用药，须看其周到熨贴处，方中旋、郁、贝、杏，是兼参胸痹治法。

【潘评】是阴阳并弱之证，阴虚肝风，阳亏痰饮，兼顾极难。用药只能随证周旋，而无出奇制胜之举。王氏方中蔻仁嫌燥，山栀易黄芩更佳。

2.肝为风脏而主筋，心为火脏而主脉。心包络与三焦相为表里，俱藏相火，心包主里，三焦统领一身之络。此病起于病后，心中嘈热，胸前跳跃，继而气攻，背脊如火之灼，或大或小，或长或短，皆在经络脊脉之中。良由病后络脉空虚，相火内风，走窜入络，非清不足以息火，非镇不足以定风，然而络脉空虚，使非堵截其空隙之处，又恐风火去而复入，故清火、息风、填窍三法，必相须为用也。第此证实属罕见，医者，意也，以意会之可耳。仿仲景法。

羚羊角　寒水石　滑石　紫石英　龙骨　石决明　生石膏　磁石　赤石脂　牡蛎　大黄　甘草各三钱

上药研末，每服一钱，一日三服。用大生地一两、百合一两，煎汤调服。

【诒按】《金匮》中风门，有侯氏黑散、风引汤二方，其用意以填窍为主，喻西昌论之详矣。读者取喻氏之论观之，即识此方之意。

【潘评】其中填窍一说，出诸喻昌。《医门法律》推本仲景方义，称："驱风之中，兼填空窍为第一义也。空窍一实，庶风出而不复入，其病瘳矣。古方中有侯氏黑散，深得此意，仲景取为主方，随制数方，补其未备，后人目睹其方，心炫其指。"《金匮》中风治方有侯氏黑散（菊花、白术、防风、桔梗、黄芩、细辛、干姜、人参、茯苓、当归、川芎、牡蛎、矾白、桂枝）、风引汤（大黄、干姜、龙骨、桂枝、甘草、牡蛎、寒水石、滑石、赤石脂、白石脂、紫石英、石膏）等方，前方为续命汤之本，后方即王氏此案所法。无非清热息风而已。所谓填窍，只是西昌臆想凭空，自炫立说，不知窍空何处？石药如何填之？矧诸石既已水煎，俱成液化，空窍亦亦无从实起矣。此固医者意也之胡思猜量也，不足为训。又王氏于风火之证，惯用百合，以其能补虚清热而蠲除邪气，亦临床一得之见。

3.先呕数日，呕止而发痉厥，日三五次，此乃肝逆犯胃，聚液成痰，内风掀动，阳气偏张，痰亦从之为患，拟清息风阳，兼和其胃。

羚羊角　钩藤　半夏　陈皮　茯苓　石决明　山栀　菊花　元参　竹茹

【再诊】痉厥日数发，口噤不能言，而心中了了，病不在心而在肝。夫心为君主，肝为将军，当气逆火升风动之际，一如将在外，君命有所不受，君主虽明，安能遽禁其强暴哉！况胃为心之子，胃家之痰，与肝家之风火互结党援，相助为虐，今舌红碎痛，一派炎炎之势，渐迫心君，故欲化胃家之痰，必先清泄肝家之风火，而安镇灵台，使心君无震撼之虞，尤为要着。

羚羊角　鲜生地　犀角　茯神　山栀　元参　石决明　天竺黄　钩藤　枣仁川连炒　竹沥姜汁冲　金箔

【诒按】议论明快，立方熨贴，拟去犀角，加川连，更为亲切。

【潘评】用药已臻其极，足堪师法。然案中叙述症状欠清，所谓痉厥，不知究属何病？或确系脑病，或属臆证，治法迥异，如在后者，当重视情志致病之由，心理诱导之，可收事半功倍之效。

4.久患肝风眩晕，复感秋风成疟，疟愈之后，周身筋脉跳跃，甚则发厥，此乃血虚不能涵木，筋脉失养，虚风走络，痰涎凝聚所致，拟养血息风，化痰通络。

制首乌　紫石英　白蒺藜　半夏　茯神　羚羊角　石决明　煨天麻　枣仁　洋参　陈皮　竹沥　姜汁

【**诒按**】归、芍似不可少。

5.五脏六腑之精气，皆上注于目，目之系，上属于脑，后出于项，故凡风邪中于项，入于脑者，多令目系急而邪视，或颈项强急也。此证始由口目牵引，乃外风引动内风，内风多从火出，其原实由于水亏则木旺，木旺则风生，至于口唇干燥赤碎，名餂唇风，亦肝风胃火之所成也。治当清水息风，养阴为法。

大生地　丹皮　沙参　钩藤　桑叶　羚羊角　石决明　白芍　芝麻　蔗皮　梨皮　元参心　川石斛

【**潘评**】羚羊角治风火致痉确有奇效，但用量总需一钱之上，且宜细研吞服，今物稀价昂难觅，间或用之，只一二分而已，其效远不逮古法耳。

6.肝苦急，急食甘以缓之。

生甘草一斤，研末　红枣一斤，煮烂去皮核与甘草打和为丸，每服三钱，开水送下。

【**原注**】此人并无表证，又不内热，一日数十痉，服此

二料即愈。

【诒按】前两方是风火致痉者，通治之方。后一方，虽依经用药，但平实无灵机，如此重病，而服之竟效，奇哉！

【潘评】想是癔病为痉，情绪安和，不药自愈，亦所谓不服药为中医也。柳按称“如此重病”，或恐未必，一日数十痉未必重，数月一发未必轻，所以无足奇也。

神志门

1.上年夏季，痰火迷心，神呆语乱，治之而愈。至今复发，脉浮小弱，舌心红而苔薄白，语言错乱，哭笑不常，凭脉而论，以属心风，盖由风入心经，蕴热蒸痰所致。用《本事》独活汤法。

独活　防风　黄芩　山栀　元参　石菖蒲　胆星　茯苓　橘红　甘草　竹叶　鲜生地

【诒按】论证确凿，此为学有本源。查许学士独活汤原方，仅有独活、防风、茯苓三味相同，此盖用其意而不袭其成方也。

【潘评】《本事方》独活汤计凡独活、羌活、防风、人参、前胡、细辛、五味、沙参、茯苓、半夏曲、枣仁、甘草诸味，与本方相出入。此案责在痰火迷心，故专重清心涤痰，而《本事方》偏驱外风，益由所谓心风而混作一谈也。

2.情志郁勃，心肝受病，神思不安，时狂时静，时疑时怯，心邪传肺，则心悸不寐而咳嗽，肝邪传胆，则目定而振

栗，其实皆郁火为患也。拟清心安神壮胆为主，平肝和脾佐之。

川连　茯神　菖蒲　龙骨　远志　北沙参　枣仁　胆星　川贝　铁落　石决明　猪胆一个，用川芎五分研纳入，以线扎好入煎

【诒按】清心化痰、凉肝镇怯，立方周到熨帖。妙在川芎一味，入猪胆内，可以疏木郁、壮胆气，开后人无数法门也。

【潘评】此病治之关键在令病人安神定志，解除猜疑，至于所谓郁火，无非素禀见症而已，药石之余，最需好言抚慰，循循善诱，释情遣疾者为上工，允寓至理。

3.寡居十载，愁惕苦心，牙龈出血，有时若痫，其病已久。兹一月前，猝遭惊恐，遂神糊语乱，口吐紫血，腹胀不食，两脉模糊，难以捉摸，此乃惊动肝阳，神魂扰乱，血随气逆，是即薄厥之属，今两足常冷，阳升于上，急以介类潜阳，重以镇怯，冀其厥止再商。

川连吴萸炒　牡蛎　阿胶　茯神　枣仁　石决明　羚羊角　龙骨　茜草炭　紫石英　代赭石　白芍　金箔

【诒按】病深且久，病气内涉于脏，实难取效，但就病论治，随证用药，已能处处熨帖，自属可存。

【再诊】风阳稍息，神志未安，仍从前法增损。

川连吴萸炒　石决明　牡蛎　茯神　龙骨　远志　羚羊角　紫石英　阿胶　枣仁　白芍　橘红　石菖蒲　金箔

另朱砂安神丸三钱

4.肝风胃湿，凝聚成痰，每逢劳碌，则气逆而痰涌，骤然昏迷，少顷复醒，醒后数日无力，此属痫类，其源总由水亏不能涵木所致，煎方无效，宜用丸药。

生地　茯神　山药　丹皮　枣仁　茯苓　萸肉　泽泻　磁石

上药为末，炼蜜拈作小丸，将药泛上。

半夏　南星制　陈皮　青黛　蛤壳　郁金　石决明　沉香　琥珀

上药为末，泛上前丸为衣，晒干。每服五钱，淡盐花汤送下。

【**诒按**】作丸之法，颇极精妙。

【**潘评**】水亏为本，肝风痰湿为标，滋阴则碍痰湿，清泄、燥湿则伤阴，故先与图标，痰化然后固本，巧思灵构，亦是不凡。

5.肝火痰涎，内蒙心窍，外窜经络，时发痫证。

洋参制，三两　天竺黄一两　明矾一两　首乌制，四两　茯神烘，三两　半夏一两　川贝二两　附子五钱　雄精五钱　辰砂五钱　南星制，一两　石决明煅，四两　川郁金一两　陈皮盐水炒　丹皮炒　各二两

上药为末，用金箔、濂珠、血珀、玳瑁、獭肝、羚羊角，另研细末，用钩藤三两，煎浓汤，冲入竹沥一杯，姜汁一勺，将上药末泛丸。每早服二钱，橘红汤送下。

【**诒按**】前方兼顾水虚，此方专治痰火，见证不同，固各有所当也。

痰火门

1.心境沉闷，意愿不遂，近因患疟，多饮烧酒，酒酣之后，如醉如狂，语言妄乱，及今二日。诊脉小弦滑沉，舌苔薄自，小水短赤，大便不通，渴欲饮冷，昏昏默默，不知病之所得。因思疟必有痰，酒能助火，痰火内扰，神明不安，此少阳、阳明同病，而连及厥阴也。少阳为进出之枢，阳明为藏邪之薮，今邪并阳明，弥漫心包，故发狂而又昏昏默默也，仿仲景柴胡加龙牡汤主之。

柴胡　黄芩　半夏　茯苓　龙骨　甘草　牡蛎　铅丹　菖蒲　大黄　竹沥　姜汁

【诒按】病之来源去路，一一指出，药亦得当。

【潘评】仲景柴胡加龙牡汤治伤寒误下，邪势内陷，弥漫表里。原方有桂枝，令邪外解，本案属痰火为患，无外邪需达，故去之。因痰火猖披，蒙蔽心包，故又加入竹沥、姜汁，取法唐方而更收实效。

2.寐中常坐起，而不自知。日间静则瞌睡，此浊痰迷闭清阳，阳气郁而不宣也。

胆星　川贝　茯苓　陈皮　枳实　半夏　党参　远志　菖蒲

【再诊】体肥多湿之人，湿热蒸痰，阻塞肺胃，喉中气粗，呼吸如喘，卧寐之中，常欲坐起，仍然鼾睡，而不自知。所以起坐之故，盖痰阻气郁，蒙闭清阳，阳气郁极则欲

伸，故寐中欲坐起也。病属痰与火为患，兹拟煎方，开其肺痹，另用丸药，化其痰火，痰火一退，清阳得伸，病自愈矣。

射干　橘红　冬瓜子　杏仁　桔梗　象贝　竹沥　姜汁　葶苈子　苏子　枇杷叶

另黑丑取头末，三钱　莱菔子炒，三钱　槟榔炒，三钱　大黄酒炒，三钱

研末蜜丸作十二粒，每午后一丸，临卧一丸，含化咽下。

【**诒按**】审病既得其真谛，用药自然入彀。丸方中加入菖蒲、胆星、郁金、东丹等，以开郁坠痰，较似得力。

【**潘评**】初诊浊痰蒙迷，化胶固顽痰为主，用严氏涤痰汤，复诊症情变化，痰喘昏睡，由浊痰而加剧为痰火，汤丸并进，恰合病机，丸方尤佳，具斩关夺门之功，非博览群籍，精娴临床者不能。

3.胆虚则神自怯，气郁则痰自凝，于是咽喉若塞，气短似喘，偶值烦劳，夜寐多魇，无形之气，与有形之痰，互相为患，遂至清净无为之府，与虚灵不昧之神，均失其宁谧之常。欲安其神，必化其痰，欲壮其胆，必舒其气，故清之化之，和之益之，必相须为用也。

沙参　枣仁川连炒　半夏　胆星　远志　茯神　神曲　石菖蒲　橘红　金箔　竹沥　姜汁

另胆星三钱　琥珀一钱　金箔五张　黑白丑取头末，各一钱五分

上药另研，和一处，共为细末。每服三分，橘红汤送下。

又方：党参姜汁炒　半夏　胆星　茯神　远志　枣仁　川

贝　橘红　蛤壳　神曲　竹沥　姜汁

【潘评】所言病机，皆是至理，非泛论之比，安神须先化其痰，壮胆先舒其气。浊痰用事一味安神，必昏昏兀睡，证情变剧；胆虚专投重镇，虚不能复，而大气欲坠。王氏清、化、和、益一以贯之，令人面目一新。

痰饮门

1.痰饮阻于胸中，咳而短气、心悸，用四君补气，二陈化痰，桂枝通阳，款冬止咳，加减成方，仍不越苓桂术甘之制，若舍仲景，而别求良法，是犹废规矩而为方圆也，讵可得哉!

桂枝　茯苓　白术　甘草　半夏　陈皮　党参　款冬花

【诒按】方论俱平正通达，可以取法。

【再诊】用补气化痰、通阳蠲饮，咳而短气俱减，但心仍悸，参以益智。

茯苓　白术　甘草　党参　陈皮　半夏　桂木　款冬花　益智仁　枣仁

2.胸中之元阳不足，膻中之火用不宣，痰饮伏于心下，胸前如盘大一块，常觉板冷，背亦恶寒。三四年来，每交子后则气喘，阳气当至不至，痰饮阻遏其胸中，阳微阴胜故也。天明则阳气张，故喘平。至咳嗽心悸，易于惊恐，皆阴邪窃踞胸中之病。其常若伤风之状者，卫外之阳，亦虚也。

图治之法，当祛寒饮而逐阴邪，尤必斡旋其阳气，俾如离照当空，而后阴邪尽扫。用仲景桂术甘法，先通胸中之阳，再议。

茯苓细辛一分，泡汤，拌浸焙　桂木　冬术熟附二分，煎汁，拌炒　陈皮　甘草麻黄一分，泡汤，拌浸焙　炮姜五味子五粒，同焙　补骨脂盐水炒焦　党参姜汁炒　半夏　紫石英　胡桃肉　螺蛳壳

【诒按】审证清切，方中以辛烈之品煎汁，收入甘平药内，用意颇巧。骨脂、桃肉，参入补肾之意，尤为周到。此证阳微饮踞，自属确不可易，唯所吐之痰，是否清稀，抑系干黄黏厚，案中未经叙明。其常若伤风之状，卫阳虚者，固有此候，亦有痰浊化热，蕴于肺中，以致招引外风者，亦多此证，不可不细为之辨。

【潘评】本案病例，揆之今日临床，疑是器质性心脏病并发左心衰竭者，而非寻常痰饮。胸前不适，夜发哮喘，咳嗽心悸，用苓桂术甘法通阳，堪称王道稳当之治。妙在用细辛、附子、麻黄等悍烈之品煎汁，令甘药不滞、宣通阳气，开达阴浊之邪，而无耗正之忧，匠心经营，可师可法。

3.咳嗽口不渴，当脐痛，而脉细，头常眩晕，此乃手足太阴二经有寒饮积滞，阻遏清阳之气，不能通达，故一月之中，必发寒热数次，乃郁极则欲达也。病将四月，元气渐虚，寒饮仍恋而不化。先以小青龙汤，蠲除寒饮，宣通阳气，再议。

麻黄　桂枝　白芍　细辛　干姜　半夏　五味子　甘草

【诒按】此内饮而兼外寒之方，一月中寒热数次，或因

兼感外邪，则此方的确对矣。

4.脉沉取之数，其阴内亏，其热在里，病延日久，劳损之候。证见咳唾白痰，脘腹时病，痛则气满，得矢气则稍宽，病由肝郁而成，据云咳已三年，初无身热，是其根又有痰饮也，经训治病必求其根，兹从痰饮气郁例治之。

半夏　茯苓　桂木　丹皮　白芍　香附　沉香　神曲　归身　甘草　冬术　陈皮　金橘饼

【诒按】此苓桂术甘合二陈，加归、芍、丹皮以养肝，沉、附、曲、橘以化气也，立方平稳熨帖。

5.痰饮咳逆，肺肾两虚，胃湿不化，用苓桂术甘汤，合二陈治其胃，都气丸治其肺肾可也。

苓桂术甘汤合二陈汤　加川贝　杏仁　沉香

另都气丸每服四钱，淡盐汤送下。

【诒按】虚实兼到，亲切不浮。

6.痰饮咳嗽已久，其源实由于脾肾两亏，柯氏云：“脾肾为生痰之原，肺胃为贮痰之器也。”近增气急，不得右卧，右卧则咳剧，肺亦伤矣。肛门漏疡，迩来粪后有血，脾肾亏矣，幸胃纳尚可，议从肺脾肾三经同治，然年已六旬，宜自知爱养为要，否则虑延损证。

熟地砂仁炒　五味子　炮姜　半夏　陈皮　茯苓　阿胶蒲黄炒　款冬花　冬术　归身　川贝

【原注】此金水六君煎合黑地黄丸，加阿胶、款、贝三味，直补金土水之虚。上能化痰，下能止血，其中虽有炮姜，勿嫌其温，盖有五味以摄之也。

【诒按】此等病，立方最难安放平稳，似此周到熨帖，自非老手不办。

【潘评】脾恶湿，肾恶燥，脾肾两虚之证最难兼顾，而黑地黄丸颇能之。熟地与苍术、干姜同用，地黄滋肾而不碍湿，术、姜燥湿而不伤阴，盖便血久痔之良方也。本案痰饮咳嗽并见肛疡便血，黑地黄丸殊宜，合金水六君、款、贝滋肾以化痰饮，阿胶养阴止血而固肛漏，如其痰属燥，则尤为适当，此即喻西昌制方清燥救肺汤之妙谛也。

7.饥饱劳碌伤胃，寒痰凝聚，气血稽留，阻于胃络，因而胃脘胀痛、呕吐黏痰。初起一发即平，后来发作愈勤，今则殆无虚日，饮食从此减少，病日益甚，胃日益虚，倘不加谨，恐延胀满，不易图治。

党参　炮姜　冬术　熟附　半夏　良姜　陈皮　茯苓　蔻仁

【再诊】温胃化痰，从理中、二陈、平胃三方化裁。

六君子汤　加川朴　熟附　炮姜　苍术

【三诊】寒积中焦，胃阳不布，痰饮窃踞，为痛为胀，为吐为哕，法当温运中阳，但病根已深，必耐心久服乃效。

党参　炮姜　半夏　茯苓　陈皮　川椒　熟附　蔻仁　白术

【四诊】中虚非补不运，寒饮非温不化，盖火生土，通阳蠲饮，苓桂术甘汤主之，附子理中汤亦主之。

党参　桂木　炮姜　半夏　茯苓　熟附　冬术　陈皮　蔻仁

【五诊】病有常经，方有定法，药已见效，无事更张。袁诗云：“莫嫌海角天涯远，但肯摇鞭有到时。”

附子理中汤合二陈汤　加桂木　老姜

【诒按】前后五方，看病的确，用药得当，案语亦亲切简老，于此道中，自推老手。

咳喘门

1.稚龄形瘦色黄，痰多食少，昼日微咳，夜寐则喉中嘤吼有声。病已半载，而性畏服药。此脾虚而湿热蒸痰，以阻于肺也，商用药枣法。

人参三钱　苍术土炒，一钱五分　茯苓三钱　川朴姜汁炒，一钱　榧子三钱　炙草一钱　陈皮盐水炒，一钱　川贝三钱　宋制半夏三钱　冬术三钱

上药各研末，和一处，再研听用。好大枣一百枚，去核，将上药末，纳入枣中，以线扎好，每枣一枚，大约纳入药末二分为准。再用甜葶苈一两，河水两大碗，同枣煮，俟枣软熟，不可大烂，将枣取出，晒干。每饥时，将枣细嚼咽下一枚，一日可用五六枚，余下枣汤，去葶苈再煎浓，至一茶杯，分三次，先温服，俟枣干，然后食枣。

【原注】此平胃六君汤，加川贝、榧子，制法极好。以治脾虚湿热，蒸痰阻肺，喉中痰多者，极妙。此法从葛可久白凤膏化出，颇有巧思。此病服之遂愈。

【诒按】灵心巧想，可法可师。

【潘评】组方思路，制丸方法，皆王氏精心构思结晶，颇供启迪。如丸药中少清热之品，葶苈煎汁补之，取其荡涤痰热之功，而平入夜哮喘之急，盖非丸缓所能取效也。患者不耐服药，取药枣法，以甘为饵，俾药得入，矧甘味能培生生初阳，亦劳损主治法则也。

2.肺为贮痰之器，脾为生痰之源。肺虚则痰不易化，脾虚则湿不能运，痰上逆而喘咳，湿下注而足肿，肿之与喘，无非气失升降，而乏运行之权也。今拟脾肺同治，冀痰湿运行乃吉。

党参　葶苈　杏仁　泽泻　大腹皮　半夏　赤苓　陈皮　通草　冬瓜子　枇杷叶　枣

【诒按】论病用药，俱能得其要领。

【潘评】久病喘咳，继以足肿，乃病情深入之一反映，古人所谓因咳为肿，未容乐观。现代医学肺部慢性阻塞性疾病，久之发展为慢性“肺心病”，右心衰竭者，亦见下肢凹陷性水肿，预后颇差，是古今见识相类者。本案暂无肾不纳气证象，故治在肺脾。

3.年过花甲，肾气必亏，即使善自调摄，亦不过少病耳。及至既病，则各随其见证而施治焉。今咳嗽气升，食少倦怠，证形在于肺脾，自宜从肺脾求治。然气之所以升者，即肾水虚而不能藏纳肺气也。食荤油则大便溏者，即肾阳衰而不能蒸运脾土也。然则补肾尤为吃紧，虽不治脾肺，而脾肺得荫矣。

党参　五味　山药　紫石英　补骨脂　萸肉　胡桃肉　茯苓

另金匮肾气丸三钱

【诒按】立论颇能探入深处，用药亦亲切不浮。

【潘评】此案肾气已衰，故侧重在纳肾。然大便易溏，胡桃肉似属不宜，恐增泄泻，不如改为蛤蚧、河车之类，培补真元，摄纳肾气，较胡桃尤为贴切也。

4.气上逆而咳甚，舌心红而边白，此阴虚痰滞，下虚上盛之候也。病已月余，消痰恐劫其阴，养阴恐增其浊，拟以降气化痰，少佐益阴为法。

苏子降气汤去桂

另都气丸五钱

【诒按】立方切当。

5.病将一载，咳嗽内热，行动喘促，少腹牵痛，此肾气虚不纳也，仿都气法。

生地　萸肉　茯苓　丹皮　山药　五味子　泽泻　麦冬　川贝　沉香

【诒按】立方精当。

【再诊】**壮水生金，补子益母。**

前方加党参　胡桃肉

6.多年咳嗽，逢寒劳辄发，汗多气升，肺伤及肾，肾气虚而不纳矣。法当补肾以纳气。

熟地　怀牛膝　北沙参　半夏　陈皮　茯苓　麦冬　五

味子　紫石英　蛤壳　沉香

【再诊】寒入肺底，久而化热，同一痰喘，先后不同也。初病在肺，久必及肾，同一咳逆，虚实不同也。补肾以纳气，清肺以化热，须两层兼顾为稳。

北沙参　五味子　麦冬　川贝　杏仁　蛤壳　怀牛膝　地骨皮　熟地　梨皮　枇杷叶

【诒按】前方用药切当，此方案语圆融。

7.痰饮咳喘，脘中胀满，时或微痛，虽脾肾肺三经同病，而法当责重乎脾，以脾得运而气化通，则痰饮有行动之机也。

干姜五味子同研炙　半夏　陈皮　茯苓　补骨脂　北沙参元米炒　杏仁　川朴　泽泻　胡桃肉

【再诊】痰饮停于心下，上则喘咳，下则脘胀，多由清阳失旷，痰浊内阻。转胸中之阳以安肺，运脾中之阳以和胃，咳喘与胀满当松。

瓜蒌皮　枳实　干姜　川朴　半夏　陈皮　薤白头　茯苓　泽泻

【诒按】此证咳胀两证并重，故治法亦脾肺兼顾。

【潘评】咳喘宿患者，大抵见症腹胀、尪羸，以痰湿困阻脾胃，健运失职，精微无以生化故也。故古人治法每每专重于脾，借中土以振苏大气，宣达阴霾。兼有表邪者，略顾及于肺，元海根微者，深入少阴填摄。

8.痰饮久留于肺胃，或咳或喘，或脘胀，皆痰气之为病也。化胃中之痰，宜苓、半；化肺经之痰，宜橘、贝。从此

扩充以立方。

二陈汤合苓桂术甘汤　加川贝　杏仁　蛤壳　紫菀

【诒按】此病因有脘胀，而无肾虚见症，故始终以运脾化痰之法。

9.咳嗽痰多气急，其标在肺，其本在肾。历年既久，自浅及深，自肺及肾，法当治其本矣。

熟地　怀山药　怀牛膝　半夏　陈皮　茯苓　蛤壳　五味子　紫石英　沙苑　胡桃肉

【再诊】补肾纳气，水不泛而痰自化；培土运湿，湿不停而痰可降矣。

怀牛膝　怀山药　半夏　陈皮　茯苓　熟地　紫石英　银杏肉　杞子　五味子　胡桃肉

【诒按】两方案语清简，用药切实，方中再加于术，于培土较似有力。

10.肾司纳气，而开窍于二阴，此病每因劳碌之余，必先频转矢气，而后升上逆，短促如喘，饮食二便如常，其病在少阴之枢，宜补而纳之。

六味地黄丸合生脉散　加青铅

【诒按】肾为作强之官，过于劳动，则收摄无力，故见此证。与寻常喘促又是一种，认证既确，立方亦切实不肤，拟再加砂仁、胡桃肉。

【潘评】咳喘年久，深入肾者，其喘之表现为不任劳动，动辄气促，静息则稍缓，每发作于清晨起床时，略事活动，气逆痰动，一时举发，狼狈不堪耳。盖根蒂已拨，作强无能，摄纳失责故也。而初病哮喘者，每于春、秋间突然发病，尤以夜间为多。其喘之先，喉部如窒，继以被迫起坐，水鸡声可达户外，安神静心稍活动，喘可略缓，平卧则增剧，此点与肾不纳气者迥然有别。

11.暑风从背俞而内薄于肺，湿热从胃脉而上重于肺，外内合邪，其气并于胸中，气不得通，因而上逆，气升作咳，舌苔薄白，口腻不渴，治属饮家。

冬瓜子　半夏　茯苓　射干　通草　马兜铃　枳壳　杏仁　橘红　枇杷叶

【诒按】此方轻灵可喜，拟再加滑石、薏仁，既有暑风内薄，宜再用疏泄之品。

【潘评】此证仍须加麻黄，香薷虽有夏日麻黄之称，然其平喘之力不逮远矣。

12.阅病原知由是咳喘不得卧，肢肿腹鼓，神气疲惫，虚亦甚矣，治上无益，当治中下。

熟地　怀牛膝　茯神　五味子　胡桃肉　沙苑　怀山药　蛤壳　紫石英　补骨脂　麦冬

另黑锡丹，每朝盐花汤送下一钱

【诒按】病候已造极深之域，用药如此，亦背城借一之计。

【潘评】倘虚能受补，喘或可稍缓，以迁延时日。前贤于此等证，历来强调中下之治，然而清化痰热之举亦不可忽视，如川贝、竹沥之类，断不能缺，否则痰湿壅盛，阻塞气道，纵有本元之小复，无补喘急之万一也。

13.喘哮气急，由寒入肺俞，痰凝胃络而起，久发不已，肺虚必及于肾，胃虚必累于脾。脾为生痰之源，肺为贮痰之器，痰恋不化，气机阻滞，一触风寒，喘即举发。治之之法，在上治肺胃，在下治脾肾，发时治上，平时治下，此一是章程。若欲除根，必须频年累月，服药不断，倘一暴十寒，终无济于事也。

发时服方：款冬花　桑白皮　紫菀　苏子　沉香　茯苓　杏仁　橘红　制半夏　黄芩

平时服方：五味子　紫石英煅　陈皮　半夏　茯苓　薏仁　蛤壳　胡桃肉　杜仲　熟地

【**诒按**】论病则源流俱到，层析毕清，用药亦周到熨帖，绝不浮泛，洵非老手不能到此地位。

【再诊】喘哮频发，脉形细数，身常恶寒，下焦阴虚，中焦痰盛，上焦肺弱，肺弱故畏寒，阴虚故脉数，喘之频发，痰之盛也，有所感触，病遂发焉。病有三层，治有三法，层层护卫，法法兼到，终年常服，庶几见效，否则无益也。

发时服方：桂枝生，晒干　款冬生，蜜炙　橘红盐水炒　杏仁霜　莱菔子　桑白皮蜜炙

上药共研末，用枇杷叶十片，去毛，煎汤，再用竹沥半茶杯、姜汁一酒杯，相和一处，将上药末泛丸。发喘时、每至卧时，服此丸二钱，薏仁、橘红汤送下

平时服方：熟地砂仁拌炒　丹皮盐水炒　山萸肉酒炒　茯

苓　牛膝盐水炒　泽泻盐水炒　肉桂　山药炒　五味子盐水炒　磁石

上药为末，用炼白蜜捣和，抾作小丸，丸须光亮，俟半干，再用制半夏三两，陈皮二两，炙甘草一两，研极细末，泛为衣。每朝服二钱，发时亦可服。

【潘评】议论用药，俱丝丝入口，为治哮喘之一定章程也。发时服方中宜再加麻黄，更为切实有效。

心咳之状，咳则心痛，喉中介介如梗状，甚则咽肿喉痹，盖因风温袭肺，引动心包之火上逆。故治法仍宜宣散肺经风邪，参入宁心缓火之品。仲景方法，略示其端，但语焉未详，后人不能细审耳。

前胡　杏仁　象贝母　桔梗　射干　麦冬　远志　甘草汤制　沙参　小麦一两煎汤代水

【诒按】心咳属心火刑金之病，宜略加竹叶、元参等清心之品乃合，小麦汤代水，颇有巧思。

14.烦劳罢极则伤肝，肝伤则气逆而上迫，为胁痛，为咳嗽。秦氏所谓先胁痛而后咳者，肝伤肺也。治法不在肺而在肝，夏令将临，恐有失血之虞。

旋覆花　桃仁炭　杏仁　川贝　苏子　冬瓜子　黑山栀　丹皮　郁金　薏仁　枇杷叶

【诒按】审证清切，立方谛当，愚意再加归须、桑白皮、白芍。

【潘评】此治用仲景旋覆花汤为主，实是天士络病治法也，故柳按亦谓宜加归须云云。又参缪希雍降气法，故用苏子、枇杷叶、郁金等。业经老手融合，浑然一体，恰如天成矣。

15.五脏皆有咳，总不离乎肺。肺为娇脏，不耐邪侵，感寒则咳，受热则咳。初起微有寒热，必挟表邪，邪恋肺虚，脉形空大。前方降气化痰，保肺涤饮，俱无少效。据云：得汗则身体轻快，想由肺气虽虚，留邪未净，补虚而兼化邪，亦一法也，用钱氏法。

牛蒡子元米炒　马兜铃　杏仁　阿胶蛤粉炒　苏子　桑白皮　款冬花　炙甘草　茯苓　枇杷叶　桑叶

【**诒按**】此肺虚受邪，虚实兼顾之法。

【**潘评**】肺卫气虚，总以参、芪固益是宜，咳嗽不避胶、地，似主劳嗽之证，非泛常感冒咳嗽皆可用之也。

16.脉虚软而似数，内伤虚弱奚疑？夫邪之所凑，其气必虚，虚处受邪，其病则实。咳嗽虽由外感，而实则因于气虚，以为风寒，固不可以为虚损，亦未必可，玉竹饮子主之。

玉竹　杏仁　苏子　桑白皮　款冬花　象贝　橘红　沙参元米炒　旋覆花　枇杷叶

【**诒按**】将虚实二字，说得六通四辟，此玉竹饮子加减，润肺疏邪，虚实兼到。

【**潘评**】许知可《本事方》谓“虚而受邪，其病则实”，治病“必先涤所蓄之邪”，此急则治标之本义。或谓凡病皆虚，则一补皆可赅之，治疗简易如此，何必有医？亦有悖毒药治病古义也。

17.寒嗽交冬则发，兼患颈项强急。

熟地六钱，麻黄一钱煎汁浸炒松　茯苓三钱，细辛五分煎汁浸炒　胡桃肉四钱　五味子八分，干姜一钱同炒　陈皮二钱，盐水炒　半夏一钱五分　川贝三钱　款冬花三钱　薏仁四钱　杏仁霜三钱　归身三钱，酒炒　党参三钱，米炒

上药为末，炼蜜为丸。每晨开水送下三钱

【诒按】此阴虚而挟痰饮者，故用药如此。再增桂枝一味，则颈项强急亦在治中矣。

【潘评】柳按谓阴虚，指元海根微，肾不摄纳，是喘嗽久病，而致动辄喘急，气短不足息，非阴虚内热证也。治法踵武景岳，用金水六君、贞元、六安辈出入。柳氏称再加桂枝一味，确是真知灼见，和营通络，化饮祛寒，尽在其中矣。

18.阴虚而兼痰浊，致为咳嗽，用金水六君煎。

半夏　陈皮　茯苓　炙草　当归　川贝　杏仁　紫菀　熟地砂仁拌，炒松，后入，略煎一两沸

【原注】仿饮子煎法，浊药清投，取其益阴而不腻滞痰浊也。

【诒按】阴虚而挟湿痰，最难用药，此亦无法中之一法。

【潘评】阴虚挟痰湿者，金水六君丸主之；阴虚燥痰者，叶天士、魏玉横颇具卓识，其用药如熟地、沙参、麦冬、玉竹、石斛、桑叶、枸子、瓜蒌等，专在滋润，令燥痰湿化，而利排出，《未刻本叶氏医案》与《续名医类案》中载述甚多。

19.咳嗽四年，曾经失血。今已音哑，脉形细弱，真阴

元气皆亏，劳损根深，药难见效。犹幸胃气尚可，大便未溏，姑拟甘润养阴，希图苟安而已。

北沙参　麦冬　杏仁　川贝　玉竹　扁豆　生甘草　茯苓　橘饼　枇杷叶

【再诊】咳嗽止而失血音哑，津液枯槁，劳损成矣。脉形细弱，精气两亏，《内经》于针药所不及者，调以甘药。《金匮》遵之，而用黄芪建中汤急建其中气，俾得饮食增而津液旺，冀其精血渐充，复其真阴之不足，盖舍此别无良法也。

黄芪秋石水炒　白芍桂炒去桂　北沙参炙生　甘草　玉竹　麦冬　川贝　茯苓　橘饼

【诒按】此与前方看似无聊应酬之作，其实精到熨帖，所谓舍此无良法也。

【潘评】《灵枢·邪气脏腑病形》:“阴阳形气俱不足，勿取以针，而调以甘药。”至于甘药用法，叶桂又多阐发：理阳气，首推建中；顾阴液，须投复脉。此其大端也，王治此案，亦其余绪，案中文字，《指南》亦见之。

20.痰饮咳嗽，饱则安，饥则咳，乃胃虚也。

黄芪　甘草　冬术　陈皮　白芍　玉竹　茯苓　杏仁　桔梗

【诒按】再加党参、薏仁，何如?

21.咳嗽月余，痰腥带血，气升呛逆，脉弦滑数，风温久恋，化火蒸痰，灼金耗液，证属肺痈，非轻候也。

冬瓜子　淡芩　薏仁　紫菀　川贝　桑皮　甜杏仁　苏

梗　沙参　芦根尖

【附录】《张氏医通》云：薏仁根捣汁，顿热服之，下咽，臭痰即解，有虫者，虫即死出。薏仁为肺痈专药，然性燥气滞，服之未免上壅，不及根汁之立能下夺，已溃未溃，皆可挽回。陈芥菜汁温服，灌吐，最妙。一方用薄荷浓煎，稍入白蜜，已溃未溃，皆效。

【再诊】咳热痰腥带血，脉形弦硬，面色暗晦，肺气失降，木火上逆，防加喘急。

羚羊角　鲜生地　川贝　甜杏仁　蛤壳　石决明　桑白皮　紫菀　枇杷叶　芦尖

【潘评】初诊作肺痈治，用千金苇茎汤为主，复诊作痰热肝火治，侧重于凉肝泄热。活法圆机，进退有序。宋前羚羊角每作清热用，与后世有间。

22.咳吐臭痰如脓血，此属肺痈，舌苔浊厚，痰浊胶黏，仿仲景法。

葶苈子　冬瓜子　桃仁　桔梗　桑皮　瓜蒌仁　旋覆花　苏子　川贝　芦尖

【诒按】此治肺痈初溃之主方。

【又按】肺痈之病，皆因邪瘀阻于肺络，久蕴生热，蒸化成脓，故其证初起病在此叶者，不及彼叶，初用疏瘀散邪泻热，可冀其不成脓也。继用通络托脓，是不得散而托之，使速溃也，再用排脓泄热解毒，是既溃而用清泄，使毒热速化而外出也。终用清养补肺，是清化余热，而使其生肌收口也。凡此皆肺痈治法之一定层次也。乃有一种外感咳嗽，其初起并非肺痈，只因浊痰蕴热，阻结于肺，复为外凉所束，或为油腻所黏，阻窒窍隧，浊热蒸闷，蕴结不解，致吐痰臭秽，胸膈隐痛，甚则失音气促，蒸热喘汗。病情与肺痈无异，其初终治法，亦与肺痈相同。但肺痈多实证，而此则每涉于虚，最易流入损途，其难治较甚于肺痈，或以其虚而漫指为肺痿，其实与前人所论痈、痿均不相合，兹特表而出之，俾学者不至淆惑焉。

【潘评】此方乃仲景葶苈大枣泻肺汤、桔梗汤、旋覆花汤之复合，再参入千金苇茎汤，是为肺痈之主方。柳按谓别有一种外感咳嗽，证治与肺痈同，肺痈多实，此证涉虚，易入损途，难治甚于肺痈。揆诸临床，茫然不知所指，昔吴澄于《不居集》中，阐发外损之说，与此相类。其实，同样六淫外侵，瘀邪痰热内阻，发为肺痈，而视人体素禀之强弱，转归有所不同。元气素充者，虽瘀热胶结日久，邪正相峙，犹是实证，可以放胆施治；正气薄弱人，痈热熏灼，邪即内陷，补则碍邪，攻则伤正，捉襟见肘时，尪羸毕至矣。

23.肺花疮，乃肺虚火炎，金受其戕，音哑咳呛，劳损之根，不易见效。

北沙参　元参　桑皮　杏仁　川贝　款冬花

失血门

1.脉数血不止，胃气大虚，胸中痞塞，大便常溏，是痞为虚痞，数为虚数。咳血三月，今忽冲溢，唇白面青，断

非实火。大凡实火吐血，宜清宜降，虚火吐血，宜补宜和。古人谓：见痰休治痰，见血休治血。血久不止，宜以胃药收功。今拟一方，援引此例，未知有当高明否。

人参　扁豆　川贝　茯神　藕汁　京墨

【诒按】此方于扶胃药中，参以止血之意，固属正治。唯唇白面青，既见虚寒确据，似宜于此方中，参入炮姜等温摄之品，以敛浮阳而止血也。

【潘评】凡失血骤作，不论实火、虚火，皆当以止血为第一义，王氏此方轻淡，甘药养胃为主，得以获效，盖亦幸事耳，然不宜后人效颦。夫止血之方，当推仲景泻心汤为准绳，千古历试不爽。唐宋方治，又称道大黄、生地汁、藕汁，洵亦极具效验，是故唐宗海撰《血证论》大声喝破，独举大黄泻火，除暴安良，去邪以存正，止血以立命也，其余诸法，大抵迂阔，无非假和平以藏拙，明眼人自然识之。本案唇白面青，无非失血之故，而血家几无不兼此。所云“胃药收功”，亦无可厚非，主在人参维护元气，而大黄、生地汁之类止血主药断不可缺也。

【再诊】脉数退，血少止，药病相当，颇得小效，而反恶寒汗出者，盖血脱则气无所依。气属阳，主外卫，虚则不固，故恶寒而汗出。最怕喘呃暴脱，措手莫及，犹幸胸痞已宽，稍能容纳。仿血脱益气之例，《经》曰“阳生阴长”，是之谓耳。

人参　扁豆　五味子　炙甘草　地姜　山药炒　鲜藕汁

【诒按】此与前方同意，以恶寒故加炮姜。

【三诊】血脱益气，昔贤成法。今血虽大止，而神气益惫，唇白面青，怕其虚脱，欲牢根蒂，更进一筹。

人参　扁豆炒　五味子　熟地砂仁拌炒　附子秋石水炒　麦冬　冬术　炮姜　陈皮　伏龙肝汤代水

【诒按】伏龙肝未审何意？此方大意，亦与第一方相似，渐参温补之意，以防其虚脱故耳。

【潘评】参入黄土汤意温摄，亦是仲景规范，当不止于远血之限也。

【四诊】肝肾之气，从下泛上，青黑之色，满于面部，阴阳离散，交子丑时防脱，勉拟镇摄，希冀万一。

人参　熟地　五味子　麦冬　茯神　坎炁　肉桂　紫石英　青铅

【诒按】此方急于固脱，故用药如是。

【潘评】关键只在止血须及时，可无厥脱之忧，而止血则不离长沙矩矱也。

【五诊】血止三日，而痰吐如污泥且臭，是胃气大伤，肺气败坏，而成肺痿。痿者，萎也，如草木之萎而不振，终属劳损沉疴，极难医治。《外台》引用炙甘草汤，取其益气生津，以救肺之枯萎，后人遵用其方，恒去姜、桂之辛热。此证面青不渴，正宜温以扶阳，但大便溏薄，除去麻仁之滑润可耳。

人参　炙甘草　麦冬　阿胶　生地　炮姜　肉桂　五味子　紫石英

【诒按】痰如污泥，是必血液败腐，日久而然，并非肺痿，唯所用炙甘草汤，养血滋液，尚与病情不背。愚意加入薏仁、丹皮，略仿内痈治例似乎稍合。

【潘评】按仲景原意，肺痿当干咳无痰，此证痰吐如污泥且臭，仍属肺痈，而非肺痿。取方炙甘草汤治腥痰秽臭，总是不切，宜《千金》方为主，阴虚者，佐以育养肺阴可也。

【六诊】病势依然，仍从前方加减。

前方加重炮姜，再加制洋参。

【诒按】以后方，均是复脉加减。

【七诊】连进炙甘草汤，病情大有起色，但咳呛则汗出，肺气耗散矣，散者收之，不宜再兼辛热，当参收敛之品。

人参　熟地沉香末拌炒　炙甘草　阿胶　五味子　黄芪蜜炙　罂粟壳蜜炙　大枣

【潘评】久咳殊剧，无痰者，可御米壳敛之，颇有效验，盖万不得已而用之也。本证属肺痈之类，虽已告差，虑其余邪瘀毒未楚，用之须慎，幸勿可以邀功而弄险焉。

2.久咳失血，精气互伤，连进滋培，颇获小效，但血去过多，骤难充复。从来血证，肺肾两虚者，宜冬不宜夏，盖酷暑炎蒸，有水涸金消之虑耳。今虽炎暑未临，而已交仲夏，宜与生精益气，大滋金水之虚，兼扶胃气，则金有所恃，且精气生成于水谷，又久病以胃气为要也。

洋参　麦冬　五味　熟地　生地　党参　黄芪　山药　炙草　陈皮　茯神　扁豆

【诒按】层层照顾，可谓虑周藻密，方中拟再加百合、沙参。

【再诊】血止胃稍醒，仍以原法为主。

前方加蜜炙粟壳

另用白及一味为丸，每朝盐花汤送下三钱。

3.素患呕血，血止复发，现有胸痛，时时嗳气，舌苔白腻，脉细而迟，此胃中有瘀血，挟浊为患也。

旋覆花　郁金　杏仁　紫菀　瓜蒌仁　代赭石　茯苓　贝母　降香　枇杷叶

【诒按】血证中之变例，拟加丹参、桃仁。

4.血色紫而有块，此属肝火乘胃，瘀凝上泛也。仿缪仲淳法。

鲜生地　大黄醋炒　阿胶蒲黄炒　丹皮炒　黑山栀　苏子　白芍　扁豆炒　降香　枇杷叶　藕汁

【诒按】此肝火冲激于血络所致，最易留瘀致病，故用药如此。若再加茜根炭、三七，似于瘀血一面，更为着力。

【潘评】缪仲淳止血三法非适宜于所有血证，此点医家历来重视不够。按缪氏《先醒斋医学广笔记》原意，三法为阴虚而设，虚劳患者慢性少量吐血，宜降气、柔肝、行血，而用白芍、甘草、枇叶、麦冬、贝母、苡仁、青蒿、鳖甲、丹皮、地骨皮、苏子之类，缪氏并云："予累试之辄验，然阴无骤补之法，非多服药不效。"其义彰彰明矣。此证血紫，属肝火乘胃，用缪氏法乃南辕北辙，极不相宜，奈昧缪氏本意如此？倘广之以为统治血证之纲领，则贻误救治，咎由谁归？纵仲淳复起亦不能肩任也。又用生地、大黄已参唐人法，然大黄宜生，止血方效。

5.始由寒饮咳嗽，继而化火动血，一二年来，血证屡止屡发，而咳嗽不已，脉弦形瘦，饮邪未去，阴血已亏。安静则咳甚，劳动则气升，盖静则属阴，饮邪由阴生也。动则属阳，气升由火动也。阴虚痰饮，四字显然，拟金水六君同都气丸法，补肾之阴以纳气，化胃之痰以蠲饮，饮去则咳自减，气纳则火不升也。

生地海浮石拌炒　半夏青盐制　麦冬元米炒　五味子炒　诃子　紫石英　丹皮炭　牛膝盐水炒　怀山药炒　蛤壳打　茯苓　青铅　枇杷叶蜜炙

【诒按】阴虚而兼痰饮，用药最难，须看其两不碍手处。

【潘评】阴虚痰饮，金水六君之类治之；阴虚燥咳，放胆滋阴即可。所称燥咳非仅干咳无痰之谓，咳嗽痰多而黏，其状如牵丝，难以咳出者，亦属燥咳，喻西昌、魏玉横论治颇多，可资借鉴。

6.去秋咳嗽，些微带血，已经调治而痊。交春吐血甚多，咳嗽至今不止，更兼寒热，朝轻暮重，饮食少纳，头汗不休。真阴大亏，虚阳上亢，肺金受烁，脾胃伤戕，津液日耗，元气日损。脉沉细涩，口腻而干，虚极成劳，难为力矣。姑拟生脉六君子汤，保肺清金，调元益气，扶过夏令再议。

洋参　沙参　麦冬　五味子　扁豆　制半夏　茯神　陈皮　炙甘草

另枇杷叶露　野蔷薇露　各一杯冲服

【原注】生脉散，保肺清金，六君子去术，嫌其燥，加

扁豆，培养脾阴，土旺自能生金也，不用养阴退热之药，一恐滋则滑肠，一恐凉则妨胃耳。从来久病，以胃气为本，经云有胃则生，此其道也。

【诒按】此平正通达，调补方之久服无弊者。

7.咳嗽内伤经络，吐血甚多，脉不数，身不热，口不渴，切勿见血投凉。法当益胃，拟理中加味。

党参元米炒　扁豆炒焦　炙甘草　炮姜　归身炭　血余炭　丹皮炭　白芍　杏仁　陈粳米　藕节

【诒按】见识老到，立方精卓。

【潘评】吐血甚多而不止血，是令病者坐失生机也。然其脉不数，颇堪寻味。大凡血家血不止者，无不神情惶恐，烦躁不安，其脉必急疾或芤数也。此案又兼不热不渴，恐吐血虽多，而就诊时已经止矣，故而从容不迫，与胃药收功。柳按稍嫌溢美。

8.内则阴虚有火，外则寒邪深袭，失血咳嗽，又兼三疟，病已数月。疟来心口酸痛，胸腹空豁难通，《经》云“阳维为病苦寒热，阴维为病苦心痛”。此阴阳营卫之偏虚也，拟黄芪建中法，和中脏之阴阳而调营卫，复合生脉保肺之阴，复脉保肾之阴，通盘打算，头头是道矣。

归身炭　炙甘草　大生地砂仁炒　五味子　鳖甲　黄芪　青蒿　沙参　白芍桂枝三分拌炒　阿胶　麦冬　煨生姜　红枣

【诒按】正虚而兼有寒邪，故立方如是。

9.肝胃不和，脘痛呕酸，兼以酒湿，熏蒸于胃。胃为多

气多血之乡，故吐出瘀血甚多，血止之后，仍脘中作胀，呕吐酸水，法宜调和肝胃，切戒寒凉。

制半夏　陈皮　茯苓　郁金　乌药　延胡　桃仁泥　炮姜炭　香附　鸡距子　苏梗

【**诒按**】此与阴虚失血不同，更兼气阻湿郁，故用药如是。

10.少阴水亏，阳明火亢，鼻血不止，拟玉女煎合四生饮法。

生地黄　鲜地黄　龟板　石膏　知母　元参　北沙参　怀牛膝　茜草炭　血余炭　茅根汁　侧柏叶汁　鲜荷叶汁　艾叶汁

【**诒按**】案方俱精洁不支。

【**潘评**】方药净朴，具唐宋古意，宜加生大黄，更切实效。

虚损门

1.失血后，咳嗽音哑，气升则欲咳，乃肾虚不纳也。

熟地　阿胶　麦冬　沙参　川贝　紫石英　元参　藕

【**潘评**】是阴虚燥咳证也，故用药专在养阴。

【**再诊**】**肾气稍纳，上气稍平，但咳尚未止，四肢无力，真阴与元气虚而不复。时当炎暑，暑、湿、热三气交蒸，虚体最易幻变，保养为上，用景岳保阴煎。**

生地　熟地　天冬　麦冬　沙参　玉竹　川贝　五味子　紫石英　阿胶　东白芍　百合煎汤代水

【诒按】前方用紫石英以镇纳肾气，此方用百合以清保肺金，此用药谛当处，学者宜留意焉。

2.历春夏秋三季，血证屡发，诊脉虚弱，形容消瘦，年方十七，精未充而早泄，阴失守而火升。异日难名之疾，恐犯褚氏之戒，治当滋水降火，须自保养为要。

生地　阿胶蒲黄炒　麦冬　丹皮炒　山药炒　茯神　洋参　扁豆　茜草根　莲肉　茅根　鲜藕

【诒按】案语撷古籍之华，方亦清稳。

【潘评】《褚氏遗书》：“精未通而御女以通其精，则五体有不满之处，异日有难状之疾。”盖言阴精早泄，根本被拨，五脏阴气无以滋，五脏阳气不能发，则诸虚丛集，异日难名之疾接踵而至也。

3.先吐血，而后咳逆喘急，延及半载，寒热无序，营卫两亏，舌色光红，阴精消涸。不能右卧为肺伤，大便不实为脾伤，水落石出之时，难免致剧。

北沙参　茯苓　扁豆　玉竹　五味子　金石斛　川贝　百合　麦冬　功劳叶

【诒按】上两案均属阴损已成之候，调治不易奏效。而此证大便不实，难进清滋，较前证更剧，然用药亦不过如此，少年自爱者，当慎之于早也。

【潘评】阴虚肺损之疾，治在培土以生金，此证大便不实，脾土亦惫，古人或谓上损过脾，下损过胃皆不可治，盖

《难经》之引申也，言疗虚复损已无径可达。水落石出致剧者，指秋冬养阴主蛰藏，而不知自爱保护，虑阴精再失，恢复无望焉。

4.阳维为病苦寒热，阴维为病苦心痛。阳维维于阳，阳气弱则腹痛而便溏；阴维维于阴，营阴虚则心痛而舌红也。脉微形瘦，阴阳并损，损及奇经，当以甘温。

黄芪　桂枝　当归　炙甘草　白芍　川贝　陈皮　砂仁　鹿角霜

【再诊】但寒不热，便溏脉细，肢体面目俱浮，悉属阳虚见象。唯舌红无苔，此属阴伤之候，但口不干渴，乃君火之色外露，治当引火归元。

附桂八味丸　加鹿角霜　党参　冬术

【诒按】论病贯串，认证真切，至用药之浅深轻重，亦觉步步稳实。

【潘评】此案阴阳并虚，治以甘温者，古人所谓：一点真阳寄坎宫，固根还须味甘温。借以培补下元也。治方大抵滥觞天士。

5.先后天俱不足，痰多鼻血，阴亏阳亢之证，纳少腹疼，木旺土衰之兆。是以年将及冠，犹如幼稚之形，面白无华，具见精神之乏。治先天当求精血之属，培后天须参谷食之方。久久服之，庶有裨益，若一暴十寒，终无济也。

六君子汤去半夏　加山药　扁豆　砂仁　黑芝麻　莲肉　陈粳米

上药为末，米饮汤调服。或白洋糖汤、枣子汤调服亦可。

又丸方：精不足者，补之以味，当求精血之属，治其肾也。

熟地　菟丝子　牛膝　白芍　龟板　杞子　山药　五味子　当归　杜仲　丹皮　黄柏　茯苓　鹿角胶　萸肉　天冬　泽泻

上药为末，用河车一具，洗净，煮烂，将药末捣和为丸。

【诒按】前丸两方，亦寻常调补之法，好在培补先后二天，选药精当，一丝不杂。

6.左寸关搏指，心肝之阳亢，右脉小紧，脾胃之虚寒，是以腹中常痛，而大便不实也。病延四月，身虽微热，是属虚阳外越，近增口舌碎痛，亦属虚火上炎，津液消灼，劳损何疑？今商治法，当以温中为主，稍佐清上，俾土厚则火敛，金旺则水生，古人有是论，幸勿为世俗拘也。

党参　于术　茯苓　甘草　炮姜　五味子　麦冬　灯心

【诒按】此阴亏而虚火上炎之证也，方以理中合生脉法，温中清上，两面都到。所云：土厚则火敛，金旺则水生，见理极精，非浅学所能学步。

【潘评】此脾阳虚而浮火上炎之证，临床并不罕见，脾阳虚，故与理中，虚火浮越，治以生脉。柳按谓“阴亏”，是谓真阴有亏，非水亏火旺，否则无服理中之理。

7.北门之钥得守，则阳气固；坤土之阳得运，则湿浊化。湿浊化则津回，阳气固则精守。所嫌肌肉尽削，夫肌肉，犹城垣也，元气，犹主宰也，城垣倾颓，主宰穷困，是非补元气不可。

人参　熟地　萸肉　杞子　杜仲　炙草　归身　山药　茯神　于术　陈皮　麦冬　半夏　苁蓉　谷芽炒

【诒按】案语精切，此六君合景岳大补元煎之方也。脾肾两顾，用以填补则可，特嫌少灵光耳。

8.脾肾两虚，而湿热又甚，虽腰疼梦泄，自汗盗汗，而口腻味甜，大便溏薄。肾阴虚而不充，脾阳困而不振，进求治法，只可先运脾阳。

茅术炒黑　干姜　熟地　山药　五味　牡蛎　党参　茯神　枣仁　浮麦　红枣

【诒按】此黑地黄丸加味，确合脾肾两补之法，方中干姜，宜炮黑用。

【再诊】温运脾阳，补摄肾阴，仿缪仲淳双补丸法。

茅术制　炮姜　牡蛎　党参　茯苓　补骨脂　杜仲　山药　首乌制　浮麦　五味子　红枣

【三诊】脾阳稍复，肾阴仍弱，节交复至，阳盛阴衰之候，大剂养阴，以迎一阴来复，兼化湿热，以调时令之气。

熟地　生地　党参　冬术　茅术制　黄柏盐水炒　茯神　麦冬　五味　牡蛎　龙骨　杜仲

【潘评】黑地黄丸治脾湿肾亏之证，先后天兼顾，颇称熨贴。医人每见湿投燥，则愈治肾阴愈伤，肾阴消涸，则无宁日矣。二诊谅便溏有加，复以温涩，参脾肾双补意。三诊便溏告差，节届夏至，湿热渐加，故以养阴清泄为治。症情略变，出入随之，于微细处，显示王氏用药工夫，值得师法也。

消证门

1.脉沉细数涩，血虚气郁，经事之不来宜也。夫五志郁极，皆从火化，饥而善食，小水澄脚如脓，三消之渐，匪伊朝夕，然胸痛吐酸，肝郁无疑。肝为风脏，郁甚则生虫，从风化也。姑拟一方，平中见奇。

川连一钱，吴萸炒　麦冬三钱，姜汁炒　蛤壳五钱　建兰叶三钱　鲜楝树根皮洗，一两

【诒按】病属阴虚火旺，案中生虫一层，未免蛇足。

【潘评】黄连能治消渴，《千金》治渴黄连丸（黄连、生地）、《本事方》三痟丸均以黄连为主，本案消渴兼吐酸，故尤宜之。另许叔微有神效散，治渴疾饮水不止，用白浮石、蛤粉、蝉壳。浮石、飞蛤粉俱消烦渴，蝉壳吸风饮露，清虚甘寒，亦除热止渴。王氏用蛤壳，亦借以消烦除热。建兰殆即古兰草，《本经》谓能“利水道，杀蛊毒，辟不祥。”本案赖以杀虫辟秽。颜师古以兰草为泽兰，非也，元杨齐贤注李白诗引本草云：兰草、泽兰二物同名，兰草一名水香，云都梁是也。《冰经》：零陵郡都梁县西，小山上有渟水，其中悉生兰草，绿叶紫茎，泽兰如薄荷，微香，荆湘岭南人家多种之，与兰大抵相类。案中生虫从风化，属妄生曲说。

【再诊】服药后大便之坚且难者，化溏粪而易出，原属苦泄之功。然脉仍数涩，究属血虚，而兼郁热，郁热日甚，脏阴日铄，舌红而碎，口渴消饮所由来也。月事不至，血日干而火日炽，头眩目花带下，皆阴虚阳亢之见证。补脏阴为

治本之缓图，清郁热乃救阴之先着，转辗思维。寓清泄于通补之中。其或有济耶？所虑病根深固，未易奏绩耳。

川连　黄芩　黑栀　生地　当归　阿胶　川芎　白芍　建兰叶

另大黄䗪虫丸，每早晚服五丸

【**诒按**】寓清于补，恰合病机。

【三诊】诸恙皆减，唯内热未退，带下未止，经事未通，仍以前方增损。

川连　当归　洋参　白芍　女贞子　茯苓　生地　麦冬　丹参　沙苑

【四诊】经云："二阳之病发心脾，不得隐曲，女子不月，其传为风消。"风消者，火盛而生风，渴饮而消水也。先辈谓三消为火疾，久而不已，必发痈疽。余屡用凉血清火之药，职此故也。自六七月间足跗生疽之后，所患消证，又稍加重，其阴愈伤，其火愈炽。今胸中如燔，牙痛齿落，阳明之火为剧，考阳明之气血两燔者，叶氏每用玉女煎，姑仿之。

鲜生地　石膏　知母　元参　牛膝　川连　大生地　天冬　麦冬　茯苓　甘草　枇杷叶

【**诒按**】此亦消渴门中应有之证，不可不知。

【**潘评**】玉女煎治消渴其意原出《千金》，如治渴利虚热，引饮不止，消热止渴方（竹叶、地骨皮、生地黄、石膏、茯神、葳蕤、知母、生姜、生麦冬、瓜蒌根），又生地黄煎消热极强胃气方（生地黄汁、赤蜜、人参、茯苓、芍药、白术、甘草、生麦门冬、石膏、生葳蕤、干地黄、远志、豉心），皆张景岳方之祖也。

2.一水不能胜五火，火气燔灼，而成三消，上渴、中饥、下则溲多，形体消削，身常怕热。稚龄犯此，先天不足故也。

生地　北沙参　知母　花粉　石膏　甘草　麦冬　五味子　牡蛎　茯苓　川连

【诒按】稚年患此，多在炎暑之时，其证有兼见风痉烦躁者，余尝以此法参用凉肝之品，以黄蚕茧煎汤代水，颇有效验。

诸郁门

1.血虚而有瘀，气虚而有滞。血虚则心跳，血瘀则少腹结块，且多淋带，气虚故无力，气滞故胸胀满也。补而化之，调而理之。

党参　川芎　茯神　陈皮　川断　归身　香附　白芍　木香　砂仁　玫瑰花

【诒按】补而不滞，畅而不克，此之谓调理，此等方看似寻常，其实颇费斟酌。

【潘评】此等调理方，清人颇深究之，其利也王道，其弊也藏拙。古人治法大抵以攻击邪气为主，所谓陈莝去而胃肠洁，癥瘕尽而营卫昌，迨元季朱丹溪提倡攻击须详审、正气宜保护。医风一变，天下翕然，遂不复称道毒药治病，明人方主凋补，清人学宗折衷，调理之治兴焉。

2.营虚气郁，营虚则内热，气郁则脘胀，法以养营舒郁。

丹参　香附　川贝　茯苓　归身　枣仁　陈皮　牛膝　首乌　续断　砂仁　红枣

【诒按】此虚实互治之法。

3.心胸觉冷，经事数月一来，食入腹中胀痛，寒痰气郁，凝滞不通，当以辛温宣畅，遵熟料五积意。

半夏　茯苓　桂枝　苍术　白芍　川芎　丹参　归身　川朴　甘草　陈皮　枳壳　良姜

【诒按】此照五积原方，去麻、桔、芷、加丹参，用药极其熨帖。

【潘评】《局方》熟料五积散治寒、食、气、血、痰诸积，于妇科调经散痞亦颇能之。陶节庵借主治阴证伤寒，脉沉浮无力。又《本事方》有佳方琥珀散治月经壅滞，心腹绞痛不可忍，或产后恶露不快，血上抢心，气绝欲死，药用琥珀、荆三棱、蓬莪术、赤芍、刘寄奴、丹皮、官桂、熟地黄、菊花、蒲黄、当归。并云“此予家之秘方也，若是寻常气血痛，只一服。产后血冲心，二服便下。常服尤佳。予前后救人，急切不少。此药易合，宜多合以救人”。于此案亦宜，以王氏颇心折许学士，故特检出备考。

【再诊】苦辛温通之剂，能调经散痞，用之而效，益信古人言不妄发，法不妄立，在用者何如耳。

前方去良姜　加茺蔚子　砂仁

环溪草堂医案中卷

无锡 王泰林旭高 著

呕哕门

1.胃阳虚，则水饮停；脾阳虚，则谷不化。腹中漉漉，胸胁胀满，纳入辄呕酸水清涎，或嗳腐气。以温通法，崇土利水。

炮姜　陈皮　苍术　半夏　茯苓　熟附　白术　党参　泽泻　枳实　蔻仁　谷芽

【诒按】中阳不运，痰湿易停，故用治中合二陈法。

2.胃中素有酒湿，适因斗殴恼怒，引动肝胆之火，与胃中之痰相搏，致心跳少寐，食入则呕，两手脉沉，是气郁也。用温胆加味。

半夏　石菖蒲　陈皮　甘草　枳实　枣仁　茯神　鸡距子　竹茹姜汁炒

【诒按】既有木火内扰，则川连、栀、丹本不可少也。

【再诊】温胆汤加沙参、川连、丹皮、旋覆花、黑栀、雪羹煎

3.坤土阳微湿胜，腹中不和，用平胃理中合剂。

焦术　川朴　陈皮　炙草　党参　炮姜　茯苓　延胡

【原注】方中横插延胡一味，想其中兼有瘀凝也。

【诒按】立方老洁。

【再诊】前投温中运湿，腹中呱呱有声，朝食则安，暮食则滞，卧则筋惕肉瞤，时吐酸水。中土阳微，下焦浊阴之气上逆，病成反胃。温中不效，法当益火之源，舍时从证，用茅术附子理中汤，合真武汤意以治之。

茅术　附子　炮姜　炙草　陈皮　茯苓　生姜

【诒按】较前方深一层，是亦一定步骤。

4.朝食暮吐，完谷不化，病成反胃。始由寒疝，腹中结块，气从少腹上攻，胃脘作痛，吐酸而起。此中下之阳气不振，肝木侮脾，脾不磨化，幽门不通，大便艰涩。法以温运通阳。

鲜苁蓉漂淡去甲，一两五钱　半夏　陈皮　枳壳　沉香　柏子仁　桂心　牛膝　吴萸　干姜

5.腹中痛甚有块，平则无形，每每呕吐酸水，此属中虚，阳气不运。当与大建中汤。

党参　蜀椒　干姜　金橘饼

【诒按】简明切当，如老吏断狱。

【潘评】建中法适宜于虚寒腹痛，然其痛特点为空腹发作，进食缓解，得暖减轻，以中土虚寒故也。虚劳里急，腹痛缓发，以小建中汤为主；心腹寒痛较剧，呕不能食者，大建中汤为主。

6.反胃而兼浮肿，小便茎中微痛，此中焦阳气不运，而下焦有湿热也。

荜拨磨汁三匙　姜汁三匙　韭根汁三匙　藕汁三匙　黄牛乳煎饮两杯

另用沉香末一钱　血珀一钱　研末分六服

【再诊】《内经》云："三阳结，为之膈；三阴结，为之水。"此证反胃而兼浮肿，是三阴、三阳俱结也。阴阳俱结，治法极难，前方用荜拨牛乳饮，调服沉香、血珀末，拨动其

阴阳俱结之气，幸反胃之势已平，是其三阳之结已解。今腹满虽宽，而腿足之肿仍若，是三阴之结犹未解也。盖太阴无阳明之阳，少阴无太阳之阳，厥阴无少阳之阳，则阴独盛于内，而阳气不通，阴气凝涩，膀胱不化，而水成焉。其脉沉细，盖重阴之象也，凡补脾崇土，温润通阳，如理中、肾气丸之属，固亦合法，然不若周慎斋和中丸之制为尤妙，以其用干姜，能回阳明之阳于脾，肉桂回太阳之阳于肾，吴萸回少阳之阳于肝，则三阳气胜，而三阴之结解，水自从膀胱出矣。

周慎斋和中丸：

干姜二两切片作四份一份用人参五钱煎汤浸拌，收干，炒黑；一份用青皮二钱煎汤拌，炒黑；一份用陈皮三钱煎汤拌，炒黑；一份用苏叶二钱五分煎汤拌，炒黑

肉桂去皮一两切片作四份一份用益智仁一钱五分研，同煮收干；一份用泽泻二钱五分煎浓汤，同煮收干；一份用茴香一钱五分，同煮收干；一份用补骨脂二钱五分研，同煮收干

吴萸五钱作二份一份用薏仁五钱煎汤拌炒；一份用青盐五钱煎汤拌，炒黄

党参元米炒，一两　茯苓焙，一两　制半夏炒，一两　甜杏仁一两　茅术三钱，用米浸、煮干，去泔同茅术

上药为末，用神曲二两磨粉，煮糊捣丸，每朝服一钱，暮服五分。用薏仁三钱陈皮五分煎汤，送下

【诒按】议论精当，方法亦清切灵活，此等方案，固自可法可传。案中论病，颇合机宜，唯所解《内经》三阴三阳等语，却与经旨不合。

【潘评】三阳结为膈，三阴结为水。本案三阳三阴俱

结。初诊治膈，主润；复诊治水，主燥。用荜拨牛乳饮调服血珀、沉香，颇称允当，诸润药中，复寓辛润开发之意，能消瘀、开结、通阳、治膈，亦治水也。复诊称用周慎斋和中丸，按《慎斋遗书·古今名方录要》有和中散，只炮姜、肉桂、吴萸三味，共为末，制作甚简，乃古时名方，非周氏自制。又《新方数则》中亦有和中丸，广皮、白术、肉桂、苡仁、川椒、泽泻、茯苓、砂仁、车前、炮姜，共水泛为丸，谅此方系周氏自制也，而药与本案所称周慎斋和中丸亦不同。可见王氏所用只是仿佛其法而已。本案治方制作则刻意研精，别出心裁。然而，本丸太刚，阳结乍开，骤投温燥，虑其津液被劫，噎膈再起，须燥中兼润，阳中顾阴，方为合拍，是以愚见不若初诊方制作之妙也。

6.气郁痰凝，胸中失旷，背寒脊痛，纳少哽噎，甚则吐出，膈证之根。

旋覆花　代赭石　桂枝　半夏　瓜蒌皮　薤白　杏仁　茯苓　竹茹

【诒按】此证初起，痰气阻于上焦，故立方专从肺胃着意，以后五方，于用药层次，均能丝丝入扣。

【再诊】诸恙仍然，痰稍易出。

桂枝　蒌皮　薤白　陈皮　鹿角　干姜　旋覆花　竹茹　枇杷叶

【三诊】背为阳位，心为阳脏。心之下，即胃之上也，痰饮窃踞于胃之上口，则心阳失其清旷；而背常恶寒，纳食哽噎，是为膈证之根。盖痰饮属阴，碍阳故也。

川附　桂枝　薤白　丁香　杏仁　瓜蒌皮　白蔻　豆豉　神曲　旋覆花　竹茹　枇杷叶

【四诊】服温通阳气之药，呕出寒痰甚多，未始不美。唯纳食未顺，哽噎之势未和，膈证之根尚在，仍以温通，再观动静。

川附　桂枝　薤白　半夏　陈皮　瓜蒌皮　杏仁　桃仁　姜汁　白蜜　韭菜根汁

【五诊】上焦吐者从乎气，中焦吐者从乎积，此纳食哽噎。少顷则吐出数口，且多清水黏痰，是痰积在中焦故也。究属膈证之根，勿得轻视。

瓦楞子　白芥子　莱菔子　苏子　旋覆花　桃仁　川附　半夏　陈皮　荜拨　姜汁　白蜜

【诒按】此证因痰气两阻，故用药始终如是。

【潘评】此案气郁痰凝，前后五诊着重辛开化饮，前三诊用药颇燥，四诊易为温润通络法，五诊见杂，为三子、旋覆花汤、荜拨牛乳饮出入之组合。

7.疟后痰气阻滞，胃脘清阳不舒，气升作呃，纳食辄呕，已经半月，防成膈证。且与仲景法，化痰镇逆。

旋覆花　赭石　干姜　半夏　香附　赤苓　丁香　柿蒂

【诒按】方案俱简当可法也。

8.据述病由丧子悲伤，气逆发厥而起，今诊左脉沉数不利，是肝气郁而不舒，肝血少而不濡也。右关及寸部，按之滑搏，滑搏为痰火，肺胃之气失降，而肝木之气上逆，将所进水谷之津液，蒸酿为痰，阻塞气道，故咽嗌胸膈之间，若

有塞，而纳谷有时呕噎也。夫五志过极，多从火化，哭泣无泪，目涩昏花，皆属阳亢。而阴不上承之象，目今最要之证，乃胸膈咽噎阻塞，的系膈气根萌，而处治最要之法，顺气降火为先，稍参化痰，复入清金，金清自能平木也。

苏子　茯苓　半夏　枳实　杏仁　川贝　沙参　橘红　麦冬　海蜇　竹茹　荸荠

【原注】此七气汤、温胆汤、麦门冬汤三方增减，降气化痰，生津和胃。大抵病起于肝，戕及肺胃，故立方当从肺胃为主。

【诒按】细勘病机，斟酌虚实，立方似觉平谈，实已惨淡经营。

9.七情郁结，痰气凝聚，胸膈不利，时或呕逆，证将半载，脾气大虚。前方四七、二陈，降气化痰，舒其郁结，今再参入理中，兼培中土，治标兼固本也。

四七汤夏、朴、苓、苏、姜、枣　合二陈汤　理中汤　加丁香　木香　蔻仁

【诒按】此证痰气两层，必须兼到。

【潘评】想必是阳虚体质，痰饮见症，故用药温燥如此。

10.操劳抑郁，营虚火亢，胃液枯槁，饮食哽噎，嗌中一条如火之焚，有时呱呱作声，此气火郁结使然也，病关情志，非徒药力可瘳，宜自怡悦。

旋覆花　赭石　沙参　黑栀　茯苓　川贝　神曲　麦冬　甜杏仁　竹茹　枇杷叶

【诒按】立方轻清稳适，缘病在上膈，且属气火无形，

固非可以重剂邀功者也。方中焦曲可去之。

【再诊】气火上逆，咽喉不利，痛至胸脘，饮食哽噎，呱呱有声，膈证已成，图之非易。况年逾六旬，长斋三十载，胃液枯槁，草木无情，何能使之濡润？宜自开怀怡悦为佳。

前方加洋参　半夏

【潘评】宜加入韭汁牛乳饮，濡润启膈。

11.胃汁干枯，肠脂燥涸，所进饮食，尽化为痰，不生津血，是以纳食则吐，而痰随吐出，膈证之根渐深，高年静养为宜。

鲜苁蓉一两　茯苓　陈皮盐水炒　枳壳　青盐　半夏　当归酒炒　沉香磨冲

【诒按】此病已深，用药虽合，未必能愈矣。

【再诊】津枯气结噎膈，苁蓉丸是主方。

前方加柏子仁炒　雪羹煎

每日用柿饼一个饭上蒸软，随意嚼咽

12.吐血后呃逆，作止不常，迄今一月。舌苔白腻，右脉沉滑，左脉细弱。其呃之气，自少腹上冲，乃瘀血挟痰浊，阻于肺胃之络，而下焦相火，随冲脉上逆，鼓动其痰则呃作矣。病情并见，安可模糊，若捕风捉影，无惑乎其不效也。今酌一方，当必有济，幸勿躁急为要。

半夏　茯苓　陈皮　当归　郁金　丁香柄　水红花子七分　柿蒂二个　藕汁

另东垣滋肾丸一钱，陈皮生姜汤送下

【诒按】用煎剂以通肺胃之络阻，用丸药以降冲逆之相火，思路精细，自然熨帖。

【潘评】本案呃逆，归咎于痰饮、络瘀、相火三者为患，络瘀主肺，痰结在胃，而相火冲逆于下，治疗殊难兼顾糅合，煎、丸分理，贴切之极。

13.纳食辄呕清水涎沫米粒，病在胃也。曾经从高堕下，胁肋肩膊时痛，是兼有瘀伤留于肺胃之络，故呕有臭气。拟化瘀和胃，降逆止呕为治。

旋覆花　归须　郁金　杏仁　半夏　丹皮　楂炭　茯苓　橘红　蔻仁

【诒按】此属初起轻浅之剂，病深者尚宜加重。

【潘评】此是天士络病证治方法，然呕有臭气，总属胃挟宿滞，消导之品亦当加入。

伏气门

1.舌干而绛，齿燥唇焦，痰气喘粗，脉象细数。无形之邪热熏蒸于膻中，有形之痰浊阻塞于肺胃，而又津枯液燥，正气内虚，恐有闭厥之变。拟化痰涤热，以治其标，扶正生津，以救其本，必得痰喘平、神气清，庶几可图。

羚羊角　鲜生地　元参　葶苈子　旋覆花　代赭石　苏子　杏仁　川贝　沉香　竹沥　姜汁　枇杷叶　茅根肉

另滚痰丸三钱，人参汤送下

【诒按】虚实兼到，立方颇为详尽，方中药品已多，苏子、旋、赭可以去之。

【再诊】头汗淋漓，痰喘不止，脉形洪大，面色青晦，舌红干涸，齿板唇焦，此少阴阴津不足，阳明邪火有余，火载气而上，肺不降而为喘，证势险危，深防厥脱。勉拟救少阴之阴，清阳明之火，益气以收其汗，保肺以定其喘，转辗图维，冀其应手为妙。

大生地海浮石拌炒　洋参　五味子　牛膝　麦冬　石膏　炙草　桑皮　川贝　陈粳米煎汤代水

另用人参一钱煎汤冲服

【原注】此玉女煎合生脉散，盖温病以救阴为急也。

【诒按】前后三案，均有齿垢、唇焦见症，其胃府中有垢热可知，用玉女法清胃救肾，大致亦合，若于中稍参泄热之意，则见效更速矣。方中五味酸敛，炙草、粳米甘腻，均不相宜。

【三诊】头汗稍收，痰喘稍平，脉大稍敛，但气仍急促。而心中烦躁，舌红干涸，齿垢唇焦，津液犹未回，虚阳犹未息，上逆之气，犹未下降，虽逾险岭，未涉坦途。现今心腹似有透瘖之象，是亦邪之出路，仍拟救少阴、清阳明，再望转机。

洋参　北沙参　元参　大生地蛤壳拌炒　鲜生地　五味子　麦冬　牛膝　豆卷　通草　竹叶　枇杷叶　陈粳米煎汤代水

【诒按】此与前方同意。

【四诊】阴津稍回，气火未平，仍宜步步小心，勿致变端为幸。

沙参　洋参　元参　生地　麦冬　鲜石斛　茯神　泽泻　石决明　天竺黄　芦根

【诒按】仍以养阴之法收功。

【潘评】本案痰热温邪，内熏上蒸，初、二诊有厥脱之虞，究之皆由实邪引起，故清撤邪热之品似略嫌少。初诊尚用葶苈、滚痰丸等，二诊只用川贝一味，三诊则略无顾及，痰热胶固，迁延为患，非如此轻易可得平息，盖与临床实际治病有间。初诊用沉香，殊觉不伦，当时无暇收纳肾气耳；二诊五味欠当，牛膝累赘；三诊一味救阴，忘乎痰热本病。俱本案论治之微瑕也。

2.温邪袭肺，肺失清肃，湿夹热而生痰，水载气而上逆，喘息痰嘶，舌干口腻。昨日之脉，据云弦硬，现诊脉象，小而涩数，阴津暗伤，元气渐馁，颇有喘汗厥脱之虑。夫温邪病隶手经，肺位最高，治宜清肃，痰随气涌，化痰以降气为先，气因火逆，降气以清火为要，姑拟一方，备候酌夺。

鲜斛　射干　杏仁　象贝　沙参　冬瓜子　桑皮　苏子　沉香　芦根　竹沥　枇杷叶　姜汁

【原注】凡时证之脉，先大而后渐小，先强而后变弱，其热不退，而病反增者必死，此死证也，无能为力，立方用药，无甚深意。

【诒按】此要诀也，最须记好，初病之脉硬大者，邪正相搏也，转为弱小，正气馁矣。而病象不退而反增，正气不能敌邪也，病日进而正日亏，不死何待。

【潘评】其案证情，揆诸今日临床，大抵是肺部之严重细菌感染，而致感染性休克。如此重证，又不用人参维护，是不足也。其余用药，已属苦心经营，未可求全责备。

3.温邪五日，舌苔干黄，壮热无汗，胸腹板满硬痛，手不可近，此属结胸。烦躁气促，口吐涎沫，防其喘厥。

瓜蒌仁　川连　枳实　柴胡　黄芩　元明粉　葶苈子　杏仁　豆豉　黑栀　大黄　皂荚子

【原注】凡结胸证，最忌烦躁气促，此大柴胡、大小陷胸、栀豉汤合剂。

【诒按】葶苈治痰喘证属实者，若身不热，而脉微者忌之。

【再诊】下后，结胸之硬满已消，而烦躁昏狂，略无定刻，舌苔干燥，渴欲饮冷，壮热无汗，邪气犹留于气分。以苦辛寒，清里达表，冀其战汗无变为幸。

豆豉　黑栀　黄芩　石膏　生草　石菖蒲　赤苓　天竺黄

另益元散五钱，薄荷汤送下

【诒按】此三黄石膏汤合栀豉、鸡苏散也。幸其壮热无汗，可冀战汗，若汗出而仍壮热，则内陷矣。

【潘评】二诊用药极切，妙在豆豉、薄荷，温邪昏狂渴饮，乃气热内炽，薰灼心包。医者每遵叶氏治则，专重清气泄热，盖早离卫分证，无言发汗之理。而王氏凭据“无汗”两字，断然用豆豉、薄荷，令热达腠开，邪从汗出，是以有三诊脉静身凉之佳效。谅此病发于盛暑，故用薄荷、益元散，经云：“因于暑…… 体若燔炭，汗出而散。”实亦此之谓也，或谓“暑”字乃错简，是未能从临床实际细心体察经旨。

【三诊】战汗已得，脉静身凉，邪已解矣。舌黄未去，胃中余浊未清，尚宜和化。

豆豉　黑栀　川贝炒　枳壳麸炒　连翘　赤苓　滑石　通草　竹茹

【原注】凡战汗后，脉静身凉。用方大法不外乎此，总以和胃气、化湿热为主。

4.胸闷头痛，寒热往来，邪在少阳，有汗热仍不解，是伤于风也。舌心苔薄，边色干红，阴亏之体，邪未外达，而津液暗伤，渐有化燥之象。证经七日，中脘拒按，似欲大便，而不得出，少阳之邪，传及阳明，胃气将燥实矣。防其谵语，拟少阳、阳明两解法治之。

柴胡　黄芩　半夏　枳实　甘草　瓜蒌仁　豆豉　黑栀　桔梗　竹茹

另滚痰丸一钱五分

【诒按】温邪深伏者，往往有汗不解，未必皆因于风也。少阳、阳明合病，是大柴胡证，想因将燥未燥，故不用大黄，稍用滚痰丸以示意也。

【潘评】不论邪在卫、气、营、血，无汗身热，皆可用豆豉，令邪有出路。本案“有汗热仍不解”，或和解，或清化，择宜而从，似无用豆豉之理。即使是栀豉汤，仲景用于发汗吐下后，虚烦不得眠，心中懊憹之证，与本案证情殊不合。

【再诊】得汗得便，邪有松达之机，是以胸闷、心跳、烦懊等症悉除，而头痛略减也。虽自觉虚馁，未便多进谷食，亦未可即投补剂，但和其胃，化其邪，可耳。

豆豉炒香　豆卷　半夏　川贝炒　陈皮　赤茯神　郁金　石斛　通草　竹茹

【诒按】方极妥洽。

【潘评】津液既伤之质，今已邪达，便无一汗再汗之理，豆豉似不当用，为宣透邪起见，亦豆卷一味已足。此时关键侧重在清热养阴，如竹叶石膏汤之类，既搜剔余热，又扶养气阴，可免以后之反复也。

【三诊】得汗得便之后，用和胃化邪法，一剂颇安，两剂反剧，良以畏虚，多进谷食，留恋其邪，不能宣化，郁于心胃之间，湿蕴生痰，热蒸液烁，遂见烦躁、恶心、错语等证。两手寸关，脉细滑数，两尺少神，舌边干红，心苔黄腻，皆湿热郁蒸，将燥未燥，欲陷未陷之象，当此阴亏之体，能不虑其内陷乎？拟导赤泻心各半法，生津化浊，和胃清心。

犀角　川连　半夏　枳实　赤苓　鲜石斛　连翘　橘红　黑栀　生草　通草　郁金　竹茹　芦根

另万氏清心丸六分

【诒按】推论病源，未尝不细意研求，但伏温之邪，每多一层解后，停一二日再透一层，且每有后一层之邪，更甚于前者，此证乃第二层之邪发作耳。观后数案，病情自明，若谓谷食恋邪，与以后病情不合矣，且不至有如此重候也。查万氏原方中，山栀、川连、郁金均已入煎剂，所少者牛黄一味耳，且似此病情，可不必加用。

【潘评】三诊病情剧变，非干谷食恋邪，乃是前诊清泄不力，余热复炽，扰乱神明。此未能总体详审病情，预察其转归变化也。

【四诊】证交十二日，身热不扬，神昏，舌短，苔霉，邪入膻中，闭而不达，急急清泄芳开，希冀转机为妙。

犀角　鲜生地豆豉四钱同打　连翘　元参　牛蒡子　枳实　郁金　天竹黄　石菖蒲　鲜石斛　鲜薄荷根　芦根

另紫雪丹五分

【诒按】此按病情，大是可危。

【五诊】神情呼唤稍清，语仍不出，邪欲达而未达也。胸胁红点稍现，稀不显，斑欲透而未透也。口臭、便秘、矢气，阳明燥实复聚也。舌短心焦边绛，膻中邪火方炽也。芳香开泄之中，参以生津荡实，竭心力而图之，冀挽回于万一。

前方加沙参　生地　大黄　元明粉

【诒按】服此方后，想已得有大解，气分之邪热得泄，故下方专于清营。

【六诊】口臭喷人，胃火极甚，斑疹虽见，透而未足，目赤神糊，脉洪口渴，急速化斑为要。古法化斑以白虎为主，仍参入犀、地，清营解毒，再复存阴，又适合玉女煎法，未知能应手否？

鲜地豆豉同打　石膏薄荷头同打　犀角　天竺黄　知母　人中黄　麦冬　沙参　洋参　大生地　石菖蒲　芦根

【诒按】此方与后方，如仍加大黄以通胃腑，则伏热得泄，可免后来许多周折

【七诊】目能识人，舌能出口，证势渐有生机，法以大剂存阴，冀其津回乃吉。

大生地　洋参　麦冬　鲜地　鲜斛　元参　北沙参　犀角　石膏　生草　蔗汁

【诒按】至此始有转机，亦险矣哉。

【八诊】黑苔剥落，舌质深红，阴津大伤，燥火未退，左脉细小，右脉洪数，是其征也。此际阴伤火旺，少阴不足，阳明有余，唯景岳玉女煎最合，一面泻火，一面存阴，守过三候，其阴当复。

鲜生地　石膏　元参　洋参　知母　生草　大生地　沙参　黑栀　连翘　芦根

【诒按】有形之垢已去，无形之势犹存，用药仍宜虚实兼顾，不敢稍忽也。

【九诊】频转屎气，咽喉干燥，燥则语不出声，此阳明燥火熏蒸，津不上承，重救其阴，兼通其腑，再商。

大生地一两　鲜生地一两　沙参一两　麦冬三钱　海参二两　元参五钱　大黄酒浸，二钱　元明粉三钱　生草四分

【诒按】此吴鞠通增液承气法也，因腑中垢热又聚，故用药如此。如前第六、七方中，仍兼大黄用之，则无此波折矣。海参腥秽，不堪入口，拟去之，仍加洋参、石斛。

【潘评】三诊至九诊皆清热养津上下功夫，神昏则清心芳开，斑疹则凉营解毒，便结则承气荡涤，而立方大抵以景岳玉女煎意为主，实亦无非借生地生津、石膏清热而已。金元前每用生地汁，取大量鲜地捣汁，随时备用，独擅清热生津之功，故而能起温热大病。清时用法已等而下之，鲜汁备用已颇少见，今时药肆，鲜地亦无售，更遑论鲜汁矣，只用生地数克同煎，欲其沃焦救焚，盖亦难矣。海参腥秽，难以入口，《临证指南医案》中，徐大椿已多微词。

【十诊】下后阴液未回，急当养阴醒胃。

大生地　洋参　茯苓　橘红　麦冬　石斛　北沙参　元参　谷芽　蔗皮

【十一诊】耳聋无闻，舌干难掉，阴津大伤，用复脉法。

大生地　阿胶川连末拌炒　麦冬　洋参　炙甘草　元参　鸡子黄

【诒按】热去阴伤，此后可专意养阴矣，然耳聋未聪，则阴经尚有余热未泄也。

【十二诊】迭进滋阴大剂，生津则有余，泻火则不足。今交三候，齿垢退而复起，神色已清，非阴之不复，乃燥火未清耳。贤者，观过知仁；智者，见微知著。今当转笔，法取轻清。

洋参　枳壳麸炒　川贝　橘红盐水炒　枣仁猪胆汁炒　赤苓　川连盐水炒　竹茹　雪羹煎

【诒按】此方用意，不甚亲切，缘此时，仍宜养阴泄热，两层兼到，方合病机。

【十三诊】诸恙向安，每啜稀粥，必汗出沾濡，非虚也，乃津液复而营气敷布周流也。小便涩痛，余火未清，唯宜清化而已。

冬瓜仁　甜杏仁　鲜石斛　黑栀　甘草梢　生谷芽　通草

【诒按】小便涩痛，宜参导赤各半法，加生地、木通、连柏。

【十四诊】病退之余，日间安静，至夜发热神糊，乃余热留于营分也。小便热痛，心火下趋小肠，仿病后遗热例，用百合知母滑石汤合导赤散。

鲜生地　木通　甘草梢　竹叶心　川百合　知母　滑石

泉水煮汤煎药

【诒按】病后余波，亦题中应有之义，方亦轻清合度。

5.伏邪挟积，但热不寒，头痛鼻血，便泄稀水，表里两窒，而热甚于里，拟清里解表法。

葛根芩连汤加豆豉　连翘　枳实　黑栀

【原注】鼻血、便泄稀水，知其为热，不用犀角者，其舌苔白也，不用大黄者，其脘腹按之不痛也。

【诒按】此证专意解表，想因未得汗解故也。

【潘评】此是表里双解法，未可谓“专意解表”。

6.阴虚挟湿之体，感受时令风邪，初起背微恶寒，头略胀痛，欲咳不爽，发热不扬，舌苔白腻，大便溏泄，此其常候也。峻投消散，暗劫胃津，以致饥而欲食，嗜卧神糊，呃忒断连，斑疹隐约。证方八日，势涉危机，阅周先生方，洵称美善，鄙意僭加甘草一味以和之，其生津补中之力，未始

非赞襄之一助也。若云甘能滋湿，甘能满中，孰不知之，须知苔薄白而光滑，胸不满而知饥，乃无形湿热，已有中虚之象，此叶氏所以深戒苦辛消克之剂也，幸知者察焉。

牛蒡子　石菖蒲　前胡　橘红　郁金　桔梗　天竺黄　刀豆子　神曲　连翘　甘草　薄荷　竹茹　枇杷叶

【诒按】审证精细，论亦透彻，苔白滑而光亮无津，此湿蕴津伤之候。专投香燥，每每涸液增变，案中议论，洵属阅历之言。

【潘评】案中所称“苔薄白而光滑”，指舌苔白腻，舌质光亮无津，是湿阻津伤。《温证论治》云：“舌苔白厚而干燥者，此胃燥气伤也，滋润药中加甘草，令甘守津还之意。”故而此案腻苔投甘。然如苔白腻而滑黏，吐出浊涎者，为脾瘅，乃湿热气聚，芳香主之，不可用甘。

【再诊】证逾旬日，的系温邪挟湿，病在气营之交，苔白腻而边红，疹透点而不爽，寐则俨语，寤则神清，呃声徐而未除，脉象软而小数。周先生清营泄卫，理气化浊，恰如其分，僭加一二味，仍候主裁。

犀角　天竺黄　川连盐水炒　橘红　鲜薄荷根　连翘　牛蒡子　通草　柿蒂　青盐　半夏　丁香　竹茹　茅根　枇杷叶

【三诊】热处湿中，神蒙嗜卧，呼之则清，语言了了。验舌苔之白腻，参脉象之软数，知非热陷膻中，乃湿热弥漫于上焦，肺气失其宣布耳。呃尚未除，胃浊未化，拟从肺胃立法。

旋覆花　代赭石　冬瓜子　射干　杏仁　川贝　桔梗　郁金　橘红　沙参　通草　竹茹　茅根　枇杷叶

【诒按】论病清切。此时若误认入营，而投清营之品，则邪机愈遏，而增病矣。以中虚阴弱之体，患温邪挟温之病，过投辛燥，则阴涸，过与消克，则中伤。若回护其虚，又恐助浊增病，此等证用药最难。观前后六案，论病亲切，用药清灵，疏邪扶正，虚实兼顾，自非老手不办。

【潘评】从二诊、三诊看，舌苔白腻，神蒙嗜卧，皆属湿遏热伏、蒙闭神明之象，治在清热化湿，注重开泄。虽素体阴弱，而伤津未显，故二、三诊未亟亟于生津养胃，是证初诊取法叶氏甘守津还意，与证不合，周先生方颇称得当，议者不可故弄玄虚也。如湿蒙清阳，神明无主夕而热象不著者，苏合香丸亦可加入。

【四诊】呃忒已除，舌苔稍化，欲咳不扬，仍以前法加减。

前方去赭石　加蛤壳　赤苓　雪羹煎

【五诊】前方去旋覆花　射干　桔梗　加豆卷

【六诊】便泄数次，黏腻垢污，胃浊以下行为顺，未始不美，故连日沉迷嗜卧。昨宵便惺惺少寐，但少寐则神烦，自觉有不安之象，且屡起更衣，愈觉倦乏不堪耳。今便泄未止，舌苔仍白，身热已和，酒客中虚湿胜，拟和中化浊，仿子和甘露饮。

野于术　洋参　赤苓　泽泻　滑石　藿香　鸡距子　葛花　木香　橘红　通草　竹茹

【七诊】病已退，湿未楚，前方加减。

前方加参须　神曲　谷芽

【潘评】治至七诊，病已退，而湿犹未楚，可知自始至终是湿遏热伏，阴未大伤之证。初诊不当用甘，以甘能滋湿故也。柳先生精谙此道，未能揭出，似有溢美之嫌。

7.凡证于阴阳虚实疑似之间，最当详审，此证音低神倦似虚，而便泄臭水，中脘按痛，实也。肢冷脉细，似阴，而小便热痛，阳也。至于舌白谵语，乃痰蒙火郁之征，而日暮烦躁，为阴虚阳盛之兆。鄙意百般怪证，多属乎痰，痰蒙火郁，清化不解，须从下夺，即使正虚，而虚中夹实，亦当先治其实耳。

羚羊角　天竺黄　胆星　鲜石斛　茯神　橘红　郁金　竹沥　姜汁

另滚痰丸

【诒按】议论明快，立方切实，的是此道中高手。

【潘评】迷离朴朔之证，归咎于痰，清泄攻涤，无不围绕于此，可谓一以贯之矣。其实所谓痰，指温邪痰火言，故用药如此。

【再诊】风火炽盛，痰迷窍络，神昏不语，耳聋目张，痉厥之兆立至。证届两候，正在关节之期，勉拟一方，以尽人事。

犀角　羚羊角　鲜石斛　鲜生地　石决明　茯神　天竺黄　石菖蒲　元参　胆星

【潘评】谅舌质红绛，舌苔干腻。

【三诊】无形之风火鸱张，故神识昏蒙不醒，而有形之痰浊上泛，故舌苔反见浊厚，清开不应，拟进苦泄，再望转机。

川连　枳实　胆星　半夏　石决明　橘红　赤苓　滑石　竹沥　姜汁　羚羊角

另当归龙荟丸

【潘评】证情如前，而舌苔转为黄腻厚浊，湿热阻滞，痰火闭窍，用药变为苦泄为主。当归龙荟丸泻火泄湿，荡涤垢滞，极具效验，凡湿热积滞而致舌苔厚腻者，每获一举垢除苔净之效。

【四诊】有汗发痉，谓之柔痉，痉盛神昏，风淫火炽极矣。夫内风多从火出，欲息其风，先须清火，欲清其火，必须镇逆。考古有风引汤一法，多用石药，其原论云："痉发不止，医不能疗，风引汤主之。"良由风火炽盛，草木诸药，不能平旋动之威，非用石药之慓悍滑疾者，不足以胜之。故曰医不能疗也。病极凶危，医宜尽力，其然其否，尚祈高明裁正。

石膏　寒水石　紫石英　灵磁石　紫蛤壳　滑石　石决明　生地砂仁拌炒　阿胶赤石脂拌炒　钩藤　牛膝炭　竹沥　姜汁

【诒按】叠进清火豁痰三方，而病势未平，仍有昏痉之状，不得已而出此方。窃思温邪乃伏气内发之病，每多已发之邪，化热而为痉厥，未发之邪，仍旧郁伏不动。及外一层，经清化而解，然后内伏之邪，再逐层外露，故于清化之后再用透托者有之，再用下泄者有之，再用清营通络者亦有之，此证病情如此，疑其尚有伏邪在内所致。《金匮》风引汤所治之证，究与时邪发痉之证有别，姑存之以备一法可也。

【潘评】柳按所言极是，痉厥神昏殆系伏邪外露，层出不穷，治疗以清泄里热，平肝息风为正治。而《金匮》风引汤治杂病中风、惊痫，借石药以镇之，与温热动风似难谋合也。其中石膏、寒水石、滑石无非清热而已，紫石英温补，有以火益火之嫌。

8.素有肝胃病，适挟湿温，七日汗解，八日复热，舌灰唇焦齿板，口渴欲得热饮，右脉洪大数疾，左亦弦数，脘中仍痛，经事适来。静思其故，假令肝胃病，木来乘土，气郁而痛，若不挟邪，断无如此大热，又大便坚硬而黑，是肠胃有实热，所谓燥屎也。考胃气痛门，无燥屎症，唯瘀血痛门有便血，而此证无发狂妄喜之状，又断乎非蓄血也。喜热饮，疑其有寒似矣，不知湿与热合，热处湿中，湿居热外，必饮热汤。而湿乃开，胸中乃快，与真寒假热不同，再合脉与唇观之，其属湿温挟积无疑，《伤寒大白》云："唇焦为食积。"此言诸书不载，可云高出千古。

豆豉　郁金　延胡　山栀　香附　瓜蒌皮　连翘　赤苓　竹茹

外用葱头十四个，盐一杯，炒热熨痛处

【原注】病本湿温挟食，交候战汗而解，少顷复热，为一忌；汗出而脉躁疾者，又一忌；适值经来，恐热邪陷入血室，从此滋变，亦一忌。故用豆豉以解肌，黑栀以清里，一宣一泄，祛表里之客邪，延胡索通血中气滞、气中血滞，兼

治上下诸痛，郁金苦泄以散肝郁，香附辛散以利诸气，二味合治妇人经脉之逆行，即可杜热入血室之大患。瓜蒌通腑，赤苓利湿，加竹茹、连翘，一以开胃气之郁，一以治上焦之烦。外用葱、盐热熨，即古人摩按之法，相赞成功。

【诒按】此等证最易混淆，案语层层搜剔，可谓明辨以晰，唯既见挟积，方中似应加用枳实、山楂。此证汗解复热，凡伏气发温，逐层外出之证，往往有此，不必疑其别有他邪也。用药两疏表里，大致亦合。唯既见舌灰唇焦，则中焦有浊积无疑，疏里之药，尚宜加重，倘苔灰而燥，即大黄亦可用也。

【潘评】《伤寒大白·验口唇论》："谵语发狂，唇色干焦，服寒凉而热不减，此食滞中焦，胃中蕴蓄，发黄发热。是以用凉药则食滞不消，用辛散则碍里热，宜以保和散（半夏、厚朴、枳壳、香附、楂肉、莱菔子、麦芽、川连、豆蔻、菖蒲）冲竹沥、萝卜汁，或栀子豆豉汤加陈枳实治之。"与王氏所引略有出入，然本案消滞诸品却未选用。其实此证殆湿温食积腑实，当微辛苦泄，表里兼治之。

【再诊】服药后大便一次，色黑如栗者数枚，兼带溏粪，脘痛大减，舌霉唇焦俱稍退，原为美事。唯脉数大者，变为虚小无力，心中觉空，是邪减正虚之象，防神糊痉厥等变，今方九日，延过两候乃吉。

香豉　青蒿　沙参　赤芍　川贝　郁金　黑栀　竹茹　稻叶　金橘饼

【诒按】大解后热平，脉转弱小，倘内伏之热邪已净，或稍有余热，而不甚重，则从此各候俱平，只需清养而已，若停一二日，伏邪再炽，则脉随病变，或仍转数大亦未可知。若热势盛而脉虚小，是邪盛正虚之重候，仍当随见证治之，不得以九日两候等语为凭也。

暑病门

1.素有痰饮咳嗽，今夏五月，曾经吐血，是肺受热迫也。兹有六七日来，伏暑先蕴于内，凉风复袭于外，病起先寒栗而后大热，热势有起伏，表之汗不畅，清之热不退，所以然者，为痰饮阻于胸中，肺胃失其宣达故也。夫舌色底绛，而望之黏腻，独舌心之苔，白厚如豆大者一瓣，此即伏暑挟痰饮之证，而况气急痰嘶乎？据云廿六日便泄数次，至今大便不通，按腹板窒，却不硬痛，小水先前红浊，今则但赤不浑。此乃湿热痰浊，聚于胸中，因肺金失降，不能下达膀胱，故湿浊不从下注，而反上逆，为痰气喘嗘之证也。病机在是，病之凶险亦在是，当从此理会。涤痰泄热，降气清肺，乃方中必需之事，但清肃上焦，尤为要务耳。

葶苈子　枳实　郁金　杏仁　羚羊角　川贝　胆星　连翘　赤苓　竹沥　姜汁　枇杷叶　滚痰丸绢包入煎

【**诒按**】案语精当，方药亲切，迥殊率尔操觚。

2.暑乃郁蒸之热，湿为濡滞之邪，暑雨地湿，湿淫热郁，唯气虚者受其邪，亦唯素有湿热者感其气。如体肥多湿之人，暑即寓于湿之内，劳心气虚之人，热即伏于气之中。于是气机不达，三焦不宣，身热不扬，小水不利，头额独热，心胸痞闷，舌苔白腻，底绛尖红，种种皆湿遏热伏之征，显系邪蕴于中，不能外达。拟以栀豉上下宣泄之，鸡苏表里分消之，二陈从中以和之，芳香宣窍以达之，冀其三焦宣畅，未识得奏微功否。

六一散　黑栀　薄荷　豆豉　半夏　陈皮　石菖蒲　赤苓　郁金　蔻仁　通草　竹茹　荷梗

【**诒按**】议论亲切，用药得轻、清、灵三字之妙。

【**潘评**】此证痰饮内伏，肺热交迫，而由新凉引发，今表邪尚未净蠲也。治疗重清泄痰热，表邪兼顾之。

【再诊】形体丰肥者，必多湿，肌肉柔白者，必气虚。况暑病必与偶偶湿邪遏伏，中气受戕，前用微苦微辛，宣通三焦，服后大便通调，胸中宽畅，原得小效。要知湿性濡滞，本难霍然即愈，若用辛雄燥湿，苦寒泄热，是亦一法。然恐非肥白气虚者所能胜任，拙见仍守前法，毋存欲速之心，反致耗气之弊，唯高明裁之。

前方去薄荷　加杏仁

【三诊】白苔渐退，而舌心反见裂纹，是湿转燥矣，不饥不思食，小便仍不爽利，余热犹滞，三焦之气未尽宣达也。三焦者，一气之周流，而各司其职，上焦主纳而不出，下焦主出而不纳，中焦则输其出纳，清阳出上窍，浊阴走下窍，三焦自协于平。今议从中升降其上下，所谓升降者亦升其清而降其浊耳。

葛根　杏仁　赤苓　陈皮　紫菀　苡仁　川贝炒黄　泽

泻　血珀　竹茹　大麦　稻叶

【潘评】白苔渐退，舌心裂纹，是邪去津伤见证，不饥不食、便不利乃叶桂所谓九窍不和，胃阴不足使然，用益胃汤之类治之。王治议从升降，亦备一格。不知血珀为何用？盖湿热溲赤与瘀结淋痛不可同日语矣。

3.外有寒热起伏之势，里有热结痞痛之形；上为烦懊呕恶，下则便泄溏臭；此新邪伏邪，湿热积滞，表里三焦同病也，易至昏呃变端。拟从表里两解，佐以芳香逐秽，冀其转机为妙。

柴胡　瓜蒌仁　黄芩　半夏　赤芍　蔻仁　枳实　石菖蒲　大黄　川连　郁金

【诒按】颇合病机，药品亦切实不肤。

【再诊】投两解法，得汗得便，竟得安然两日，昨已起床、照镜、启窗、看菊。须臾之间，渐渐发热，热甚神糊，两目上视，几乎厥脱，迨至黄昏，神识渐清，热势渐减，然脉沉不起。据述热时，舌色干红，热退，舌色黄腻，此乃湿遏热炽，将燥未燥，但阳证阴脉，相反堪虞。勉议河间甘露饮子，于涤热燥湿之中，更借桂以通阳，苓以通阴，复入草果，祛太阴湿土之寒，知母清阳明燥金之热，未识得奏肤功否？

寒水石　石膏　茯苓　泽泻　茅术　桂枝　葱白头　猪苓　草果　知母　姜汁

【诒按】此是正气已衰、余邪复聚之证，所拟之方，大致颇合，但嫌药味粗犷，未能丝丝入扣耳。

4.年过花甲，病逾旬日，远途归家，舟舆跋涉，病中劳顿，雪上加霜，欲询病原，无从细究。刻诊脉象沉糊，神识蒙昧，舌强色白，中心焦燥，身热不扬，手足寒冷，气短作呃，便泄溏臭。凭理而论，是属伏邪挟积，正虚邪陷之象，深恐有厥脱之虞。勉酌一方，还祈明正。

人参　大黄　附子　柴胡　半夏　茯苓　陈皮　黄芩　丁香　当归　枳实　柿蒂　泽泻　竹茹

【诒按】虚寒积热，层层照顾，处处着力，此等方非学力极深者不能下笔。

【潘评】舌中心焦燥，总属胃津受劫，用附子似欠当。本证系湿热氤氲，蒸腾气分，以三仁汤、甘露消毒丹等为宜，正虚欲溃者，人参亦可加入。

【再诊】证势尚在险重，拟方再望转机。

柴胡　桂枝　人参　白芍　半夏　川连姜汁炒　枳实　丁香　橘皮　炙草　蔻仁　竹茹

【三诊】伏暑化燥，劫津动风，舌黑唇焦，鼻燥齿燥，神识昏糊，手指牵引。今早大便自通，据云病热略减，然两脉促疾无伦，阴津消涸，邪火燎原，仍属险象。

鲜生地　鲜石斛　犀角　元参　钩藤　连翘　天竹黄　北沙参　通草　芦根　竹叶　羚羊角　六一散　枇杷叶

另珠黄散冲服

【诒按】幸得大便自通，尚有一线生机。

【潘评】六淫之邪皆从火化，湿热化燥，伤阴动风，理本固然，医者见微知著，当防患于未然。初诊、二诊附、桂不宜用也。

5.伏暑为病，湿热居多，阴虚之体，邪不易达，此其常也。然就阴虚而论，大有轻重之分，须知此证，虚亦不甚，邪亦不多。即据耳鸣眩悸，苔浊胸痞，微寒微热，脉形弦数，立方未便着手，大补亦不可重剂，攻邪但得脉情无变，可保无虞。慎勿徒自惊惶，反增他变。

洋参　茯神辰砂拌　甘菊　蔻仁　陈皮　青蒿　钩藤　刺蒺藜　半夏　秫米　豆卷　竹茹

【诒按】不沾沾于补虚，不斤斤于泄邪，而所用药品，按之证情，无不丝丝入扣，所谓成如容易却艰辛，非学识两深者不易辨此。

6.余邪余积，虽留恋而未清；元气元阴，已耗损而欲竭。暂停苦口之药，且投醒胃之方。化滞生津，忌夫重浊；变汤蒸露，法取轻清。效东垣而化裁，希弋获以图幸。

清暑益气汤　加荷叶　稻叶

蒸露，一日温饮四五小杯

【诒按】伏暑久淹，正虚邪恋，胃弱不胜重药者，此法当仿。

【潘评】本证湿热未楚，气阴两亏，用东垣清暑益气汤可称丝丝入扣。尤妙在服法奇特，盖中土困惫，虑无法运化，变汤蒸露，浊药轻投法也。义取慎柔补益脾阴之甘淡法，所谓“用四君子加黄芪、山药、莲肉、白芍、五味、麦冬，煎去头煎不用，止服第二煎、第三煎，此为养脾阴秘法也”。以甘淡利于脾胃吸收，然只服二、三煎，恐药力轻薄，不若蒸露之既全药力，又助运化。

疟疾门

1.伏邪挟积，阻塞中宫，疟发，日轻日重，重则神糊烦躁，起卧如狂。此乃食积蒸痰，邪热化火，痰火上蒙，怕其风动痉厥，脉沉实，而舌苔黄，邪积于阳明，法当通下。仿大柴胡例。

柴胡　黄芩　川朴　枳实　瓜蒌仁　半夏　大黄

【诒按】脉舌与证合参，大柴胡是的对之药。

【潘评】此狂躁由食积痰火引发，与逆传心包者有间，用大柴胡，允属对证。

【再诊】下后热净神清，竟若脱然无恙，唯是病退太速，仍恐变幻莫测，拟方再望转机。

川连姜汁炒　半夏　陈皮　豆豉　黄芩　枳实　瓜蒌仁　郁金　神曲　竹茹

【原注】病退太速，仍恐变幻，老练之言宜省。凡下后方法，总以泻心加减，仍用瓜蒌、枳实，想胸痞未舒，舌苔未化耳。

【潘评】柳氏谓下后总以泻心加减，而此治用小陷胸汤加味，谅胸前仍痞结故也。

【三诊】昨日疟来，手足寒冷，即时腹中气胀，上塞咽喉，几乎发厥，但不昏狂耳。此乃少阳疟邪，挟内伏之痰

浊，上走心胞，为昏狂；下乘脾土，为腹胀。前日之昏狂，病机偏在阳明，故法从下夺。今腹胀、舌白、脉细，病机偏在太阴，法当辛温通阳，转运中枢为要矣。随机应变，急者为先，莫谓用寒用热之不侔也。

干姜炒黄　陈皮　茯苓　草果　熟附　川朴　蔻仁　槟榔　丁香　通草

【原注】前方用寒，后方用热，随证用药，转换敏捷，不避俗嫌，的是一腔热血。

【诒按】此人必中气素虚，故痰浊乘虚上僭也。

【四诊】投果、附、达原、神香、二陈合剂，服药后，喉中汩汩有声，上逆之气即平，腹胀遂松。今脉缓大，神气安和，腹中微觉胀满，痰多黏腻，脾脏阳气虽通，寒湿痰涎未化，仍从前法，轻减其制。

前方去附子　槟榔　加大腹皮　半夏

【五诊】腹中之气稍平，湿热余邪未尽，所以微寒微热，仍归疟象，头胀身疼，知饥能食，法拟疏化，兼调营卫。

青蒿　豆卷　半夏　陈皮　谷芽　秦艽　神曲　茯苓　姜　枣

2.陈无择云：疟家日久，必有黄痰宿水，聚于胸腹膈膜之中，须得脾土旺，而后宿水自行，元气复，而后湿痰自化。余见久疟，有泄水数次而愈者，即宿水自行之效也。

六君子汤加炮姜　木香　神曲　砂仁

【诒按】前曾见治老疟之法，用逐痰泻水之药，入鸡子中煮服，得泄黄水即愈，其意与此证同，但用药有虚实之分耳。

【**潘评**】久病以胃药收功，土旺而水饮自化，非独治疟也。

3.三疟久延，营卫两伤，复因产后，下焦八脉空虚。今病将九月，而疟仍未止，腹中结块偏左，此疟邪留于血络，聚于肝膜，是属疟母，淹缠不止，虑成疟劳。夏至在迩，乃阴阳剥复之际，瘦人久病，最怕阴伤，趁此图维，迎机导窾，和阳以生阴，从产后立法，稍佐搜络，以杜疟邪之根。

制首乌　杞子　地骨皮　当归　白芍桂枝炒　冬术　川芎　青皮　香附　乌梅

另鳖甲煎丸

【**原注**】用四物汤去地，换首乌，从产后血分立脚。

【**潘评**】此久疟而增脾脏肿大，用滋养阴血合鳖甲煎丸，是天士络病证治方法，然须潜移默化，积渐邀功，急切则无验矣。

【再诊】疟久结癖，夏至前投和阳生阴，通调营卫，参入搜络方法，节后三疟仍来，但热势稍减，癖块略小。然口渴心悸，营阴大亏，情怀郁勃，多致化火伤阴，木曰曲直，曲直作酸，疟来多沃酸水，盖肝木郁热，挟胃中之宿饮，上泛使然。夫养营阴，须求甘润，理肝郁，必用苦辛，久疟堪截，癖块宜消，唯是体虚胃弱，诸宜加谨为上。

党参　鳖甲醋炒　当归　茯神　枣仁　香附　川连吴萸炒　冬术　陈皮　牡蛎　三棱醋炒

【诒按】因病化裁，颇不沾滞；方中白芍似不可少。

另用川贝一两　半夏一两　知母一两　研末，姜汁醋各半，泛丸

每服三钱，开水送下

【诒按】此半贝丸成法也，增入知母一味，嫌其偏于凉润，尚有可商。

4.但寒不热，此力牝疟，柴胡桂枝汤主之。

柴胡　桂枝　干姜　半夏　陈皮　茯苓　川朴　草果　炙草　姜　枣

【再诊】疟发间日，但寒不热，口腻多涎，乃寒痰郁于心下，阳气不得宣越故也。

蜀漆　桂枝　半夏　陈皮　茯苓　羌活　石菖蒲

另用独头蒜一个　黄丹一钱　雄黄五分　共捣丸朝向东方服

【三诊】舌白脘闷，背寒独甚，拟宣通阳气，以化痰浊。

麻黄　桂枝　杏仁　炙草　半夏　茯苓　陈皮　鹿角霜　石菖蒲

【原注】以上三方，皆《金匮》法。

【四诊】疟止，当和胃气。

半夏　茯苓　甘草　陈皮　白蔻　姜　枣

【诒按】此疟不多见，大略由乎阳虚痰聚，阻遏邪机，不得外越所致，用药总以通阳宣浊为主。

5.少阳过升，阳明失降，疟来烦闷痞呕，当变柴胡之制，而为泻心之法，和阳明即所以和少阳也。

川连姜汁炒　半夏　陈皮　蔻仁　藿梗　生姜　竹茹姜汁炒

【原注】此病舌色，左半边光红，右半边白苔，湿如水晶粉团之色。因过服柴胡升阳，以劫其营，而痰浊又变于胃，以至痞呕，故用泻心之法。初用生姜一片，无效，后加至三片，痞呕乃止，疟亦不来。

【诒按】用古法而能通其意，心灵手敏，此为善读书人。

6.有痰饮嗽，近复凉风外薄，食积内停，寒热似疟，脉弦数，额角痛，胸脘痞胀，大便不通，是有表复有里也。拟以疏里解表。

柴胡　黄芩　半夏　枳实　川朴　大腹皮　橘红　竹茹

【诒按】立方用药，不深不浅，如初拓黄庭恰到好处。

【潘评】本病外感时邪，内停食积，寒热胸痞，大便不通，法当表里双解，立方似欠贴切。解表如桂枝、豆豉、薄荷、荆防，化滞通便如山楂、莱菔、神曲、大黄、瓜蒌等，皆可选择用之，否则表邪不得开达，里滞无以消导，蕴结既久，变生枝节矣。历来诸贤遵《素问·热论》之旨，凡热病未满三日者，可汗而已，其满三日者，可泄而已。实不可拘守日数，以言汗、下。王冰曾称："此言表里之大体也。"又引《正理伤寒论》之说："脉大浮数，病为在表，可发其汗；脉细沉数，病在里，可下之。"故"虽日过多，但有表证而脉大浮数，犹宜发汗；日数虽少，即有里证而脉沉细数，犹宜下之。正应随脉证以汗下之。"

【再诊】脉弦数，两手掌心独热，大便五日不通，舌苔薄白不黄，燥屎未全结，欲通其腑，缓法为宜。

川连姜汁炒　枳实磨冲　蒌仁研　半夏　莱菔子炒　竹茹

【诒按】先用缓法通腑。此亦病机所在，不可不知。

黄疸门

1.三疟止而复作，腹满平而又发，今目黄脉细，面黑溺少，防延黑疸，然疸而腹满者难治，姑与分消。

茵陈　山栀　赤苓　滑石　陈皮　大腹皮　附子　通草　麦芽　瓜蒌皮

【再诊】面色黧黑，腹满足肿，脉沉而细，此脾胃之阳不化，水湿阻滞于中，证防增重，且与通阳渗湿。

肉桂去粗皮，研，五分　茯苓　猪苓　泽泻　大腹皮　白术　川朴　广皮　神曲　细辛　麦芽　香橼

【诒按】此肉桂五苓散加味，温中疏湿，前人所谓阴黄，想即此等证而言。

【潘评】凡正虚寒湿瘀浊阻结作黄为阴黄。然古代医家又颇多歧义，如《诸病源候论》云：“阳气伏，阴气盛，热毒加之，故但身面色黄，头痛而不发热，名为阴黄。”指阴盛热毒为黄；又《景岳全书》：“阴黄证则全非湿热，而总由气血之败，盖气不生血，所以血败，血不华色所以色败，凡病黄疸而无阳证阳脉者便是阴黄。”指气血衰败，毛瘁色夭而为萎黄者。本案阴黄乃脾胃阳虚，湿滞阻结所致。

2.两目及身体皆黄，小便自利而清，此属脾虚，非湿热

也，名曰虚黄。

黄芪四两　白芍三两　地肤子二两　茯苓四两　酒浸服

【诒按】此疸病中另自一种，以小便清利为据，证不多见，录之以备一格。

【潘评】《金匮》："男子黄，小便自利，当与虚劳建中汤。"《本经》："地肤子，味苦寒，主膀胱热，利小便，补中，益精气。"于补虚消黄俱有裨益，故用之，而医者颇少识也。

3.伏暑湿热为黄，腹微满，小便利，身无汗，用麻黄连翘赤小豆汤。

麻黄　连翘　豆豉　茵陈　赤苓　川朴　枳壳　通草　神曲　杏仁　赤小豆煎汤代水

【诒按】此湿热在表而无汗者。

【潘评】时邪在表，湿热伏里，身无汗则表邪郁遏，热瘀于内。《伤寒论》："伤寒瘀热在里，身必发黄，麻黄连翘赤小豆汤主之。"本案又加豆豉，令助汗以宣达热瘀也。

4.面黄无力，能食气急，脱力伤脾之证也。用张三丰伐木丸加味。

皂矾一两，泥土包固。置糠火中，煨一日夜，取出，候冷，矾色已红，去泥土净　川朴五钱　茅术一两，米泔浸，切炒　制半夏一两　陈皮二两，盐水炒　茯苓一两　炙甘草五钱

共研细末，用大枣肉煮烂为丸，每服二钱，开水送下，饮酒者，酒下。此方颇效。

【诒按】此方以皂矾为君，合以平胃、二陈，明为消除垢积之剂。案云脱力伤脾，便与此方不合，当云脱力脾困，

瘀湿不化，乃合。然此方用之颇灵，其攻效自不可掩。

【潘评】本案虽列入黄疸门，非目黄、溲黄证，乃虚劳面黄无力之谓，不能混淆。矾石治虚劳黄肿，《本事方》有紫金丹（胆矾、黄蜡、青州枣），曾云：“宗室赵彦才下血，面如蜡，不进食，盖酒病也，授此方服之，终剂而血止，面色鲜润，食亦倍常。”以矾石有碍消化，后人每佐以和胃药，如张洁古、李时珍、张璐等用平胃散和之，即验方黄病绛矾丸之类，皆治脱力伤脾气，气血不生之黄肿病。今日临床言，贫血一证亦在其中，有学者持《本事方》紫金丹治严重贫血数例，效果殊佳，其中二例再生障碍性贫血，中西药屡治无效，借输血维持，经服紫金丹一月以后，血象稳定，逐步上升而毋须输血。足证古人学验，信不诬也。三丰伐木丸只矾与苍术两味，本方治法实洁古《活法机要》余绪。

痹气门

1.胸中为阳之位，清阳失旷，则胸痹而痛，下午属阴，故痛甚也。用苓桂术甘汤加味。

茯苓　甘草　桂枝　白术　瓜蒌　薤白　半夏　陈皮　干姜　白蔻

【诒按】方药均亲切不浮。

【再诊】胸痹痰饮，脘痛，甚则呕酸，脉细，胃阳不布，先以通阳。

吴萸　干姜　白蔻　炙草　桂木　瓜蒌　薤白　枳

实　半夏　茯苓　陈皮

【诒按】胸脘阳微而窒，立方兼治上中，而以中焦为主。

【三诊】胸痹腹痛，夜甚昼安，清阳不振，浊阴僭逆，法必通阳。

党参　茯苓　冬术　炙草　陈皮　半夏　桂木　川椒　干姜　川附

【诒按】此六君加桂附姜椒也，用药可谓切实矣。

脘腹痛门

1.肝胃气痛，痛久则气血瘀凝。曾经吐血，是阳明胃络之血，因郁热蒸迫而上也。血止之后，痛势仍作，每发于午后。诊脉小紧数，舌红无苔，乃血去阴伤，而气分之郁热，仍阻于肝胃之络，而不能透达。宜理气疏郁，取辛通而不耗液者为当。

川楝子　延胡　郁金　香附　茯苓　陈皮　旋覆花　山栀姜汁炒　白螺蛳壳　左金丸

【诒按】方法轻灵，自然中病。

【潘评】魏玉璜一贯煎正为此等证所设，论治胁痛、肝胃气等，魏氏以为此证“大抵燥火多而寒湿绝少”。医者惯用辛燥，则“如火上添油”，主张滋肾壮水之剂加入以楝或川连疏泄之，制方一贯煎，实无非集灵方（人参、生熟地、天麦冬、杞子、牛膝）加减而已，此证亦可用之，舌红无苔，诸香燥药总觉不宜。

2.肝气与饮邪，相合为病，脘腹作痛，吐酸水，拟苦辛泄木，辛温蠲饮。

川连吴萸炒　陈皮　木香　丁香　蔻仁　干姜　川楝子　延胡　香附　川椒

【**诒按**】肝气病兼证最多，须看其立方融洽处。

3.脉双弦，有寒饮在胃也，脘痛吐酸，木克土也。得食则痛缓，病属中虚。当和中泄木祛寒，小建中汤加味主之。

白芍　桂枝　干姜　炙草　半夏　橘饼　川椒　党参　白术

【**诒按**】大小建中合剂，方药稳切。

【**潘评**】饴糖补中缓急似不可少。

4.脘痛，肢冷脉伏，头汗淋漓，防厥。

金铃子　五灵脂　延胡　旋覆花　赭石　乳香　没药　丁香　蔻仁　香附

【**诒按**】此肝气挟瘀之证，故立方如此。

【**再诊**】**脘痛，甚则防厥。**

姜黄　半夏　陈皮　茯苓　香附　吴萸　旋覆花　赭石　蔻仁

【**潘评**】胆道虫祟之类，可见如此。剧痛作络痛论治，虑效不显，盖临床踵治已多焉。

5.肝木挟下焦水寒之气，乘于脾胃，脘痛攻胁，呕吐酸水，脉细而弦。拟温中御寒，扶土抑木方法。

炮姜 川椒 吴萸 党参 桂枝 白芍 白术 茯苓 香附 砂仁

【诒按】此肝气挟感寒治法，用药颇精到。

6.素有肝胃气痛，兼有寒积，脘痛胀满，痛及于腰，刻不可忍。舌苔白腻，渴不欲饮，大便似利不利，脉象沉弦而紧，按证恐属脏结，颇为险候。非温不能通其阳，非下不能破其结，仿许学士温脾法。

干姜 附子 肉桂 川朴姜汁炒 枳实 大黄

【潘评】此寒实为痛，苔白腻、脉沉弦紧是其证，至于大便似利不利，颇值得寻思，肠道患者每有称水泄者，实则下水甚少。而腑结内蕴，盖积滞阻塞，水液自肠隙间逼迫而下，古人称热结旁流即一端也。医者不能见泄而漫事固涩，当取通因通用法，此王氏案之肯綮所在。温脾汤是《千金》方，而许学士《本事方》中载有治例，云："治痼冷在肠胃间，连年腹痛泄泻，休作无时，服诸热药不效，宜先取去，然后调治易差，不可畏虚以养病也。"此治肠腑疾病之不废金针也，临床每每忽之，故王案称仿许学士温脾法，寓意温通而已，仲景备急丸乃其治嚆矢。

【再诊】脘腹胀满，上至心下，下连少腹，中横一纹，如亚腰葫芦之状，中宫痞塞，阴阳格绝，上下不通，势濒于危。勉进附子泻心法，通阳以泄浊阴，冀大便得通为幸，否则恐致喘汗厥脱，难以挽回。

附子 川连姜汁炒 川朴姜汁炒 大黄酒浸 长流水煎

再服备急丸干姜、大黄、巴豆霜七粒，砂仁汤下

【潘评】备急丸源出《金匮》，巴豆、大黄、干姜合剂，攻涤寒积独擅胜场，其效远胜温脾汤。王氏称服七粒，而小、大无凭，临床实际用量在六分左右，老、小酌减，非寒实者不可轻试。

【三诊】两投温下，大便仍然不通，胸腹高突，汤水下咽辄呕，肢渐冷，脉渐细，鼻煽额汗，厥脱堪忧，按结胸脏结之分，在乎有寒热无寒热为别。下之不通，胀满愈甚，乃太阴脾脏受戕，清阳失于转运。崔行功有枳实理中一法，取其转运中阳，通便在是，挽回厥脱亦在是。

人参　枳实　炮姜　川附　陈皮　冬术

【诒按】两投温通重剂，不得小效，枳实理中力量不及前方之大，恐未必能奏效也。阅《夜话录》中，所载一证与此相似，治之未效，后拟用温药下来复丹，未及试用，正可与此参观。

7.三四年来，腹痛常发，发则极甚，必数日而平。此脾脏有寒积，肝经有湿热，故痛发则腹中觉热，拟温脾法兼佐凉肝。

金铃子　延胡　陈皮　茯苓　白术　川椒　干姜　白芍吴萸炒　神曲　砂仁

【潘评】既云有寒积而投温脾法，则大黄在所必用，离大黄不能称温脾法。矧本案肝经兼有湿热，尤为切合，不知何故不用？

【再诊】腹中寒热错杂而痛，古方越桃散最妙，变散为丸，常服可耳，稍为加减，以合体气。

干姜　山栀　吴萸　白芍　炙草

共为末，神曲糊丸，每服三钱，开水送下

【原注】越桃散唯姜、栀二味，加吴萸、白芍者，复以戊己法也。甘草者，取其调和也。

【诒按】病邪错杂，用药却须一线乃佳，如此丸方，即合法也。

8.腹痛便溏，脾阳弱也；周身疼痛，卫阳弱也。补中土、益卫气，黄芪建中汤主之。

黄芪　桂枝　白芍　白术　炙草

【诒按】方案俱老到。

9.便血之后，余瘀于肝络，余热留于小肠，故少腹疼而小便热痛也。化瘀泄热为治。

桃仁　丹皮　鲜生地　木通　黑栀　滑石　归身　楂炭　生蒲黄　新绛

另回生丹一粒

【诒按】理法双清。

【潘评】叶桂治奇经之结实者，每用交加散（生地、生姜），《本经》谓地黄“逐血痹”，《别录》称“破恶血”。故许学士、叶香岩借除络瘀，与今日临床之用于清热养阴者，大相径庭。瘀血痹结甚者，香岩辄用回生丹（黑豆、红花、苏木、大黄、陈米醋、人参、川芎、当归、熟地、茯苓、香附、延胡、苍术、桃仁、蒲黄、乌药、牛膝、地榆、橘红、白芍、羌活、甘草、五灵脂、山萸、三棱、高良姜、木香、木瓜、青皮、白术、益母草、乳香、没药、马鞭草、秋葵子），盖集苦辛芳香之大成，以治奇经结实之重证，王氏用药每宗天士。

10.用五积合通圣温通，而痛未止，脉迟，喜食甜味，痛在当脐，后连及腰，身常凛凛恶寒，此中虚阳弱，寒积内停。拟通阳以破其沉寒，益火以消其阴翳。

四君子去甘草　加肉桂　附子　木香　乌药　苁蓉　元明粉

【**诒按**】方中元明粉一味，不甚妥洽，拟去之。

【**潘评**】元明粉宜换生大黄，亦合温脾汤法度。

疝气门

1.中阳虚弱，厥阴寒疝僭逆，腹痛筋急，大便坚结，痛甚则呕吐，拟大建中汤。

川椒　炮姜　党参　附子　半夏　橘饼

【**诒按**】此寒疝证之偏于虚者，故用药专于温理。

2.寒温伏于厥阴，久则化热，两胯凹筋胀，左睾丸偏坠，发作则身有寒热，而囊皮肿胀出水，此谓湿疝也。屡发不已，防有囊痈之变。

川楝子巴豆二枚同炒焦，去豆，三钱　茴香盐水炒　吴萸　黄柏　楂炭　黑栀　橘核　萆薢　荔枝核

【**诒按**】湿郁则化热，故须寒热互用，既属湿疝，似宜参用苍术、苡仁燥湿之品。

又疝气方：川楝子巴豆七粒同炒焦去豆，五钱　小茴香盐水炒，三钱　青皮炒，三钱　木香晒不见火，三钱　当归酒炒，三钱　全虫酒洗炙，七个　昆布漂淡炒，三钱　楂炭三钱

共研末，用韭汁一杯、葱头汁一杯、丝瓜络煎浓汁二两泛丸，每日服一钱。

【**诒按**】此方温肝通阳，驱邪理疝，用意颇佳，可以为法。

【**潘评**】此天台乌药散出入，李杲治寒疝结痛，先将巴豆打碎，同川楝子用麸炒，俟色黑，去麸、巴豆，余药共研细末，或泛丸，或为散，能温通厥阴，逐寒破结，效殊佳。然在本案，既云“久则化热”，又无阴结，巴豆似不甚稳妥，而前案则颇为贴切。

3.子和论七疝都隶于肝。近因远行劳倦，奔走伤筋，元气下陷，其疝益大，盖筋者，肝之合也。睾丸者，筋之所聚也，大凡治疝，不越辛温苦泄。然劳碌气陷者，苦泄则气益陷，当先举其陷下之气，稍佐辛温，是亦标本兼治之法。

补中益气汤加茯苓　茴香　延胡　全蝎　木香

又丸方：党参　白术　茯苓　吴萸　乌药　川楝子　木香　茴香　当归　苁蓉　枸杞

【**诒按**】论病亲切不浮。

瘕癖门

1.前年秋季患伏暑，淹缠百日而愈，病中即结癥，积居

于左胁之下。入春以来每至下午必微热，清晨必吐痰，食面必泄。此必当时热邪未尽，早进油腻面食，与痰气互相结聚于肝胃之络，当渐消之，否则或胀或鼓，均可虑也。

柴胡盐水炒　青皮巴豆同炒黄去豆，一两　三棱醋炒，五钱　雄黄一两　大黄皂荚子三粒同炒黄去子，一两　莪术醋炒，五钱

上药为末，曲糊丸，每服一钱，橘红汤下。

午后服六君子丸三钱

【**诒按**】用药思路可取。

【**潘评**】方药洁净，丝丝入扣，宜其久服，自有效益。

2.少腹两旁结块，渐大渐长，静则夹脐而居，动则上攻至脘，旁及两胁，八九年来如是。据云当年停经半载，皆疑为孕，及产，多是污秽臭水，嗣后遂结此块，想系水寒气血，瘀聚而成。当溯其源，而缓图之。

甘遂面包煨，三钱　香附盐水炒，一两　三棱醋炒，一两　莪术醋炒，一两　桃仁炒五钱　肉桂另研，一钱　五灵脂醋炒，五钱　地鳖虫酒浸，廿一个　川楝子巴豆七粒同炒去豆，五钱

共研末，炼蜜为丸，每服十丸，一日三服。

【**诒按**】久病缓攻，方法颇稳。

【**潘评**】峻药缓攻方法，宜于久病体虚而邪气结实者。此方蜜炼为丸，未点明丸药大小，不如言每服一钱为妥。

3.脐以上有块一条，直攻心下作痛，痛连两胁，此属伏梁，为心之积，乃气血寒痰，凝聚而成。背脊热而眩悸，营气内亏。法以和营化积。

当归　半夏　瓦楞子　香附　丹参　茯神　陈皮　木

香　川楝子　延胡　砂仁

【诒按】方亦平稳熨帖。

【再诊】投和营化积，伏梁之攻痛稍缓，而脊背之热亦减，久延络虚，当以缓图，无事更张，仍从前制。

前方去茯神　瓦楞子　木香　加茯苓　玫瑰

4.肝之积在胁下，名曰肥气，日久撑痛，痼疾难图。

川楝子　延胡　川连　青皮　楂炭　归须　五灵脂　莪术　三棱　茯苓　木香　砂仁

【诒按】用药精当。

【潘评】既肝积肥气，当疏泄肝邪为主，如何不用柴胡？叶香岩云“柴胡劫肝阴”，殆受其影响耶？柴胡清热去邪，和解枢机，洁古倡言升阳，香岩断称劫阴，无非捕风捉影此说，而后世景从之，不复知长沙垂范也。前数案言五积，《难经》:“肝之积，名曰肥气”；“心之积，名曰伏梁”；“脾之积，名曰痞气”；“肺之积，名曰息贲”；“肾之积，名曰奔豚”。其中肥气、伏梁，《内经》已载。

【再诊】左胁之痛已缓，夜增咳嗽寒热，邪气走于肺络，拟肺肝同治。

旋覆花　三棱醋炒　杏仁　茯苓　川楝子　新绛　款冬花　莪术醋炒　半夏　陈皮　青葱管　归须

【诒按】畅气疏瘀，平肝通络，此等证用药不过如是。

【潘评】此香岩通络方法，宗仲景旋覆汤加味。

5.少腹结块，渐大如盘，上攻则痛，下伏则安，此属肠覃，气血凝滞而成，拟两疏气血法。

香附　丹参　红花　当归　泽兰　桃仁　延胡　广皮　砂仁　五灵脂

另大黄䗪虫丸。每服二十粒。

【潘评】肠覃指女子少腹结块，《灵枢·水胀》始言之，初以受寒，驯致血气瘀滞，而成癖结。按之则坚，推之则移，月事又以时下，似今卵巢囊肿之类。

6.久患休息下痢，或作或辍。四月下旬，痢止数日，忽然气攻，胸脘板痛，上下不通，几乎发厥，及至大便稍通，板痛递减。匝月以来，大便仅通三次，今又不通十余日矣。而其脘中之极痛者，结而成块，偏于右部，是脾之积也。脉极细而沉紧，面色晦滞，阳气郁伏，浊阴凝聚，当与温通。

附子　干姜　川朴　陈皮　茯苓　香附　延胡　大腹皮

另东垣五积丸　沉香化气丸

【再诊】大便已通，脘腹之块未化，脉象沉弦而紧，面色之晦滞已明，阳旷已，阴凝渐通之象，仍以温通。

附子　干姜　陈皮　茯苓　木香　砂仁　通草　水红花子　白螺蛳壳

【诒按】凡阳气郁伏者，与阳虚不同，于温药中，宜兼清泄之意乃安。

7.脉迟细，脘中有块，纳食撑胀，腹中漉漉有声，嗳腐吞酸，大便坚结，此脾胃有寒积也。当以温药下之，仿温脾法。

茯苓　大黄　附子　干姜　桂木　川朴　陈皮　枳实　半夏

【诒按】小承气合二陈，加姜、桂、附，驱寒饮、导积滞，立方简当。

【潘评】从《千金》温脾汤加减，而腹胀脘块，吞酸嗳腐，是脾有寒，胃有积也。胃积当用催吐法，其效颇显，一吐为快，近时罕用矣。如不用，则神曲、山楂、麦芽之类消积化滞之品亦宜加入。

8.脉右关滑动，舌黄白而腻，是痰积在中焦也。左关弦搏，肝木气旺，故左肋斜至脐下，有梗一条，按之觉硬，乃肝气入络所致，尺寸脉俱微缓。泄痢一载，气血两亏，补之无益，攻之不可。而病根终莫能拔，病根者何？痰积湿热肝气也，夫湿热痰积，须藉元气以运之外出，洁古所谓，养正积自除，脾胃健，则湿自化。原指久病而言，此病不为不久，攻消克伐，何敢妄施？兹择性味不猛，而能通能化者用之。

人参　茯苓　于术　青陈皮　炙草　泽泻　枳壳　神曲　茅术　当归土炒　白芍吴萸三分，煎汁，炒　黄芪　防风根

【诒按】拟加金铃、延胡、木瓜以疏肝，较为周到。

又丸方：

制半夏三两分六份一份木香二钱煎汁拌炒；一份白芥子二钱煎汁拌炒；一份乌药三钱煎汁拌炒；一份金铃子三钱煎汁拌炒；一份猪苓二钱煎汁拌炒；一份醋拌炒。

炒毕，去诸药，仅以半夏为末，入雄精三钱研末，麝香一分、独头蒜三个打烂，用醋一茶杯打和为丸。每晨服一钱五分，开水送下。

【诒按】丸药制法精巧，开后学许多悟境。

9.心之积，名曰伏梁，得之忧思而气结也。居于心下胃脘之间，其形竖直而长，痛发则呕吐酸水，兼挟痰饮，肝气为患也。开发心阳，以化浊阴之凝结，兼平肝气，而化胃中之痰饮。

桂枝　半夏　川连吴萸炒　茯苓　蔻仁　郁金　延胡　川楝子　石菖蒲　瓦楞子

【诒按】论病立方，精到熨帖。

10.病由肝气横逆，营血不调，腹中结瘕，脘胁攻痛，渐致食减内热，咳嗽痰多，当脐动跳，心悸少寐，口干肠燥，是皆血痹虚劳之象，极难医治，姑仿仲景法。

党参　茯苓　枣仁　乳香　没药　桃仁　当归　川贝　香附　地鳖虫酒炙　白蜜

【潘评】《金匮》血痹虚劳诸伤，内有干血，用大黄䗪虫丸，缓中补虚。丸中持大黄、桃仁、地黄、干漆、虻虫、水蛭、蛴螬、䗪虫以消瘀搜络，瘀血去而营卫昌，元气自复也。是以宋前医方治虚辄重消瘀去邪。《千金方》治男子五劳七防之肾沥散，治骨极虚热用三黄汤（大黄、黄芩、栀子、甘草、芒硝）通利为先，皆古法余绪也。此方谓仿仲景法，已是侧重甘补，去长沙原旨殊远，盖明清风气使然耳。

【再诊】前方养营化瘀，得下血块两枚，腹满消软、内热咳嗽未减，今且和营启胃，退热止咳，再望转机。

党参　茯苓　丹参　陈皮　川贝　杏仁　当归　阿胶　血余炭　地鳖虫

【**诒按**】前两方仿《金匮》血痹治法，确有见地，后来咳嗽不止，已属内热伤肺之象，腹中满痛，肝气不平也。愚意仍用润肺疏肝、清阴养血法治之。

环溪草堂医案下卷

无锡 王泰林旭高 著

肿胀门

1.病起咳嗽，咳止而反气升，入暮尤甚，面跗庞然浮肿，腹虽未满，而按之不软，此属肾风。盖风邪乘虚而入于肾，肾气上逆，故入暮而气升为甚。用五苓通膀胱，导出肾中之邪，加细辛以彻少阴之寒风，晚上再进都气丸以安其肾，庶几久蕴之邪得解，而肾脏无伤。切勿轻视此病，须防腹满之虞。

五苓散　加大腹皮　陈皮　细辛　肉桂

另晚服都气丸，盐汤送下。

【诒按】肾风之名，出于《素问》风论，其所列症状，与此不甚符合，但理可相通。如案所立治法，亦颇有精意，盖邪入于脏，必借所合之腑为出路。以五苓加味，治其膀胱，以导出肾邪，随用都气，以培肾脏之本，邪正虚实之间，面面周到，率尔操觚者，固不能办此也。

【潘评】此慢性咳嗽，久年淹缠，而发展为慢性肺源性心脏病，已属难治之例，王氏所谓肾风云云，无非借题发挥而已。无补实治，治疗则大抵发时治肺，平时补肾，迁延反复则挟正去邪，而通利膀胱始终兼顾之，吐纳、淡食时辅佐之，自可缓其发作，续得一线生机也。

2.风湿相搏，一身悉肿，咽痛发热，咳而脉浮。拟越婢法。

麻黄　石膏　赤苓　甘草　杏仁　大腹皮　通草

【**诒按**】咳而咽痛，肺有郁热，故用越婢。

【**潘评**】所谓风湿、风水者，表有风邪，里有水湿也。外感见症，复兼肢面浮肿，与现今临床溶血性链球菌感染引起变态反应之急性肾炎相类。病初起者，大抵重在祛风清热利水，本案用越婢法加味即是一例也。

3.风水者，在表之风邪，与在里之水湿，合而为病也。其证头面肢体浮肿，必兼咳嗽，故为风水，更兼食积，其腹必满，三焦不利。法当开上疏中达下，若不避风，恐其增重。

羌活　防风　枳壳　莱菔子　杏仁　橘红　川朴　茯苓　泽泻　大腹皮　桑皮　葱　姜皮

【**诒按**】证属外风与内湿相合，故用药从表里两解之法。

【**潘评**】本案热象不显，更兼食积，故用药如此。

4.内有湿热，外着风邪，风与水搏，一身悉肿，此属风水，当发汗。

羌活　香薷　陈皮　防风　赤苓　焦六曲　通草　生姜　葱白

5.水肿自下而起，腿足阴囊，大腹胸膈咽喉，无处不受其灾，水势泛滥，浩浩莫御矣。今先从上泻下，盖肺主一身之气，又曰水出高源。古人开鬼门，洁净府，虽曰从太阳着手，其实亦不离乎肺也。

葶苈子　杏仁　川朴　陈皮　茯苓　椒目炒出汗　姜　枣

另控涎丹每服七分，姜汤送下

【诒按】病象已剧，用药自须从猛，但控涎丹药力猛锐，不宜过于多服，须酌之。

【潘评】风水不差，淹缠增剧，每致精气日夺，浮肿殊甚，患者形色，肢肿按之凹陷如泥，西医所谓慢性肾炎肾变期者亦类见之。此时攻之伤正，补之碍邪，堪称棘手，然舍攻、补两法亦别无良策，补者如参、芪、阿胶、河车等，逐者如黑白丑、大戟、芫花、舟车丸等皆可择宜而用之。久久服用自能潜移默化，积渐邀攻，清人每畏攻药猛锐，是王道风气使然，验之今日临床，实未必有如此大之副作用也。

6.病后脾虚气滞，浮肿食少，大便溏泄，法当温运脾阳。

党参　茯苓　泽泻　木香　冬术　炮姜　苡仁　神曲　砂仁　谷芽

【诒按】病后浮肿属虚，故兼培补，以上诸案，均属浮肿之病，与鼓胀、单腹胀诸证之关乎脏气者，轻重浅深，迥乎不同，临证者当细意分别，勿混视也。其有脘腹坚硬结块者，须与积聚瘕癖门各案参看。

7.湿热内阻肠胃之间，横连膜原，膜原者，脏腑之外，肌肉之内膈膜之所舍，三焦决渎之道路，邪留不去，是为肿胀。胀属气，肿属水，是必理气，而疏决渎，以杜肿胀之萌。

黑白丑各五钱　莱菔子一两　砂仁一两　用陈葫芦一枚，将上三味纳入，再入陈酒一大杯，隔汤炖一炷香，取葫芦中药，炒研细末，再以葫芦炙灰，共研和，每服二钱。

【诒按】立方取义颇佳，凡肿胀初起者，可以取用。

8.痢后阳虚，水湿不化，腹满面浮足肿，而色青黄，脉细，虑延鼓胀重证。拟温通脾肾之阳，疏利决渎之气，冀其胀消肿退为妙。

川附　肉桂　白术　泽泻　茯苓　猪苓　川朴　陈皮　通草　冬瓜皮

【诒按】病后阳虚肿胀，故用胃苓法，加温运之品。

9.腹暴胀而足肿，纳食则胀益甚，湿热挟气，填塞太阴，鼓胀重证。

川朴　赤苓　大腹皮　青皮　泽泻　枳壳　楂炭　黑丑　甘遂面包煨　通草　姜皮

【再诊】腹满稍宽，足仍浮肿，运脾化湿，冀其渐平。

川朴　茯苓　大腹皮　椒目　泽泻　通气　陈皮　黑丑　苍术　神曲　枳壳　姜皮

【三诊】腹满月余，得食则胀甚，两进攻消运脾之法，胃脘之胀已松，大腹之满未化，再议疏通消导。

旋覆花　五加皮　泽泻　鸡内金　赤苓皮　槟榔　木香　黑丑　通草　砂仁

【诒按】此三方治腹胀之由乎湿积者，初起通用之法。

【附录】叶天士按云："徐姓小儿，单胀数月，百药无效，余用肥儿丸、万安散、磨积丹、鸡肫，药俱不效，余谓气分不效，宜治血络，所谓络瘀则胀也。用归须、桃仁、延胡、山甲、蜣螂、䗪虫、灵脂、山楂之类为丸，十日全愈。"

【诒按】此等证本不多见，但已经治验，自可存之，以备一格。

【潘评】叶氏络瘀为胀之说，用辛通血络法，可谓别开生面，从来所无。然屡验之临床，却乏实效，谅系识证之不精确耳。

【附录】吴按云："肿胀久延，腰痛带下，浊阴尚盛，元气已衰，补则恐其助胀，渗则虑其伤元。拟早上服金匮炒焦方，但取其气，不取其味，亦有离照当空、阴霾四散之义。晚仍进清渗之方，以膀胱为气化运行之府也。表里兼治，渐次图功，庶木德盛行之候，不致加剧耳。"

【诒按】病难着手者，不可无此巧法，有以五苓、五皮煎汤，送炒黑金匮肾气丸者，正与此相似。

10.疟后，湿热内蕴于脾胃之中，热上蒸而为口糜，湿内蕴而为腹胀。拟和中清化湿热为法。

川连酒炒　川朴　焦曲　赤苓　枳壳　大腹皮　泽泻　陈皮　黑栀　砂仁

【诒按】案方俱平正通达，特未知能否奏效耳。

11.病由肝郁，木横克土，湿热不化，先有淋浊，愈后渐渐腹胀，左胁微觉隐痛，身微有热，脉象细弦，木郁不达，虑延鼓胀，勿轻视之。

柴胡　茯苓　白术　香附　川芎　山栀　神曲　丹皮　白芍　青皮　川朴　香橼

另左金丸

【诒按】立方精当，虽不见出色，而已恰到好处。

12.气郁于胸为膈，气滞于腹为鼓。饮食不纳，形肉顿瘦，阴气凝聚，阳气汩没，脉细如丝，将何疗治？姑与扶正培本，通阳化气为法。

党参　熟附　肉桂　泽泻　白术　茯苓　大腹皮　另来复丹一钱

【诒按】病已造乎极重，此方药力之猛，足以制之，从此得效，尚可勉图。

【潘评】来复丹（硝石、硫黄、玄精石、五灵脂、青皮、橘皮）为《和剂局方》所引，主治霍乱吐泻，瞀闷腹痛等症。许学士颇称此方之神，广而用之，并云“此药治荣卫不交，养心肾不升降，上实下虚，气闷痰厥，心腹冷痛，脏腑虚滑，不问男女老幼危急之证，但有胃气，无不获安。补损扶虚，救阴助阳，为效殊胜，常服和阴阳益神，散腰肾阴湿，止腹胁冷疼，立见神效，应诸疾之不辨阴阳证者，并宜服之。”究其实，此丹殆仍是魏晋药石之遗风，尚未泯灭也，金元后其风渐衰，故近人不甚知之。王氏此案须便泄腹痛方始合拍，否则便是猎奇，自衒欺人也。柳按谓“足以制之”，不知所据何出？唯学者自明，所谓尽信书，不如无书也。

13.痞块由大疟日久而结，多因水饮痰涎与气相搏而成，久则块散腹满，变为鼓胀，所谓癖散成鼓也。脉细如丝，重按至骨，乃见弦象，是肝木乘脾也。口干，小便短少，是湿热不运也，匝月腹日加大，急宜疏通水道，泄木和中。

五苓散　加川朴　川连姜汁炒　青皮　陈皮　大腹

皮　木香车　前子　通草

另服古方厚朴散　川朴姜汁，炒三钱　枳壳三钱，巴豆七粒合炒黄，去巴豆　木香晒干研，三钱　青皮醋炒，三钱　陈皮盐水炒，三钱　甘遂面包煨，三钱　大戟水浸晒干炒，三钱　干姜炒黄，三钱

共为末，每服一钱，用砂仁车前子泡汤调下

【诒按】此治癖散成鼓之妙剂，凡遇此等大证，必乘早图治，若日久正虚，便费周张矣。录此以为临证者一隅之取。

14.暑湿挟积，阻滞肠胃，中州不运，大腹骤满，腹中时痛，痛则大便黏腻，色红似痢，小水短少，诊脉沉而滑数，是积之征也。拟大橘皮汤，送下木香槟榔丸。

橘红　白术　赤苓　泽泻　猪苓　大腹皮　滑石　木香　砂仁　川朴

另木香槟榔丸三钱

【诒按】病兼滞利，故须先从肠腑疏导。

【再诊】气与水相搏，大腹骤满小便不利，大便欲泄而不泄，法以疏气逐水。

香薷　茴香　泽泻　枳壳　赤苓　莱菔子　甘遂　大戟　黑丑　白丑　生姜

【诒按】此方专逐水积，力量颇猛，想其正气尚旺，故可放手用之。

【潘评】久病鼓胀往往肝阴不足、肝用太过，太过者宜疏泄。不足者宜柔养，《经》云："肝苦急，急食甘以缓之。"盖柔肝之体，缓肝之用也。此案两方皆是通利，于柔养肝体

一层未见顾及，是不足也，矧鼓胀大抵是久病，未有阴血不耗者，最宜杞、芍、归、胶等涵养之，可与通利药如甘遂、大戟、舟车丸等同进，并行不悖，始称周匝。既无碍邪之弊，复遂其疏导之用矣。

头痛门

1.情怀郁勃，肝胆风阳上升，右目昏蒙，左半头痛，心嘈不寐，饥而善食。内风掀旋不息，痛势倏忽无定，营液消耗，虑其痉厥。法以滋营养液，清息肝阳，务宜畅抱，庶克臻效。

大生地　元精石　阿胶　天冬　羚羊角　石决明　女贞子　滁菊　钩藤　白芍

【潘评】此方极具效验，盖益体损用之治也。复脉、定风、阿胶鸡黄等法专主滋养下焦阴血，此方合入羚羊角清肝息风，是其不同处。今羚羊物稀价昂，代以天麻、全蝎效亦佳。便不泄者，复入生大黄导火下行，尤属合拍。

【再诊】服滋阴和阳法，风阳稍息，第舌心无苔，心嘈善饥，究属营阴消烁，胃虚而求助于食也，议滋柔甘缓。

大生地　石决明　麦冬　阿胶　火麻仁　女贞子　洋参　白芍　茯神　橘饼

【诒按】此养阴柔肝之正法，与前人复脉、定风、阿胶、鸡黄等法，用意相合。

诸窍门

1.郁怒伤阴，木火上乘窍络，耳生息肉，名曰耳菌，最属淹缠，久久不已，防有血出翻花之变。

生地　丹皮　北沙参　元参　远志　钩藤　羚羊角　石决明　刺蒺藜　滁菊

另用藜芦　腰黄　硇砂

上三味，皆少许，为细末，点入耳中，立效。

2.胆热移脑为鼻渊，肝热移肺为鼻痔，病根日久，难以卒效。

羚羊角　丹皮　黑栀　甘菊　元参　辛夷　苍耳子　石决明

另用雄黄，月石、冰片，研末，搐鼻。

【诒按】耳菌、鼻痔均属外证，须另用专方治之。先生长于外科，故用药自然丝丝入扣。

3.暑邪湿毒，走入营中，遍身骤发紫黑蓝斑，鼻血龈腐，此属发斑牙疳之险证，倘至壮热神昏，不可挽矣。

羚羊角　犀角　黑栀　丹皮　银花　连翘　鲜石斛　鲜生地　知母　芦根

【诒按】此证于清营中宜稍参疏透之意。

4.少阴肾水不足，阳明胃火有余，牙宣出血，晡时微寒壮热，而其脉极细，此素体之阴亏也，当凭证论治，用景岳玉女煎。

生地　知母　牛膝　川连　石膏　麦冬　薄荷　芦根

【诒按】此证之脉细，想系素禀如是，若云阴虚，未必脉细也，须见证确有可据，乃可舍脉从证，未可冒昧以将事也。

【潘评】前后四案论治，俱皆精彩，前二案肝火、胆热用事，专主清泄。三案热险证危，所谓胃烂发斑也，每每不治，犀、羚合投是宋前佳方，可以背城一战。四案用介宾成方，因有寒热，故合薄荷透发，窃犹恐力不逮，宜复入淡豆豉一味发表透邪，方称相当，与生地配合，即是古方黑膏法也。

痧疫门

1.烂喉痧证，来势甚暴，甫周一日，丹疹密隐，咽喉已腐，壮热无汗，大便泄泻，烦躁渴饮，脘腹按之痛，邪不外达，炽盛于里，燎原之势，不可向迩。恐其遽尔内陷，昏喘生变，现在方法，辛凉透散，通同一律，无所短长。鄙见莫若且用凉膈散，上者上达，表者表达，里者下达，庶几热从外出而痧透，火从下泄而躁安，按内经病机，暴注下迫，皆属于热。仲景方论，急下之法，正以存阴。幸勿拘现患泄泻，而遂谓不可再下也。虽然智愚千虑，各有得失，尚祈高正是荷。

凉膈散　加牛蒡子　桔梗　枳实

【诒按】既患丹痧，则营络中必有热邪，方中丹皮、鲜地、银花、元参等味，断不可少。

【潘评】本案烂喉痧、丹疹、咽腐，今临床重证猩红热亦可见之。大便泄泻，时医每责诸土气败坏，汲汲扶正，致使毒焰嚣炽，不可药救。王氏高明处，在据经旨暴注下迫，皆属于热，认定此泻乃火下泄之象，刘完素所谓："肠胃热甚而传化失常，火性疾速，故如是（暴注）也"。深究之，其泄殆即热结旁流之类，故用急下存阴法。然专取凉膈散恐病重药轻，盖营血之热已炽，非犀角地黄之类合入不能挽回也。

【再诊】投凉膈散，烦躁略安，脘痛已止，胸膈之燔，稍衰其势。而咽喉红肿，干咳呛逆，上炎之火，未息其威，况丹痧一片，点粒模糊。证交三日，正属邪张之际，尚在险途，未归坦境，拟方再望转机为妙。

犀角　连翘　元参　川贝　桔梗　鲜石斛　牛蒡子　鲜薄荷根　芦根

2.痧回热减，温邪初退之余，咽喉反腐，虚火又从而附之。良由久患喉痹，阴虚火亢，热淫摇动，亢焰复张，用方最宜加谨，过清恐伤脾胃，早滋恐恋余邪。姑拟甘凉法，平调肺胃，冀得上焦清肃。

鲜石斛　大贝　元参　生草　丹皮　沙参　羚羊角　扁豆　穞豆衣　雪梨

【诒按】看似平淡无奇，实已斟酌尽善。

【潘评】羚羊擅能清热，唐宋医方惯用之，清时移作平肝息风专药，此案古意犹存，是善读宋前方书故也。

脚气门

1.暑雨潮湿，湿从下受，入于经络，两足腿股酸楚，不能屈伸，起卧转侧，均觉艰难，此属脚气。适值经行之际，少腹窒塞，小便涩痛，湿热自气伤营，故舌苔白而底绛，脉形濡，身微寒热。虑其有气逆冲胸之变，拟东垣防己饮加减。

防己　薏仁　萆薢　秦艽　独活　桑寄生　牛膝　木通　防风　归尾　延胡　威灵仙　泽兰　丝瓜络

【诒按】此湿热注于经络之病，与载入类伤寒中之脚气宜用鸡鸣散者，不同。

【再诊】两足稍能行动，湿热有流通之机，仍宗前法增损，兼参健步丸意。

防己　萆薢　独活　牛膝　杜仲　晚蚕砂　木瓜　当归　延胡　秦艽　桑枝　丝瓜络

遗精门

1.病由丧子，悲愤抑郁，肝火偏盛，小水淋浊，渐至遗精，一载有余，日无虚度。今年新正，加以左少腹睾丸气上攻胸，心神狂乱，龈血目青，皆肝火亢盛莫制也。经云：肾主闭藏，肝司疏泄。二脏皆有相火，而其系上属于心，心为君火，君不制相，相火妄动，虽不交合，精亦暗流而走泄

矣。治法当制肝之亢，益肾之虚，宗越人东实西虚，泻南补北例。

川连　黑栀　延胡　赤苓　沙参　川楝子　鲜地　知母　黄柏　龟板　芡实

另当归龙荟丸一钱开水送下

【**诒按**】遗泄有专属乎肝者，此等证是也，此方可引以为例。

再丸方：川连盐水炒，一两　苦参烘，二两　白术米泔浸，晒，二两　牡蛎煅，三两

共研末，用雄猪肚一个将药末纳入肚中，以线扎好，以水酒各半煮烂，将酒药末，共打，如嫌烂，加建莲粉拌干作丸，每朝服三钱。

【**诒按**】此刘松石猪肚丸方也，加川连一味。

【**潘评**】遗精之由于肝火郁勃者，必有肝旺见症，如头痛、目赤、脉弦、便秘之类，治疗切忌兜涩，宜龙胆泻肝、当归龙荟之类，泻肝即所以固泄也。此案用语，多套用丹溪《相火论》大意，故说来头头是道。

2.左尺极细，寸关微而似数，右三部俱弦滑，下有遗精暗疾，肛门痒而出水，上则头眩耳鸣，舌苔粉白。以脉合证，肾阴下亏，而湿热相火，下淫上混，精窍为之蒙闭；法当补肾之阴，以清相火，清金和胃，分利膀胱，以化湿热。

大生地蛤粉炒　龟板　牡蛎　怀山药　麦冬　萆薢　泽泻　赤苓　丹皮　知母　黄柏　半夏

【**诒按**】病源分析极清，用药亦熨贴周到。

又丸方：大生地砂仁、陈酒拌，蒸　冬术土炒　黄连盐水炒　苦参　天麻　怀山药　丹皮盐水炒　牡蛎　麦冬元米炒　龟板酥炙　川芎　半夏　芡实　萆薢盐水炒　泽泻盐水炒　赤苓　黄柏盐水炒　知母盐水炒

上药为末，用建莲粉四两、神曲四两，煮糊捣丸

【诒按】此方用丹溪大补阴丸，合封髓猪肚分清等法而成，肾虚有湿热者，用之颇合，或乃以苦寒疑之，是未识制方之妙义也。

【潘评】丹溪尝谓湿热相火，为病甚多，王氏遗精门病机与之相合，湿热、相火两者虽不能截然分开，然到底各有侧重，未可混为一谈。前案主属相火为患，故用龙荟丸，后案湿热用事，重在清化分利，是制方之妙义不同也。

小便门

1.先腹痛数日，遂至小便不利，少腹胀满如鼓，今已半月，屡用通利之药，小便虽通不爽，少腹胀满益甚。诊脉弦紧，舌苔白腻，饮食少纳，身无寒热，大便颇泄，黏腻如痰，此中阳不足、水湿泛溢，膀胱气化无权。法当温土以御水寒，通阳以化湿浊。

干姜炒黄　肉桂　茯苓　泽泻　茅术　木香　茴香

【诒按】因舌腻便痰，故知其为寒湿，唯先曾腹痛，则方中又宜兼通气分，拟再加牛膝、乌药。

【再诊】张先生用平胃化胃中之湿浊，五苓通膀胱之气

化，简净得当，无从增损。愚意复入半夏一味，暗合通澈阴阳之路，使水湿痰涎，从小便出，是亦古人加减成方之心法也。

半夏　茅术　川朴　陈皮　甘草　茯苓　猪苓　肉桂　泽泻

【潘评】《别录》称半夏“消心腹胸膈痰热满结”，以患者苔腻便泄，为痰湿作祟，故王氏于张先生平胃散、五苓散中增入半夏一味，俾痰湿从下而泄，制方匠心耐人寻味，然实效如何未见下文为憾。

2.肾虚精关不固，湿热混于坎宫，精从溺后而出，左脉虚细，右脉洪大，阴亏而相火胜也。补肾阴，化湿热，用凉八味法。

凉八味汤加萆薢

另威喜丸三钱，淡盐汤送下。

【潘评】威喜丸茯苓和黄蜡而成，治阳虚带浊。《抱朴子·仙药》:“松柏脂沦入地千岁，化为茯苓，茯苓万岁，其上生小木，状似莲花，名曰木威喜芝。”故丸名威喜，千、万岁者，喻其年久也。

【再诊】精浊稍止，而两足重堕无力，咳嗽胸痛，金水两亏，湿热不化，拟清暑益气，以化湿热，兼固肾阴。

洋参　黄芪　茯苓　五味　神曲　麦冬　苍术　白术　陈皮　前胡　通草

另知柏八味丸

【三诊】精浊已止，腿足重堕无力，舌苔白而恶心，坎

宫之湿热虽清，胃家之湿热犹恋，拟和中化湿法。

豆卷　半夏　茯苓　陈皮　麦冬　沙参　扁豆

另资生丸

【四诊】肾虚胃湿，胸闷恶心，口沃清水，凡大便时则精窍自渗如腻浊，拟渗胃湿，固肾精。

熟地　五味　苍术　白茯苓　沙苑　炮姜　黄柏　建莲

另威喜丸

【诒按】凡肾虚胃湿之病，用药甚难着手。第一方专顾肾，第二方肾胃兼顾，第三方专治胃，第四方两层合治，从黑地黄丸加味，最有巧思。

3.淋浊日久，不痛，口常甜腻，此肾虚而有湿热也。

苍术四两分作四份一份用米泔水浸透晒；一份用盐水炒；一份用酒炒；一份用破故纸三钱研末拌炒；去故纸。

黄柏四两分作四份一份盐水炒；一份生晒；一份酒炒；一份用益智仁末三钱拌炒，去益智仁。

莲蕊须　马料豆　制首乌　茯苓　生草

共研细末，怀山药粉煮糊为丸。

【诒按】肾虚而兼湿热者，用药甚难，观此方取意极佳，唯于肾虚一面，尚可增入沙苑、菟丝、龟板之类。

【潘评】合入熟地亦无不可。脾恶湿则苍术、黄柏燥之，肾恶燥则熟地，首乌润之，古人黑地黄丸即是其意先例。

4.肾开窍于二阴，前有淋浊之新恙，后有肠红之旧疾，皆由于阴虚而有湿热也，寓育阴于利水清热之中，猪苓汤合加味槐花散主之。

茯苓　猪苓　阿胶　生地　槐米　枳壳　六一散　血余炭　侧柏炭

【诒按】两证贯串一线，用药自然亲切。

【潘评】此方颇具精思，猪苓汤治淋浊，槐花散治肠红，药简意赅，丝丝入扣，非博览卓识、娴熟临床者不能矣。猪苓汤亦是燥、润并投之不朽垂范，阿胶合滑石既为仲景妙谛，熟地和苍术焉不能熔一炉？盖狃在师承习俗故也。

【再诊】便血已止，淋浊未清，今当固本。

芡实　炙草　洋参　麦冬　黄柏　生地　茯苓　沙苑　砂仁　莲肉　怀山药

另八仙长寿丸每服三钱，开水送下

5.小便频数，溺后有血丝块，此膀胱有热，肾虚有火，逼冲任之血而下走前阴也。法当通涩兼行。

生地炭　阿胶蒲黄炒　川连　龟板　赤苓　黄柏盐水炒　大黄醋炒成炭　血余　车前子　藕节

另血余炭三钱，血珀一钱研末，分两服，鸡子清调下。

【再诊】血止，小便频数，气坠，拟补阴升阳法。

生地　牡蛎　茯苓　龟板　怀药　丹皮　杜仲　党参　建莲　鹿角霜

【诒按】两方用药，极为周到，所嫌者平实而已。

【潘评】既云升阳，升麻、柴胡亦可加入，并借以清解热毒也。周慎斋、叶天士升阳法，每每升麻与鹿茸并用，本案用参、鹿，殆即寓该义。

6.淋浊三年不止，肾虚湿热不化，阴头碎痒，筋骨微

疼，六味补肾，能化湿热，耐心久服，莫计效迟。

大生地　怀药　茯苓　萸肉　丹皮　泽泻　五味　麦冬　益智仁　湘莲肉

【诒按】此证阴头碎痒，筋骨微疼，疑有疮毒内恋而然。

【潘评】当合入知母。黄柏、苦参、土茯苓之类清解热毒，徒恃六味，恐难弋获，且须清心茹淡，药养兼功，方可徐缓图之。

7.杂药乱投，诸病不除，中气早戕，故腹中不和，大便不畅。至于本病精浊淆混，亦脾虚湿热所致。

萆薢　益智仁　半夏　陈皮　党参　黄柏　乌药　石菖蒲　菟丝子

【诒按】精浊淆混四字，将病情包括无遗，用药亦清灵不滞。

痢疾门

1.从来肺有积热者，大肠必燥，以相为表里故也。三五年来，屡发喉证，肺热可知。今秋龈肿出血，多服凉药及西瓜等物，遂患下痢赤白，常有干粪夹杂其中，延及百日，近见坚栗，而痢反更甚，此必有故。夫脾受瓜果之寒湿，既下流于大肠而为痢，则大肠之燥当除，今独不然，竟若燥若湿，各树旗帜，相为掎角之势，岂非以脾属中土而主湿，大肠属燥金而主津，津亏则燥益坚，脾虚则湿愈甚耶？昔秦氏

论痢，有湿火伤气，燥火伤血之分，此则湿燥两伤，拟撰一方，润燥兼行，气血兼理，或通或塞，均非所宜。

全瓜蒌六钱　当归一钱五分　木香五分　川连酒炒，五分　甘草四分　升麻三分　藕一两　陈火腿足骨炙灰，一钱

【诒按】论病切实不浮，方亦稳适，微嫌气分药尚少，恐机关不能灵动耳。

【潘评】论理甚见匠心，实无非肠燥脾湿为痢而已，而治方则不敢苟同，川连五分、升麻三分大抵只是纸上谈兵，距实效远矣。夫痢疾一证，不论伤气伤血，燥、湿多寡，总是有积，积不去则痢不止也。故宋人治痢专重荡涤，严氏《济生方》颇具精思，河间芍药汤亦寓斯义。所谓行血则便脓自愈，调气则后重自除，以大黄斩关夺门、推陈致新为前提也。此方瓜蒌虽通，终非大黄之比，陈火腿骨食用则可，入药未免流于花哨一途耳。

2.伏暑热之邪，挟积内蕴，胸痞呕恶，发热舌燥，通腑之后，变为下痢。痢色红白腻冻，仍然痞塞呕恶，饮食不纳，势成噤口重证，须得胃开纳谷，痢减不呕为妙。阅诸高明方，层次转折，各有主意，姑拟一方商正。

川连酒炒，五分　黄芩酒炒，八分　白芍炒，钱半　青皮八分　川朴五分　陈皮盐水炒，八分　神曲三钱　茯苓三钱　北沙参四钱　砂仁八分　生熟谷芽各二钱　玫瑰花二朵

【原注】此病嫌其两脉虚濡，脾胃元气大弱，似乎宜参入扶正为善。然下痢一证，古称滞下，起于湿热居多，早补早敛，往往受累，此河间苦辛宣通腑滞之法。所以为痢门必

采之方，若夫深刻工夫，补阴补阳，治脾治肾，都为久痢而设，尚非此时议论，所以宁落轻浅，不用深重之剂，盖行远自迩之意云尔。

【诒按】阅是方者，有病重药轻之疑，故方后申言其意。

【潘评】前半方清邪，后半方养胃。养胃清灵润泽，有醒胃苏脾之效；清邪薄弱无力，难获清彻肠垢之功。痢疾一证，由湿热而混淆气血，以垢积而下利赤白，非铲尽宿垢，排泄湿热，恐无以为效，盖阳明以通为贵故也。

3.奔走远行，伤饥饮酒，脾胃受病，病成休息痢。痢经两载不愈，许学士香茸丸最妙，但嫌其价昂，且药肆无此现成丸科，今姑师其意而变汤服。

木香　丁香　杜仲　当归　白芍　炮姜　茯苓　砂仁　鹿角霜　菟丝饼

【诒按】此脾肾两治，而专重于肾者。查原方皆用鹿茸、沉香、麝香，无用丁香者，煎剂中宜改用沉香为稳。

【潘评】许学士《普济本事方》所引诸香茸丸方，大抵是鹿茸、地黄、苁蓉、沉香、麝香、菟丝子之类，主在申明补肾正义，抨击恣投刚剂，如谓“脾恶湿，肾恶燥，如硫黄、附子、钟乳、炼丹之类，皆刚剂，用之人以助阳补接真气则可。若云补肾，则正肾所恶者，古人制方益肾，皆滋润之药，故仲景八味丸，本谓之肾气丸，以地黄丸为主，又如肾沥汤之类，皆正补肾经也。近世盛行香茸丸可补肾经。”盖言滋润补肾也，似与本案休息痢无涉，刺、污虽久，犹可拔、雪。此《灵枢》经旨，嬗递勿更，脾胃元气虚亏者，间歇以扶养之，或扶正祛邪，兼顾及之可也。若姑息养奸，后患不可胜言焉。

4.《脉经》云："代则气衰，细则气少。"多指阳气而言，今下痢而得是脉，脾胃之阳微特著，况形衰畏冷，而小便清长乎。唯下痢赤者，属血分，腹中痛者，为有积，立方当从此设想，盖寻其罅而通之，补之亦治病之巧机也。

附子枳实理中汤送下驻车丸

【**诒按**】看病于虚中求实，极其精审，方亦得当。

5.便痢白腻，如水晶鱼脑色，小便不利，少腹偏右板窒，诸医以户肠痈，固亦近是。然考肠痈为病，有寒有热，《金匮》并出二方，如大黄牡丹汤、薏仁附子败酱散，概可见矣。此证则属寒积，试观脉弦紧而不数，面色清而不渴，是其徵也，鄙意宜用温通，备候商订。

肉桂五苓散　加砂仁　楂肉

【**潘评**】肉桂五苓散是温通膀胱，与寒积大肠治法迥然有别，河间芍药汤中亦有肉桂，与锦纹合为温下。又古法温脾汤、备急丸更具斯义，皆治寒积正法，避而不用，委曲周旋，专意调合，实与医人治病宗旨有悖。

【再诊】温通已效，仍从前法。

原方加炮姜　木香

【三诊】欲溺不爽，溺后气向下堕，便痢白腻虽稀，然腰尻酸痛如折，全属阳虚气陷之象，仿东垣意，参入前法。

党参　升麻　肉桂　茯苓　泽泻　冬术　炮姜　木香　诃子　煨砂仁　鹿角

【原注】此证并非肠痈，乃寒积下痢耳，因诸医皆云，余只得委曲周旋，但从肠痈为病，有寒有热，轻轻转笔，折入温通方法，既不碍诸医，又与病相合，不得不然之事也。此方连服三剂，大便白腻全无，脾胃已起。

【诒按】认证已确，用药自然针芥相投。

6.休息下痢，延及半载，色红而黏，脉弦，是风邪久羁于肠藏营分之中，而莫能出。近日畏风身热，是又感新风于外也，补中升阳，兼凉血为法。

党参　白术　防风　蚕砂　茯苓　升麻　神曲　砂仁　陈皮　炙草　椿根　皮炭

另驻车丸

【诒按】方中于新感一层，未曾顾到。肠中有风邪，唯蚕砂能治之，煎方中宜加黄芪。

7.阳枢之疟邪，转入阴枢为痢，痢色红而后重气堕，肛门觉热，是下焦广肠有热也。白头翁法甚当，然今疟止又来，仍从阴枢达出阳枢立法，佐以和中，使以泄热。

四逆散　异功散　黄芩汤　加生熟谷芽

【诒按】推论病机，转折极清，立方自然熨帖。

8.痢而滑脱，证已险逆，温固藏真，一定成法，然须得效，庶可回春。

熟地　杞子　龙骨　茯苓　萸肉　苁蓉　杜仲　乌梅　炙草　山药　鹿角胶赤石脂炒　龟板禹余粮炒　谷芽　煎汤代水

【诒按】用药极其切当，唯病象已深，未识能挽回否。

9.红痢三年，腹中结块，板硬不移，按之则痛，漉漉有声，即便下利，此瘀凝寒积，久留于肠腑。当以温通下之。

川附　当归　苍术炭　枳实炭　地榆炭　茯苓　通草　桃仁炒黑　大黄

【诒按】温通瘀积，方极稳当，唯病久正伤，或再加扶正之品，更为周到。

10.疟邪挟积，内陷为痢。痢下红腻，腹中阵痛，舌苔黄涩，疟势仍来，形容大削，元气内亏，虑有变端，治之不易。

神曲　川朴　茯苓　秦皮　川连　黄芩　白头翁　柴胡　白芍　枳实　炙草

【诒按】此白头翁汤合四逆散，是由疟转痢，湿热挟积之的方。

11.红痢匝月，仍然腹痛后重。据云先曾发疟三次，此属中虚，表邪传里。现今脉细肢寒，中焦阳气已弱，小便艰难，膀胱气化又钝。拟连理兼化其湿热，柴苓以解其表邪，是亦表里两解之法也。

柴胡　桂枝　茯苓　泽泻　川连　木香　党参　白术　炮姜　炙草　砂仁

【诒按】论病立方，均熨帖老到。此理中汤加香连，五苓散加柴胡。

12.肝胃不和，湿热积滞为痢，延及半截，仍然腹痛，脘胀恶心，治以苦辛泄肝和胃，佐以分消运化。

川连　茯苓　川朴　木香　楂肉　陈皮　青皮　赤

苓　白芍　砂仁

另驻车丸二钱　乌梅丸一钱　和服

【再诊】痢减，腹中犹痛，肝胃不和也。现值经来，脉弦，寒热，血虚木郁，拟以养血疏肝。

归身　白芍　香附　茯苓　冬术　木香　陈皮　神曲　川芎　生熟　砂仁

另驻车丸一钱　乌梅丸一钱　归脾丸一钱　和服

【诒按】前后两方，均亲切不浮，此方中可加醋炙柴胡五分，醋炒青皮一钱。

便血门

1.痔血虽自大肠来，亦属脾虚湿热，至于大疟，古云“邪伏三阴”，薛立斋云：“三阴者，脾也。”上年疟止，直至今夜复作，未免又有暑邪内伏。近日痔血，相兼为患，拟用清暑益气汤加味，内化湿热，外解新邪，总以益气扶中为主，俾中枢一运，自然内外分消矣。

党参　炙草　黄芪　苍术　冬术　当归　麦冬　五味　青皮　陈皮　神曲　黄柏　葛根　升麻　泽泻　防风　蜀漆　赤苓　煨姜　大枣

【诒按】宿病兼新邪而发，先治新感，仍照顾宿病，乃能得手，此方是也。经云“三阴疟疾”，此三阴，专指太阴脾脏言，与统指肝脾肾三脏者不同。

【再诊】素有便血之证，而患大疟日久。凡患大疟，其始必有寒邪，邪入三阴，大疟成焉。若阴虚之人，寒久必化为热，热陷三阴，便血作焉，而三阳之寒仍在也。温三阳之阳以少阳为始，清三阳之热以少阴为主，然血既由大肠而出，又当兼清大肠，方用棉子肉，内具生气，温少阳之阳也；鲜首乌性兼润血，清少阴之热也；柿饼灰性京而涩，清大肠之血也。标本并治，虽不中不远矣。

棉子肉炒黑，四两　柿饼灰四两　二味研末

用鲜首乌二斤捣自然汁，取汁去渣，以汁调神曲一两煮烂，将上药末捣丸。每服三钱，枣汤下。

【诒按】凡久病气偏，寻常汤药性味，牵制不能奏绩，必用性味专简之方，乃能见效，此方即用此意。

【潘评】初诊用东垣清暑益气汤，药似庞杂，而面面照顾俱到，补益气阴，清化暑湿热。有痔血，加入槐花、藕汁之类，更为贴切。二诊偏方作丸，构思灵巧，实效如何？未能臆测矣。

2.脾虚不能摄血，便后见红，脾虚不能化湿，腹鼓足肿。病根日久，肾阴亦伤，肾司二便，故小便不利，是皆脾肾二经之病，法以温摄双调。

熟地　炮姜　茯苓　泽泻　陈皮　车前子　川朴　茅术　五味　丹皮　山药　阿胶

【诒按】凡脾肾两伤者，当斟酌于润燥之间，用药极难，古方唯黑地黄丸最佳，方亦从此化出。

【潘评】实即阴虚湿困之病，阴虚宜滋，湿邪宜燥，古方黑地黄丸，润燥兼顾，堪称独擅胜场。

【再诊】熟地　茅术炭　白头翁　黄柏盐水炒　**炮姜炭　阿胶　五味　秦皮**

【三诊】山药　川连　酒炒泽泻　车前子　茯苓　川朴、陈皮盐水炒　**伏龙肝　煎汤代水**

炒黑肾气丸合黑地黄丸　加阿胶　虎骨　鹿角霜　益智仁

【原注】第一方，用黑地黄丸加阿胶，治脾肾两虚，兼以摄其阴血。第二方，用白头翁汤，清厥阴之热，以止血。第三方，暗用平胃散以化湿，治其腹鸣外，合车前子、泽泻、山药，乃用六味地黄意补其肾，以利膀胱而通水道也。又再加伏龙肝，乃暗合黄土汤意，治少阴便血，层层回顾如此。

3.便血肠燥，脉大气虚，补气则清阳自升，清肠则便血自止。

黄芪炒黑　防风根　阿胶　地榆炭　当归炭　五味　荷蒂炭

另金银花炒黑，一两　柿饼灰一两　槐米炒，一两　猪胆汁泛丸，每朝服一钱。

【诒按】立方用药，颇有思路可取，丸方尤佳。

4.肠胃有湿热，湿郁生痰，热郁生火，大便下血。晨起吐痰，热处湿中，湿在上而热在下，治上宜化痰理湿，治下宜清热退火，用二陈合三黄为法。

半夏　陈皮　茯苓　川连　黄芩　杏仁　胡黄连　地榆皮　侧柏叶　百草霜

【诒按】两面周到，于此可得一上下合治之法。

【潘评】胡黄连殊苦，再合芩、连，似觉苦寒太胜，而成多余，不如易以制大黄，清热退火，利湿止血一以贯之，古方青宁丸即具斯义。

5.肠痔脱肛便血，其根已久，有时举发，而脉象细数，营阴大伤，面黄少神，脾气大困，兼之腹中鸣响，脾阳且不运矣。一切苦寒止血之药，非唯少效，抑恐碍脾，拟东垣黑地黄丸法。

熟地砂仁拌炒炭，一两　炮姜四分　黄芪炙，三钱　茅术米泔一钱浸炒，五分　五味炒，一钱五分　党参三钱　荷叶蒂两个

又原方：加阿胶　伏龙肝

【诒按】方极正当，凡阴虚而脾阳困顿者，当取以为法。

【潘评】王晋三注黑地黄丸（白术、熟地、五味、干姜，或以苍术代白术）："地黄丸名之以黑者，白术、熟地皆须炒黑也。《经》言，脾寒则湿，肾热则燥，故治脾恶润剂，治肾恶燥剂。许学士云：用白术则有碍于肾，用熟地则有碍于脾，今以二者炒黑，乃去其味，留其气，庶可两擅其长，治上咳下利脉至细数者，颇有效。"王氏所引未必尽合原旨，而引申义理可资参考。

虫病门

1.阅病原，是属虫病无疑，虫由脾土不运，湿热蒸化而生。其发于月底之夜，乃由脾胃虚寒，寒属阴，故夜发也。

寒久化热，土虚木强，其发移于月初，必呕吐胸热，乳下跳动，虫随酸苦痰涎而出，多寡不一，时或见于大便，腹中微痛，虽渴甚不能咽水，水下复呕，呕尽乃平。至中旬则康泰无恙矣，所以然者，月初虫头向上，且病久多呕，胃阴亏而虚火上炎，故胸中觉热也。虚里跳动，中气虚也，中气者，乃胸中大气，脾胃冲和之气，皆归所统，今中气虚甚，故跳跃也。病延一载，虫属盘踞，未易一扫而除，图治之法，和中调脾，以杜生虫之源，生津平肝，以治胸热口渴，化湿热，降逆气，以治呕吐。久服勿懈，自可见功，欲求速效，恐不能耳。

川楝子　芜荑　党参元米炒　白术　使君子肉　半夏　陈皮　青皮　白芍　茯苓　焦六曲　干姜　榧子　蔻仁

【诒按】论病颇切，唯立方专于顾本，似难取效，拟另服杀虫丸药以佐之。

2.喜食生米，积聚生虫，腹痛面黄，口流涎沫，虫之见症无疑，先拟健脾化虫。

茅术米泔水浸　青皮　鹤虱　榧子炒打　芜荑　槟榔陈米炒黄

【诒按】此治虫病初起最轻之方，痛时口流清水，是虫病的据。

内痛门

1.热在中焦部分，时吐红痰带臭，不甚咳嗽，病在于

胃，有留热伏于中宫，法当清泄。

犀角　射干　桃仁　当归　薏仁　冬瓜子　连翘　银花　川贝　大黄　元明粉

【再诊】不咳嗽，但吐红痰如脓，自觉灼热，在于胃脘之中，及三月，非肺痈也，乃瘀热留于胃中也，当以清化。

当归　薏仁　冬瓜子　沙参　连翘　川贝　石斛　银花　赤小豆　芦根

【三诊】吐痰如脓已止，脘中之热已退，时觉微寒微热，余火未清，仍从前法加减。

党参　当归　薏仁　杏仁　沙参　冬瓜子　丹皮　黄芩　甘草　茅根　芦根　赤小豆

【诒按】此病得力在第一方，故知其非肺痈，然红痰如脓而臭，究与脘痈无异，作胃脘痈治，当不致误。

【潘评】红痰如脓而臭，虽不咳嗽，亦是肺痈也。故用千金苇茎法清热排瘀消痈而获效，因热在中焦部分而称胃脘痈则未必妥当。第一方是宋前治法，切实有效。

2.暑邪挟积，阻滞肠胃，脘腹疼痛，大便泄出如脓如血，证属盘肠流注，非轻证也。

川连　木香　槟榔　当归　楂肉　神曲　黄芩　枳壳　赤芍　砂仁

【诒按】脓血痢而名流注，说颇新奇，阅方仍是治痢之药。忆蒋问斋《医略》中，论痢疾一证，谓是肠中作脓，当用外疡治法，与此案正相合也。

【潘评】本证仍属痢疾，所言盘肠流注，无非揣测臆想立异标新而已，宜白头翁汤重剂合芍药汤治之。倘谓盘肠流注之类，则与今日临床之肠结核等近似，与本案证情又相径庭也。

外疡门

1.多年湿毒，左足前臁腐烂，今则膝骨臀股，上及缺盆，疼痛而木肿，此湿得热而蔓延，循经窜络，病在阳明，名湿毒流注。口苦带腻，脉缓而小，湿胜于热，热伏湿中，仿防己饮法。

防己　苍术　黄柏　南星制　木通　威灵仙　防风　归身　独活　红花　萆薢　羚羊角　滑石

【诒按】此治外疡正法，是疡证之偏于阳者。

【潘评】此案下肢湿毒溃烂，借用脚气古方。永嘉南渡之后，衣缨士人，多遭脚气。名医如支法存、仰道人等留意经方，偏善斯术，《千金方》中颇载其验，如竹沥汤、风引独活汤、大鳖甲汤、犀角麻黄汤等。用药大抵祛风化湿，清热解毒为主，如麻黄、独活、防风、防己、茯苓、白术、半夏、厚朴、犀角、羚羊、升麻、竹沥、石膏、黄芩等。朱丹溪总结唐宋方治，其治脚气之食积流注者，用苍术、黄柏、防己、南星、川芎、白芷、犀角、槟榔，尤影响深远于后世，王氏此方，亦其类也。

【再诊】前用防己法，宜通关节，以化湿热，膝股之痛

稍缓，唯缺盆处，咳嗽引痛不平，拟参以清肺化痰。

前方去羚羊角　防风　木香　红花　加薏仁　杏仁　川贝　沙参

2.周身碎痒而痛，似疥瘰状。心中烦热，肤上出脓水，证属肺风。

马勃　象贝　荆芥　黄芩　杭菊　蒺藜炒

【**诒按**】此湿热走于血分之病，当兼疏血络，拟加归须、丹皮、赤芍、忍冬藤、浮萍、细生地。

【**潘评**】今临床带状疱疹颇类之。诒所言极是，祛风通络之品还宜加重。

3.寒痰凝阻，颊车不利，高而肿硬，色白不红。此属阴寒骨，与色红身热者不同。

熟地　麻黄　桂枝　防风　制蚕　白芥子　当归　秦艽

【**诒按**】此病挟肝火者，十之八九，此独不然，于此可悟辨证之不可胶执也。

【**潘评**】此阴证外疡，取法阳和汤，不用鹿角胶，殆虑其滋腻。所用制蚕，能治风化痰、散结行经，头风齿痛，喉痹痰核皆宜之。然蚕蛹功用又异之，《新修本草》谓“主益精气，强阴道，交接不倦，亦止精”。故孙思邈亦称离家千里勿食之。不知王氏用法是否亦寓壮肾之意，以之代替鹿胶，则尤宜于阴疽也。

4.湿久蕴于下焦，气血凝滞而结疡，生于合纂之旁，滋蔓肛臀之际，初起数日即溃，火甚毒甚可知，溃后烂孔极深。迄今四五十日，新肉虽生而嫩，肛臀余肿仍僵，久卧床

褥，脾胃之转输自钝，刻当痛楚，形容之色泽尤枯。调治方法，自宜补益，高明见解，大略相同，愚意虚处固虚，而实处仍实，拟用煎丸二方，各走一经，虚实兼顾。

六君子汤去半夏　茯苓　加黄芪　归身　白芍　谷芽

又丸方：川连酒炒，一钱　胡连酒炒，一钱　苦参炒，一钱　黄柏一钱　当归三钱　乳香一钱　没药一钱　白芷一钱　犀黄二分　血珀四分　白矾三钱　刺猬皮炙，一钱　象牙屑三钱　海螵蛸三钱

共为末，用黄占烊化作丸。每朝服五分。

【原注】凡极苦之药，直入下焦，坚阴而化湿，用猬皮、牙屑之专消漏管者，引入患处。更用黄占涩之固之，俾上中不受苦寒之药气，俾入下焦，其性始达。

【诒按】丸方用意极精。

5.湿热结疝，初起肾囊红肿，渐至气上攻胁，胁肋肿痛，已及半月，防成胁痈。病在肝络，肝性善升，甚则恐致气升发厥，非轻证也。

川楝子　延胡　青皮　香附　楂炭　枳壳　旋覆花　桃仁　赤苓　新绛　葱管

【诒按】方治疝气，而胁痈即在其中，内病外疡，一以贯之也。

6.木郁不达，乳房结核坚硬，胸胁气撑，腰脊疼痛，气血两亏，郁结不解。论其内证，即属郁劳，论其外证，便是乳岩，皆为难治。

党参　香附　川贝　当归　白芍　青皮　橘核　狗脊　杜仲　砂仁

【诒按】论病简洁老当。

【潘评】宜加入小金丹，于病更合。

7.乳房结核坚硬，虽皮色不红，而推之松动。此非乳痰，仍属乳痈，肝郁所致，身微寒热，防滋蔓难治。

柴胡盐水炒　当归　白芍　黑栀　川贝　香附　瓜蒌皮

另金针菜炙脆，三钱　皂荚子炙，三钱　射干炙，三钱

研末，分三服，饮酒者，酒下，否则砂仁汤亦可。

【诒按】煎方用逍遥散，亦通套方也，好在有末药以佐之。

【潘评】乳痈而只用逍遥散，药力不专，宜合软坚化痰之药，如牡蛎、海藻、昆布、夏枯草、慈菇片、天花粉等，其效方显。《医学心悟》载香附饼，用香附一两、麝香二分研匀，以蒲公英二两煎酒去渣，以酒调药，敷患处，治乳痈似胜王氏外用药一筹也。

【再诊】乳痈已溃，寒热亦止，第余块未化，唯和其气血，调其郁结而已。

当归　白芍　香附　川贝　远志　砂仁　丹参

8.肝郁结成乳痰，延及旬月，坚中带软，顶色转红，势将穿溃，溃后见脓乃吉，若血多脓少，非所宜也。

川楝子　当归　青皮　白芍　橘红　川贝　香附　茯苓　砂仁

【再诊】乳痰穿破，有血无脓，乃气虚不能引血化腐为脓也，防变乳岩，不易收功。

党参　归身　白芍　茯神　枣仁　川贝　香附　陈

皮　牡蛎　砂仁　甘草　橘叶

【诒按】此等郁痰证，须正气开不亏，更能旷怀自遣，乃可医治，二者缺一，不可治也。

又单方：川贝三钱　橘红五钱　莱菔子炒，三钱　莲蓬皮另炙灰，五钱

9.痰疬二载，自颈延胁，或已溃，或溃而不敛，或他处续生，累累然如贯珠，如叠石，溃后色黑而脓稀，外软而内坚。诊脉不甚虚，饮食尚可。细询病由气郁而起，郁则肝胆三焦之火，循经上走于络，结成疬核，小则为疬，大则为痰，收功非易。必放开胸襟，旷观物理乃佳。

夏枯草五钱　昆布三钱　山慈菇三钱　远志甘草汤煮，三钱　元参二钱　川贝二钱　归身二钱　天葵草三钱　香附一钱五分　功劳叶二钱

【诒按】此病亦与失营证相类，幸脉实能纳，故用药专从痰火着想。

【潘评】此类痰疬溃破不敛，累如贯珠，有似今日临床淋巴结核之类，即使用西药抗痨，效果亦不理想，须中药内服、外灸，则显效妙不可言。外灸法民间有验方，用麝香二分，分成六、七壮，隔生姜片，灸两委中穴。灸后委中穴溃破，流脓水不止，所奇者颈部疮口脓水渐次减少，约二周后委中穴疮口敛，颈疮口亦合，尝屡试不爽，然灸时殊苦痛，老年体羸者不能耐受矣。

10.翻花肾岩，法在难治，怡情安养，庶几可图，然非易事也。

鲜首乌一两　马料豆一两　银花一两　甘草梢一两　煎浓服

西黄一分　川连五分　血珀五分　药珠三分　灯心灰五分　大贝二钱　人中黄一钱　研末，分十服，每朝一服。

【**诒按**】此肾虚而兼疮毒之变证也。

11.先天元气不足，胎中伏毒，因虚窜络，颈项结核，或已溃，或溃而不敛，兼以耳聋，鼻塞。脑门遇阴雨则胀痛，咳呛，牙关不利，皆阴虚阳亢，毒邪上蒙清窍之见端也。若徒治其虚，伏毒何能宣化？拟养阴化毒。

北沙参三钱　花粉三钱　当归三钱　海螵蛸三钱　仙遗粮三钱　川贝二钱　防风一钱五分　银花三钱　穞豆衣三钱　珠粉一分　血珀五厘　西黄五厘

【**诒按**】鼻塞、脑痛，皆余毒内恋之象，拟再用化毒丹佐之。

12.广风自头而起，渐延遍体，湿热秽毒之邪，从鼻而受，为日既久，未易扫除，拟用金蟾脱甲酒意。

金银花三两　蟾蜍去肠一只　苦参三两　大黄一两　皂荚子十粒　川芎一两　白藓皮二两　（一本有）蛇蜕一两　甲片二两

用陈酒五斤，浸七日，每日饮杯许。

【**诒按**】此与前条之证，皆系余毒所致。

13.肝经郁火，乘犯阳明，牙龈痒痛出血，而发牙疳，舌红碎裂，头眩心烦，是营阴内亏。而纳谷气撑，又属脾气虚也。犹喜大便燥结，可用清滋法，先平其炎上之火。

羚羊角　鲜生地　鲜石斛　元参　麦冬　石决明　女贞子　茯苓　枣仁

【诒按】立方专于养阴息肝，愚意再加广皮、鸡内金，以健运脾气，似更周到。

14.阴亏火亢，绕颈生痰，寒热似疟，而实非疟也。少阴水亏，不能涵木，少阳火亢，更来烁金，金木交战，乃生寒热。饮食少，脾胃弱，虑延劳损。

六味地黄汤　加牡蛎　党参　麦冬　柴胡　白芍　五味

【诒按】方以六味滋肾，生脉保肺，合柴、芍以清肝，立方周到熨帖，愚意拟去温肝之萸肉，再加清胆之茹、芩。

15.牙龈渗脓，二载不愈，此属牙漏，肾虚而胃有湿热所致。

六味丸三钱　资生丸二钱

相和，每朝四钱，淡盐汤送下。

【诒按】六味补肾固佳，资生清湿热似嫌力量不到。

【潘评】资生丸见于《先醒斋医学广笔记》，清化湿热非其所长，健脾醒胃则效极佳。既是湿热牙漏，则清泄之品如三黄、山栀、石膏、知母等似不可少也。

16.本原不足，兼挟风温发热，颈间结核成痰，二十余日，不红不肿，不消散，亦不作脓，属半虚半实。慎柔方有良法，用四君子加牛蒡，世所未知，余曾验过。

四君子汤　加牛蒡子　象贝　桑叶

【诒按】四君补虚，加蒡、贝以清风化痰，桑叶以清肺通络，虚实兼顾，绝不犯手。

【再诊】昨用慎柔方，是托散法，服下若汗出热退则数剂可消。若汗不出，仍发热，则数剂成脓亦易溃敛。

前方加钩藤

【三诊】三岁孩童，但哺乳汁，不进谷食，脾胃虚弱可知，颈结痰核，而有寒热，必挟风温，属半虚半实。今将一月，热退复热，其块不消，不作脓，大便溏，脾胃不足，气血两虚。

党参　冬术　陈皮　荆芥　黄芪　归身　防风　葛根　砂仁　桑叶

【诒按】因慎柔方不效，转拟此方，其实远不及前方之灵动也。

【潘评】脾虚颈核，属劳瘵一类，内服、外灸法效颇切实，内服以四君子合《外科正宗》海藻玉壶汤（海藻、贝母、陈皮、昆布、青皮、川芎、当归、半夏、连翘、甘草、独活、海带）为佳。

17.疡漏久而成管，用消管丸缓缓治之。

胡黄连一两　刺猬皮一两，炙　象牙屑一两　五倍一两，炙　蟾酥酒化，三钱　陈硬明角灯二个，炙

上药为末，炼蜜丸，用上好雄精三钱泛上为衣。每朝服三钱，金银花汤送下。

【诒按】方意极佳，唯蟾酥大毒走窜之品，拟减半用之。

妇人门

1.目之乌珠属肝，瞳神属肾，病因经行后，腰痛口干，

乌珠起白翳，怕日羞明，瞳神散大，此肝肾之阴不足，而相火上炎也。补阴之药极是，再稍参清泄相火之品。

女贞子　旱莲草　生地　杞子黄柏三分煎汁炒　潼沙苑　谷精草　丹皮　元参　桑葚子　黑芝麻

另磁朱丸

【再诊】血虚则木旺，木旺则脾衰，脾衰则痰湿不化。肝旺则气火易升，是以腹中时痛，脐右有块，目中干涩，口常甜腻，舌苔白，而经水不调也。治法不宜制肝，制则耗其气，但当养阴以和肝，不可燥湿，燥则劫其阴，只宜和脾以运气。此仲景治肝补脾之要法也。

党参　当归　白芍　茯苓　冬术　半夏　陈皮　丹皮　香附　橘叶

【三诊】脉轻按虚微，是为元气之虚，重按细数，是属营阴之损，左尺细弱，肾水亏也。历诊病情，每遇经来，其热辄甚，舌上即布白苔，良以胃中湿浊，因里热熏蒸而上泛也。少腹有块攻痛，聚散无常，是名为瘕，瘕属无形之气，隶乎肝肾为多。揆其致病之由，因目疾过服苦寒，戕伐生生之气。胃受寒，则阳气郁而生湿；肝受寒，则阴气凝而结瘕。阳气郁于胸中，故内热，阴气凝于下焦，故腹痛。经事过则血去而阴虚，故其热甚，甚则蒸湿上泛，故舌苔浊厚也。刻下将交夏令，火旺水衰，火旺则元气耗而不支，水衰则营阴涸而失守，唯恐增剧耳。图治之法，补脾胃以振元气，培肝肾以养营阴，是治其本也。稍佐辛温，宣通下焦阴气，是兼治其瘕痛之标也。

党参　黄芪　冬术　茯苓　炙草　归身酒炒　萸肉酒炒　首乌　木香　白芍吴萸三分，煎汁炒　马料豆　生熟谷芽

【诒按】三案论病，则委曲周至，用药则细腻熨帖，看似平淡无奇，实则苦心斟酌以出之。诚以调理内伤久病与治外感时邪不同，病久正虚者，病机必多错杂碍手之处，用药必非一二剂所能奏效。故立方必须四面照顾，通盘打算，不求幸功，先求无弊，此等功夫非老手不能擅场。

【潘评】第一方由变化丹溪法而出，二、三方则踵武汪石山学验。汪氏治病，奄贯李（杲）朱（彦修）之学，以脾胃元气为宗，又刻刻重视护养阴血，与东垣温燥诸方相间，王氏两方亦可见其一斑也。

2.崩后不时寒热，腹中有块，口发牙疳，营虚有火，气虚有滞，调之补之。

党参　陈皮　当归　白芍　丹皮　茯苓　麦冬　元参　黑栀　女贞子　建莲肉

【再诊】血虚木横，两胁气撑胀痛，腹中有块，心荡而寒热，病根日久，损及奇经。经云冲脉为病，逆气里急；任脉为病，男疝女瘕；阳维为病，苦寒热；阴维为病，苦心痛。合而参之，谓非奇经之病乎？调之不易。

党参　黄芪　当归　白芍　沙苑　茯神　杞子　香附　陈皮　白薇　紫石英

【诒按】拟再加牛膝、青皮、沉香。

【三诊】和营卫而调摄奇经，病势皆减，唯腹中之块未平，仍从前法加减。

前方去杞子　加砂仁　冬术

【**诒按**】古无专属奇经之病，亦无专入奇经之药，考《内经》八脉行度，及前贤议论，均谓十二经气血有余，则溢入奇经，有病者，亦必日久病深，由正经而侵入之。然则用药治病，自当仍以正经为主，学者须明此意，勿为近贤议论所蒙也。

【**潘评**】张景岳发命门论，将命门高出五脏一截，主宰全身，统辖先后天，而治疗命门，则谆言命门与肾同气，治肾即所以治命门也。叶天士倡言奇经论治，分析虚实，药物详备，徐灵胎氏批评之，以为正经治疗足赅奇经，是穿凿附会，妄生曲说也，柳氏所发议论，乃其余绪。凡命门、奇经等疑词，最需循名责实，验诸实践，格致物理，而后明确古人称谓也。本案寒热、胁痛，柴胡似非用不可，然洁古创说升阳，天士责之劫肝阴，举世翕然，远如蛇蝎，遂令长沙精义坠没焉。

3.内热日久，经停两月，投养阴调血通经之剂，得热减经行，可谓效矣。然犹未也，脉数不和，舌仍光赤，乃阴津未亢，虚阳未敛也。仍宜小心安养为善。

生地　当归　白芍　丹皮　阿胶　香附　党参　茯苓　陈皮　地骨皮

【**诒按**】平正妥帖。

【再诊】脉数已和，舌色光红已退，但有时尚觉微热，仍从前法增损。

前方去丹皮　阿胶　加麦冬　狗脊

4.经事不来，足肿腹满，脐下偏左有块，上攻作痛，此瘀凝气滞，病属血分，虑延成鼓。

三棱醋炒　莪术　香附　当归　神曲　楂肉　延胡　砂仁

另大黄䗪虫丸，每服五粒，日三次。

【**诒按**】此气血两疏之法，用药切实不浮，好在丸药缓攻，不嫌其峻。

【再诊】经停腹满，形瘦色黄；气血瘀凝，防其成鼓。

香附　延胡　枳壳　茯苓　苏梗　川朴　大腹皮　冬瓜皮

另大黄䗪虫丸

5.忧愁抑郁，耗损心脾之营，而肝木僭逆，胸中气塞，内热夜甚。经事两月不来，脉沉而数，热伏营血之中，拟用柴胡四物汤，和营血以舒木郁。

党参　冬术　生地　当归　白芍　香附　青蒿　白薇　生熟谷芽

【**诒按**】此等证调治失当，最易入于损途，拟再加丹皮、丹参。

【**潘评**】拟柴胡四物汤而不用柴胡，亦奇事也。此证病证最需重视心理诱导，医治情志创伤。孙思邈所谓释情遣疾，戴人尤精其术，《儒门事亲》中验案殊详，可供借鉴。惜晚近临床忽之，不知情志之疾，医者释情诱慰而中肯綮者，胜药力十倍也。

6.经后少腹痛连腰股，肛门气坠，大便不通，小便赤涩，拟泄肝经之郁热，通络脉之凝涩。

金铃子　延胡　郁李仁　归尾　黑栀　柴胡　龙胆

草　大黄酒炒　旋覆花　新绛　青葱管

【诒按】病情于小便上得之。

【潘评】此叶天士所谓之奇经结实者，用旋覆花汤、金铃子散合龙胆泻肝法出入之。

7.经行后，少腹作痛，上及胸脘腰胁，内热口干，大便不通，小便热痛，此肝气挟瘀所致。

川楝子　延胡　桃仁　香附　山栀姜汁炒　泽兰　川连吴萸炒　丹皮

另当归龙荟丸三钱　淡盐汤送下

【诒按】病情与前条相似，方亦近之，唯当归龙荟丸用得太重，宜减半服之。

【潘评】当归龙荟丸极具效验，肝火湿热可得从下而泄，偶用之，邪气当之，亦无伤正之忧。

8.年将五十，经事颇来且多，是冲脉不司收摄故也。防其崩决，补之摄之。

党参　黄芪　当归　于术　枣仁　陈皮　茯神　阿胶　荷叶蒂　藕节

【诒按】此方从归脾增减，补则有之，摄则未也，拟加牡蛎、龟板、茜草炭、乌贼骨以佐之。

9.病起当年产后，虽经调理而痊，究竟营虚未复，是以至今不育，且经事乖而且多，亦营虚而气不固摄之故。自上年九秋，又感寒邪，入于肺为咳嗽，痰中带血，此谓上实下虚，血随气逆，蔓延旬日，加以内热，渐成劳损。姑仿仲景法，扶正化邪，以为下虚上实之法。

生地　党参　炙草　当归　豆卷　前胡　茯苓　怀药　麦冬　阿胶　川贝　杏仁　桂枝　枇杷叶

【诒按】趋步古人，非胸罗经训者不能，时下随证敷衍，乌能望其项背？

【潘评】《金匮》："虚劳诸不足，风气百疾，薯蓣丸主之。"尤在泾曰："虚劳证多有挟风气者，正不可独补其虚，亦不可着意去风气。"方中薯蓣、白术、人参、茯苓、大枣、甘草、当归、芎劳、白芍、地黄、麦冬、阿胶调补气血，柴胡、桂枝、豆卷、防风、杏仁等疏解外邪，是扶正祛邪之正治方法。晋唐治虚多宗其法，又延申之，补虚方中多合驱邪之药，盖正虚之隙必是邪入之处也，徐灵胎氏曾讥唐方用药太杂，不知全有来历，根源于仲景也。

【再诊】进薯蓣丸法，补气血，生津液，彻风邪，咳嗽已减，所谓上实下虚，病情不谬。据云当年产后，腹中常痛，至今未愈，显见营分有寒，已非一日，但内热淹缠，心悸头眩，久虚不复，终为劳损。兹从八珍加减，复入通补奇经，王道无近功，耐心安养为是。

十全去芪、芎　加阿胶　艾　炮姜　紫石英　陈皮　麦冬　款冬花　川贝　神曲　大枣

【三诊】温补奇经，病情俱减，今仍前制。

十全去芪芎草　加阿胶　香附　炮姜　陈皮　吴萸

【潘评】二、三诊祛邪诸药剔除已尽，此公虽胸罗长沙奥义，到底心契有清王道治法，遂专意补养矣。

10.两次大血崩之后，赤带连绵不断，迄今半载有余，

脉象虚微，气血大亏，是以头眩、心跳，腰、足软等症均见也。近日腹痛食减，恐其复致崩决，拟方固摄奇经。

女贞子　乌贼骨　茜草炭　旱莲草　党参　茯苓　白术　白芍　丹皮　阿胶　莲肉　荷叶蒂　藕节　另震灵丹二钱

【潘评】固摄奇经，即是固摄肝肾，叶桂所谓“奇经八脉皆丽于下”、“下元之损，必累八脉”。徐大椿以为奇经用药大抵空妄，盖不越正经治法故也。局方《震灵丹》（禹余粮、没药、赤石脂、乳香、赭石、石英、朱砂）温固肾元，治男子下元虚惫，女子崩漏带下。《金匮翼》极赞其方，云并能治久泻、久痢，脐腹冷痛，呕吐不食诸症，实亦晋时服散遗风，非虚寒滑泄者不宜也。

【再诊】固摄奇经，病情不减，崩漏不止，腹痛不已，用升阳固阴法。

鹿角霜　沙苑　龙骨　牡蛎　怀药　杜仲　女贞子　杞子　茯苓　棕炭

【诒按】固摄不效，进用升涩，此用药转换，一定层次。

11.痛而经来，肝木横也，经事参前，血分热也，色黑有瘀，和而化之可也。

川楝子　延胡　丹皮　当归　白芍　泽兰　香附醋炒　木香　茯苓　楂炭　砂仁

【诒按】立方平善。

【再诊】经来色黑而痛，当与化瘀。

生地　桃仁炒黑　红花　泽兰　黑栀　香附醋炒　当归　川芎醋炙　大黄炭

12.养血以调经，理气以止痛，补肝之虚，以平眩晕，助脾之运，以除恶心。

熟地六两分三份一份砂仁拌炒松，一份姜汁炒焦，一份陈酒煮烂　当归三两分三份一份吴萸一钱煎汁炒，一份茴香钱煎汁炒，一份酒炒　白芍二两分二份一份肉桂一钱煎汁炒，一份炙草三钱煎汁炒　香附四两分四份一份黑栀三钱煎汁炒，一份盐水炒，一份醋炒，一份酒炒　川芎酒炒，一两　沙苑盐水炒，三两　茯苓三两，焙　陈皮盐水炒，一两五钱　党参炒，三两　丹参酒浸、晒干，再浸、再晒，如此七次，焙研，三两

【**诒按**】此方制法精巧，养血理气，两擅其长，木香、砂仁亦可酌增。

【**潘评**】此方制法极其讲究，辅药之设，或助主药之用，或制其弊，甚具灵思。此非独费医者精神，尚有赖药肆不厌其烦，细心制作，否则恐难奏效于病家。

13.咳嗽发热日久，前投补益脾胃之药六七剂，食谷加增，起居略健，但热势每交寅卯而盛，乃少阳旺时也。少阳属胆，与肝相为表里，肝胆有郁热，戕伐生生之气，肺金失其清肃，脾胃失其转输，相火日益炽，阴津日益涸，燎原之势不至涸极不止也。其脉弦数者，肝胆郁热之候也。刻下初交夏令，趁其胃旺加餐，拟进酸苦法，益阴和阳，清澈肝胆之郁热，考古方柴前连梅煎，颇有深意，录出备正。

柴胡猪胆汁浸炒，五分　川连盐水炒，五分　白芍一钱　前胡一钱　乌梅五分　麦冬二钱　党参三钱　秋石三分　炙草四分　薤白五分

【**原注**】此方服后，热势竟退，此时已经停两月，以后

或热，或止，喜其能食，至四五月后，方知其有孕。

【诒按】此等证最易认作虚损，得此议论，大开后人眼目。

【又按】此必有微邪，伏于肝胆之间，挟木火而发，煎熬津液，目就干涸。古人所谓营风者，曹仁伯谓即是此证。

【潘评】柴前连梅煎，前继志堂医案颇多载述，盖由《千金》劳风证治衍申而出。柳按谓“古人所谓营风者”，“营”系劳字之误，抑或手民讹印。

14.寒气客于下焦，瘀凝停于少腹，阻塞胞门，膀胱阳气失化，以致癃闭。产后八日，而小便不通，脉细肢寒，腹中觉冷，恐其气逆，上攻发厥。法以温通下焦，化瘀利水，冀其应手为妙。

当归八钱　川芎四钱　楂炭五钱　炮姜五分　桃仁三钱　车前五钱　益母草汤同陈酒各一碗，代水煎药

另肉桂五分，血珀五分，甘遂三分，共研末药，汁调服

【诒按】末药方甚佳，煎方中拟加泽兰、牛膝、吴萸，此证甚急，用药能丝丝入扣，迥异肤浮家数。

【潘评】方从生化汤出入。末药殊佳，琥珀入血通淋，肉桂温阳化气，甘遂悍峻利水，合为治癃之妙剂。

【再诊】小水癃闭已通，瘀凝未下，少腹仍然板满，再以温通泄浊。

肉桂　延胡　红花　桃花　丹参　两头尖　归尾　楂炭　牛膝　炮姜　冬葵子　车前

15.前年小产，恶露数日即止，因而腹痛结块，心神妄

乱，言语如癫，此所谓血风病也。胞络下连血海，上系心胞，血凝动火，火炽生风，故见诸症。诊脉弦搏，肝阳有上亢之象，防加吐血。治法当以化瘀为先，稍佐清火可也。

丹参　延胡　五灵脂　川连　川贝　赤苓　蒲黄
另回生丹一粒

【诒按】疏证病原，切实指点，与肤浮影响者不同。

【潘评】回生丹叶桂惯用之，善治络病瘀滞结实者。

16.产后腹痛年余，营虚木郁，脾胃受戕，时作恶心，时沃酸水。用《千金》当归建中汤。

当归　白芍吴萸炒　炙草　炮姜　肉桂　川椒　南枣　橘饼

【诒按】用药切当，无支凑帮贴之病，自是老手。

【再诊】前投建中法，腹痛已止，复因经行之后，劳碌受寒，腹中又痛，加以哺热。饮食减少，舌苔干白，此属血虚肝郁，脾虚木横，用归脾法加减。

党参　黄芪　茯苓　陈皮　冬术　归身　炮姜　木香　砂仁　白芍吴萸炒　橘饼

17.产后瘀凝未净，新血不生，身热日久，少腹疼痛，小溲淋漓，带下血筋，此肝经郁热，兼挟凝瘀为患，殊非小恙。姑拟泄肝和营化瘀为法。

鲜生地　姜汁拌炒焦，一两　生姜渣鲜地汁炒黄，三钱　黑栀　延胡　金铃子　龙胆草　丹参　赤苓　归须　新绛　甘草梢　青葱管

【诒按】恰合病机，唯少腹痛者，于化瘀一层，尚须着意，拟加西珀、乌药、红花。

【潘评】本案产后瘀结郁热，治从旋覆花汤、金铃子散、交加散出入，非胸中博识、精娴临证者不能。其中交加散处置尤妙，鲜生地与生姜交互为主辅，重复用之。鲜生地，今多作清热、生津、养阴之用，唐宋前每借以化瘀通隧、推陈致新，宋前交加散，许学士专治妇人腹痛结聚，晚今但知生地存阴。古义化瘀一层遂湮没焉。

18.经事来多去少，似崩非崩，是血虚有热也，所谓天暑地热，则经血沸腾，用白薇汤加阿胶主之。

女贞子　白薇　阿胶米粉炒　黄芩醋炒炭　归身炭　沙苑盐水炒　黄柏　白芍　旱莲草　莲心

【诒按】立方精到熨贴。

【潘评】《妇人良方》经多崩漏用固经丸（龟板、黄柏、椿皮、香附、黄芩、芍药），颇具效验，与此治相合，盖皆为冲任虚热所设。

19.经停少腹痛，小溲淋漓有血，缕此肝火，与凝瘀交阻，当导而通之。

龙胆草　小蓟炭　桃仁　大黄酒炒　山栀　冬葵子　延胡　车前子　丹皮　海金沙

【诒按】立方切实。

20.经行后奔走急路，冷粥疗饥，少腹疼痛，连腰胁兼及前阴，此肝肾受伤，又被寒侵而热郁也。经云远行则阳气内伐，热舍于肾，冷粥入胃，则热郁不得伸故痛也。遵寒热

错杂例，兼腹痛治法。

川连酒炒　炮姜　桂枝　白芍吴萸三分煎汁炒　全当归　木通　香附　楂炭　黑栀　旋覆花　新绛

【诒按】推究病原，亲切不肤。

21.内经有石瘕、石水之证，多属阳气不布，水道阻塞之证，少腹有块坚硬者为石瘕，水气上攻而腹满者为石水。此证初起，小便不利，今反小便不禁，而腹渐胀满，是石水之象。考古石水治法，不越通阳利水，浅则治膀胱，深则治肾，久则治脾。兹拟一方备采。

四苓散去猪苓　加大腹皮　陈皮　桑白皮　川朴　乌药　桂枝　鸡内金

另朝服肾气丸二钱

【诒按】煎方治膀胱，丸方治肾，方中桂枝拟改用肉桂。

22.体气素亏，频年屡患咳嗽，今春产后悲伤，咳嗽复作，背寒内热，气逆痰多，脉虚数，大便溏，延今百日，病成蓐劳。按产后血舍空虚，八脉之气，先伤于下，加以悲哀伤肺，咳嗽剧发，震动冲脉之气上逆。经云冲脉为病，逆气里急，阳维为病，苦寒热。频进疏风清热，脾胃再伤，以致腹痛便溏，食减无味，斯皆见咳治咳之弊。越人谓，上损及脾，下损及胃，俱属难治。姑拟通补奇经，镇摄冲脉，复入扶脾理肺，未能免俗，聊复尔尔。

熟地砂仁炒炭　当归小茴香三分，拌抄　白芍桂枝三分，拌炒　紫石英　牛膝盐水炒　茯苓　川贝

【诒按】用熟地、归、茴、牛膝、紫石英，温摄冲任，

用归、芍以调阳维，用药颇为亲切，拟再加胡桃、人参、山药、沙苑、牡蛎。

【潘评】此证本虚邪实，两者俱急，肺络之痰热不得清彻，邪势鸱张，正气日益淹没，而脾肾既伤之精气不复，砥柱无权，亦不能托邪外达也。古人论治其证，或标或本，诸说纷纭，本案前治主肺，后治图本，各据一隅，各有所谓。愚见以为正虚邪实皆当顾及，王氏此方，柳氏补充补精殊切，宜午后服，晨起则另服百部、黄芩、杏仁、紫菀、苏子、川贝、竹沥、桑皮、枇杷叶等，以蠲除痰热，标本兼顾，方切实效，不知有当高明否？

23.心胸觉冷，经事数月一来，食入则腹中胀痛，寒痰气郁，凝滞不通，当以辛温宣畅，遵熟料五积意。

半夏　桂枝　茯苓　苍术　白芍　川朴　川芎　归身　丹参　炙草　陈皮　枳壳　高良姜

【潘评】局方五积散（麻黄、苍术、白芷、芍药、当归、川芎、枳壳、桔梗、甘草、茯苓、厚朴、陈皮、半夏、姜、葱），发表温里，泛治寒、食、气、血痰诸积，盖宋时通用方也。金元后渐次罕用，此案犹师其意，主在温通，宣达寒湿。

【再诊】苦辛温通之剂，而能调经散痞，用之果效。益信古人言不妄发，法不虚立，在用者何如耳。

前方去良姜　加茺蔚子　砂仁

24.乳房属胃，乳汁血之所化，无孩子而乳房膨胀，亦下乳汁，此非血之有余。乃不循其道，以下归冲脉，而为月

水，反随肝气，上入乳房，变为乳汁，事出反常，非细故矣。夫血犹水也，气犹风也，血随气行，如水为风激而作波澜也。然则顺其气，清其火，息其风，而使之下，如风回波转可也。正何必参堵截之法，涩其源而止其流哉!噫，可为知者道，难与俗人言也。

元精石　赤石脂　紫石英　寒水石　牡蛎　大生地　白芍　归身　茯神　乌药　麦芽　郁李仁

【诒按】此等议论，全是精心结撰，毫无依傍，非胸有积理者不能道。于乳汁变化之道，确凿指出，非见理精到者不能，方拟去石脂、郁李仁，加丹参、丹皮、牛膝。

小儿门

1.幼稚伏邪挟积，阻滞肠胃，蒸痰化热，肺气窒痹，是以先泻而后咳，更继之以发热也。今者便泄已止，而气急痰嘶，肺气阻痹尤甚，法当先治其肺，盖恐肺胀，则生惊发搐，其变端莫测耳。

葶苈子三钱　莱菔子三钱　六一散三钱　枇杷叶三片

【潘评】泻下乍止，葶苈峻悍似非所宜，恐其更增下利也。不如代以黄芩三钱、白芥子三钱为妥。

【再诊】痰嘶气喘平其大半，热势起伏，退而复作，时下多疟，须防转疟。

白萝卜汁一杯　鲜薄荷汁半杯　二味煎浓去上沫，加入冰糖三钱烊化，姜汁一滴冲服。

【诒按】两方用药，俱清简可法，于小儿尤宜。

2.先痢而后疟，已经两载，面黄内热，腹满足肿，脾气大虚，舌红形瘦，阴液大伤，童劳证也。

党参　茯苓　于术　陈皮　黄芪　泽泻　川连　神曲　防风根

【再诊】疟痢三年，脾胃元气大伤，脉数舌红，腹满足肿，小溲短少。前投升阳益胃，热势略减，今拟补益脾阴，兼以化浊，然童稚阴亏，病延日久，夏令防其增剧。

党参　怀药　冬术　麦冬　五味　白芍　陈皮　茯苓　砂仁　鸡内金

【诒按】小儿虚证，自以后天脾胃为主，然脉数舌红，阴液亦损，亦当稍参养阴之意。

【潘评】本案属脾阴不足，宜吴澄甘平芬香合缪仲淳酸甘化阴法，后案乃正治方法，须徐图取效之。

3.先天不足，三阴亏损，筋络空虚，两足蹻挛，身热骨瘦，童劳痼疾，难治。

生地　当归　牛膝　川断　狗脊　苡米　鳖甲　羚羊角　桑枝

【诒按】用薏米、桑枝于补剂中，稍参风湿治法。

4.断乳太早，元气薄弱，咳嗽发热，已逾四月。形瘦骨立，疳劳重证。唇红而善食，肠胃有疳虫也。

川贝　杏仁　茯苓　百部　川连　党参　地骨皮　陈

皮　芫荑　款冬花　桑白皮

【诒按】此方专以杀虫为主，愚意当另拟培元之法以佐之。

5.马脾风，极重险证，危生倏忽，姑与牛黄夺命散。

大黄生切，四钱　槟榔一钱五分　黑牵牛三钱

共研末，分二服，白萝卜汁调服。

【诒按】此古方也，病情急重，非此亦无法可挽。或有痰热壅甚者，服越婢或麻杏甘石汤亦效。

【潘评】痰喘突发，痰声漉漉，气道阻塞，筋纹色紫，至为危急之候，亦称马脾风重证。目前临床每以麻杏石甘、葶苈泻肺等治之，王氏此方，可资参考。

6.音哑喘咳，痰声嘎咯，风痰袭肺，肺胀夹惊险候。

麻黄　杏仁　射干　桔梗　枳壳　菖蒲　前胡　白前　紫菀　桑白皮

另白萝卜汁冲服

【诒按】此证风痰壅闭，与喉科中马脾风相类，治之稍迟，即不可救，学者最宜留意。

7.痧后挟积，移热于大肠，腹中热痛，每交寅卯二时则痛甚。拟开肺金之郁，仿丹溪论，参越桃意。

良姜　桔梗　川连　通草　滑石　黑栀　楂炭　砂仁　焦曲

【再诊】痧后腹痛，甚于黎明，阳气为阴寒所遏，欲升而不得升，故痛甚于黎明也。前用温寒并进见效，今仍以前法加减。

桂枝　干姜　吴萸　木香　延胡　香附　楂炭　槟榔　赤苓　黑栀　白蔻仁

【**诒按**】此寒热错杂之证，大抵热为寒郁，故立方以寒热互用奏功。

评选爱庐医案二十四条

右爱庐医案若干条，胥江张大曦仲华所著也。仲华道光时人，以医术驰名江浙间。原刻上下两卷，共一百余案，咸丰时刻于苏州，未几毁于兵燹，遂少传本。甲午夏，诒于友人案头得见抄本，假归读之，见其论病选药，思路深细，用法精到，颇能独开生面，发前人所未发。唯刻意争奇，不肯稍涉平境，因之议论有过于艰深者，立方有流于纤巧者，窃念方药之道，动关性命。非如词章曲艺，可以随人好恶，各自成家，是必博稽精彩，慎所从违，庶几可法可师，不致贻误来学，因就所抄本精选而加评焉。共得二十四条，令门人录而存之，后之学者，苟由此而触类旁通，随机应变，不至如赵括之读书也斯可矣。

光绪己亥七月柳宝诒识

爱庐医案

胥江　张大曦仲华　著

内伤杂病门

1.病经匝月，表热解后，杳不思纳，脉静舌净，神倦言懒，既无外感留恋，又非老景颓唐。睛光流动，面色开旷，问所服之药，苦寒沉降者多矣。谅系胃气为药所困，非病也，亦非衰也。且进和中醒中，以悦脾胃，令其纳谷乃昌。

人参须五分　炒麦冬一钱　炒橘白五分　北沙参三钱　甘草三分　霍石斛三钱　生谷芽一两，煎汤代水　野蔷薇露一两，冲服

服药后，令煮糜粥，以备半夜病人思纳。切嘱不可多与。

【诒按】此方清润有余，尚欠流动，如胃气呆钝，稍加香砂；胃有寒涎，稍增姜、夏；欲专和胃，加扁豆、莲子；欲兼和肝，加木瓜、乌梅，均可于此方随宜增入也。

【潘评】江南地低卑湿，病者多阴虚湿热之质。元季朱丹溪以后，治疗内伤杂病，医家好用大补阴丸与四物汤加知柏之类，以苦寒药物为主。虽清泄湿热相火，而脾胃之受戕者不少，故明末医家如周慎斋、缪希雍辈，重视补养脾阴。治疗虚损杂病，更弦苦寒旧辙，而代以甘寒之味，其后叶天士承先贤余绪，创甘寒滋养胃阴之论，垂为典范，医林翕然。张氏此治，宗法天士可知，而轻灵则更有余。柳按谓“尚欠流动”，拟加入代代花、玫瑰花，芬香醒胃，其效尤佳。若肝旺有火者，合白芍、木瓜、乌梅等，为酸甘化阴方法，缪氏、叶氏阐发颇多焉。药困胃气之说，颇具卓识。

【再诊】胃气乍醒，脉形软弱，久饥之后，脏腑之气尚微，纳谷以匀为稳。至于用药，尚利轻灵，须俟胃气日隆，

方可峻补，盖凡投补剂，必藉胃气敷布故也。经云百病以胃气为本，又云安谷则昌，其斯之谓欤。

人参须一钱　益智仁四分　炙甘草三分　石斛三钱　茯神三钱　南枣两枚　北沙参三钱　炒麦冬一钱五分　橘白七分　香谷芽一两

【诒按】名言至理，凡进补剂者，须识此意。

2.竟日悲思，半载纳减，洵非恼怒感触所致，在病人亦不知悲从何来，一若放声号泣，乃能爽快，睡醒之际特甚，余如默坐亦然。韩昌黎云凡人之歌也有思，哭也有怀，出于口而为声者，其皆有不平者乎。夫悲哀属肺，寝则气室，醒则流通，想其乍醒之际，应通而犹室焉，是以特甚。揆之脉象，右寸细数而小滑，伏火挟痰有诸，或更有所惊恐，惊则气结，结则成痹，痹则升降失常，出纳呆钝，胃气所以日馁耳。拟以开结通痹为先，毋急急于补也。

旋覆花一钱五分　元参一钱　炒竹茹一钱五分　瓜蒌皮一钱五分　薤白头三钱　紫菀七分　橘络一钱　安息香三枝　生铁落两许

用铁锤于擂盆内，和开水研至数百转，取汁冲入一小杯。

【诒按】推想病情，思路曲折以达。

【潘评】此情志之患也，五志过极皆为热甚，热郁而痰火阻结为痹，故治以宣痹开结为主，安神化痰佐之。然药石之余，好言抚慰，耐心劝释，解其抑郁之由，尤属至要，盖治情志疾患之症结所在也。

【再诊】两进开结通痹之后，悲哀之态顿释，咯痰黄厚，胃纳稍思，脉之滑数亦缓，其为痰火痹结也明矣。拟以清泄

通降继之，补不可投，岂妄谈哉！

炙桑皮一钱五分　炒竹茹一钱五分　瓜蒌霜一钱五分　杏仁三钱　黑栀一钱五分　丹皮一钱五分　橘络一钱　冬瓜子三钱　紫菀五分　丝瓜络一钱

内风门

1.眩晕多年，每发于湿蒸之令，今年初夏，潮湿过重，发亦频频。诊脉濡细，舌苔腻白，考古法眩晕一证，概从《内经》“诸风掉眩，皆属于肝之论”，大旨不外乎风阳上旋，更辨别挟火、挟痰以治之。今按脉证，乃湿郁上泛，挟浊痰腻膈所致，因前人未经论及，而临证亦罕见也，拟辛香运中，以化湿化痰主之。

制厚朴一钱　煨草果四分　炒苏子一钱五分　旋覆花一钱五分　茅术一钱　制半夏一钱五分　陈皮一钱　白芥子七分　椒目五分　赤苓三钱

【诒按】所论病机极合，方中尚宜参入清泄肝阳之品，如白芍、蒺藜之类方稳，苏子似不必用。

【又按】黄坤载《四圣心源》中，论此等证最详，每以木燥土湿为言，勿谓前人未及也。

【潘评】此言眩晕之因于湿浊用事者，治疗专主蠲化痰湿，亦可聊备一格。第谓此病“前人未经论及，而临证亦罕见”似欠妥当。眩晕而主痰湿者，宋后颇多论及，如《太平圣惠》曰："风与痰相结，上冲于头，则令头旋也。"《仁斋直指》称："风则有汗，寒则制痛，暑则热闷，湿则重滞，此四气乘虚而眩运也。"《和剂·指南》："诸风头目昏眩者，皆因痰壅上盛。"《丹溪治法心要》："此证属痰者多，无痰则不能作眩。"故后世治眩，多借二陈合白术、天麻之类，盖渊源有绪也，慎勿轻言前人未论，临证罕见也。

【再诊】眩晕不复作，舌白依然，脉濡便溏，脘中较爽。信系体肥多湿，嗜酒多湿，卧于地坑之上亦感湿，好饮冷茶，亦停湿。倘泥于古法，而投滋降，不亦远乎！再拟昨方加减，仍守太阴阳明主治。

茅术一钱　煨草果五分　制半夏一钱五分　土炒白术一钱五分　佩叶一钱五分　制厚朴一钱　旋覆花一钱五分　藿梗一钱五分　陈皮一钱　通草一钱

【诒按】眩晕由于湿痰壅过者，亦所时有，然其中必有木火内郁，为痰浊所蔽。治当于疏化湿痰之中，仍参清泄之品乃合。

湿病门

1.形凛汗渍，脉濡神糊，舌如傅粉，沉睡痰迷，素系嗜酒之体，湿痰弥漫，蒙遏清阳，扰乱神明所致。非陷也，亦非闭也，慎勿开泄，拟达原饮意。

制厚朴一钱五分　煨草果五分　枳实四分，磨冲　炒陈皮一钱五分　茅术一钱五分　白芷一钱　法半夏一钱五分　山慈菇五分，磨冲

【诒按】论病确凿，方亦得当，宜其效若桴鼓也。

【潘评】晚近临床耄耋老人颇多见此证，喜好静坐，坐则昏睡，推之能醒，而终日迷蒙，皆属痰湿蒙闭清阳，神明无以自主。张氏用药思路殊佳，分量太轻，另如兀睡终日，胸宇痞闷者，须加入苏合香丸一粒化服，则奏效更捷。

【再诊】汗渍已收，神志转清，药后呕痰盈碗，呕出渐醒，脉犹濡细，舌苔白腻。弥漫之势虽除，尚宜燥湿祛痰，从太阴阳明主治。

茅术一钱　煨草果三分　制半夏一钱五分　椒目五分　厚朴一钱　炒青皮一钱　白术一钱五分　陈皮一钱　通草一钱　白芥子一钱

失血门

1.鼻衄盛发，成流不止者，已三日。面赤，足冷至膝，脉数，寸关尤甚。血去过多，心荡神驰。阴亏内热之体，厥阳化火上逆，扰动脉络，血行清道，从高灌注而下，非若吐红之易定，血有几何，岂堪如此长流？拟仿志火升腾治例，用凉血滋降法。

犀角七分　炒女贞子一钱五分　黄连五分　熟地六钱　青铅一枚　炙龟板一两　旱莲草一钱　煨磁石五钱　阿胶一钱五分，蛤粉拌炒　咸水炒牛膝一钱五分

【诒按】此证甚险，用药尚称得力。方中当加童便冲入。

【再诊】鼻衄虽止，而面色唇口㿠白，虚阳虽降，而额汗心悸畏明，脉虚而数，舌光而颤，气乏血涵，血无气护，阴阳有离脱之象，气血有涣散之险。急进双补法，庶几有所依附，再佐咸降酸收以摄之。

人参一钱　天冬一钱五分　炒枣仁三钱　秋石二分，烊入　熟地一两　枸杞炭三钱　白芍一钱五分　阿胶一钱五分　茯神三钱　大枣二枚

消证门

1.乍纳又饥，消烁迅速，如火之燎于原，遇物即为灰烬。病此半月，肌肉尽削，询系失意事多，焦劳苦思，内火日炽，胃液日干，脏阴既损，而充斥之威，愈难扑灭耳。姑拟玉女煎加味。

大生地一两　麦冬三钱　元参一钱五分　阿胶一钱五分　知母二钱　石膏一两　炒白芍一钱五分　女贞子一钱五分　旱莲草一钱　甘草一钱

【再诊】两进甘凉救液，大势仅减二三，渴饮反甚，溲浑而浊，上中之消，又转到肾消矣。三焦兼涉，津液必至告竭，证情极险。再拟从治之法，宗河间甘露法，必得十减七八乃幸。

熟地六钱　石膏七钱　肉桂五分　生地八钱　麦冬三钱　炙草五分　白芍一钱五分　人参一钱　咸水炒黄柏一钱五分

【三诊】从治之法，始也依然，药三进而纳日退矣。小水浑浊转清，舌苔光红亦淡，拟宗前方小其制，仍与上、中、下三焦并治。

熟地八钱　乌梅三分　炙草五分　川连五分　川椒廿粒　生地四钱　肉桂三分　人参一钱　麦冬二钱

【四诊】连进固本从治之法，并参苦辛酸安胃，允推应手。今胃纳安常，诸恙皆平，而津液受伤已极，善后之法，自当立中育阴，以冀其复。

人参一钱　熟地五钱　天冬一钱五分　洋参一钱五分　北沙参三钱　知母一钱五分　麦冬一钱五分　石斛四钱　炙草三分

【诒按】第一方力量之大，二方立方之巧，三、四方用意之周匝，随机而应，步伐井然。具此见解，庶可谈医，然已难其人矣。

【潘评】清胃养阴、从治温肾、酸甘苦合化甘寒、益阴诸法治消，皆中肯綮，可师可法。然此证平时摄养尤为重要，《医统》曰："消渴虽有数者之不同，其为病之肇端，则皆膏粱肥甘之变，酒色劳伤之过，皆富贵人病之，而贫贱者鲜有也。凡初觉燥渴，便当清心寡欲，薄滋味，减思虑，则治可瘳。若有一毫不慎，纵有名医良剂，必不能有生矣。"洵为保生真诠，不刊之论。

呕逆门

1.恼怒伤肝，木火犯胃入膈，支撑胸背，呕吐血块痰涎，不纳不便，舌白苔腻。胃为水谷之海，多气多血之腑，性喜通降，所畏倒逆，经此气火冲激，湿浊乘机错乱。倘肆其猖狂，厥势立至，若再侮脾土，胀满必增，左脉弦硬，右脉细软，谷不沾唇者已五日。胃气备矣，而呕尚甚。中无砥柱，何恃而不恐，诸先生所进苦寒沉降，盖欲止其呕，而顺其气，诚是理也。然《内经》云："百病皆以胃气为本。"苦寒性味，又属伐胃，胃不能安，药力何藉？拙拟苦寒以制肝之逆，苦辛以通胃之阳，而必参以奠安中气，庶几倒逆之势得缓，幸勿拘于见血畏温之议。

人参一钱　吴萸二分　旋覆花一钱五分　川楝子七分　川椒二分法　半夏一钱五分　茯苓二钱　川连三分

另肉桂四分，酒炒龙胆草三分，二味同研，饭丸，煎药送下。

【诒按】论病颇有卓见，立方亦稳，唯丸方肉桂合龙胆，一寒一热，似不如肉桂合川连，取交济之意更佳。

【潘评】此《金匮》吴茱萸汤、半夏泻心汤出入，肉桂、龙胆研丸，合成辛开苦降之旨。前人罕论，颇觉新奇，临床未试，不知实效如何？

【再诊】呕逆已止，胀痛亦缓。左脉弦硬口平，右脉歇止渐见，土德大残，中气亦竭。急进补中立中，仍参约脾制肝之法，唯望胃纳能醒是幸。

人参一钱五分　肉桂三分　炙甘草三分　白术一钱五分　茯苓三钱　炒白芍一钱五分

【诒按】此建中合四君法。

【三诊】胀痛大减，呕逆未平，稍能纳粥，脉俱濡细，胃气渐有来复之机。经云："纳谷则昌"，信不诬也。

人参一钱　煨肉果三分　白芍一钱五分　橘白七分　白术一钱五分　炙甘草三分　煨木香三分　茯神三钱　谷芽一两

【诒按】此养胃和中，善后之方。

【潘评】肉果辛香暖胃，调中下气，善治中恶吐沫，又能涩肠止痢，有火者忌之。本案初诊寒热错杂，二、三诊已是虚寒为主，或兼大便不实，故用肉果温涩之。

外感门

1.得食则呕，已延月余，形神疲乏，宛如膈证。听其言观其人，唯知明而动，晦而休，务农无怠者流。诊左关脉数，右关细软，舌白口苦，寒热往来，汗之有无，病者不知。盖少阳见证，原有呕恶，揆其病情，是任其呕逆，以致反胃厌谷，胃气日逆，似乎噎膈，实由邪蕴于少阳一经，胃被邪克，气不通达。据是脉证，宜先泄少阳之邪为要，拟小柴胡法，佐以辛通。

柴胡七分　制半夏一钱五分　制厚朴七分　苏叶七分　苏子一钱　炒川椒二分　橘皮一钱　青皮一钱　淡姜渣五分，后入

【诒按】治病不难，难在探取病情，能得真谛。

【潘评】证属邪遏少阳，湿浊中困。呕逆厌谷者，外邪、湿浊皆可致之，非关噎膈也。因热象不显，故小柴胡汤去黄芩，以湿浊偏寒，用药稍温。然张氏药量总是偏轻，柴胡、苏叶只用七分，川椒二分，在今日临床恐难获实效矣。

【再诊】前方嘱服两剂。据述服后，壮热大汗，湿透衣被，即思纳粥。因其效验，连服一剂，今已吃饭，唯力不充耳。诊其脉，左关已软，右脉尚细，续与和中。

党参三钱　归身一钱　续断一钱　白术一钱　茯苓三钱　陈皮一钱　炙甘草三分　前胡三分　煨木香三分

【诒按】方中归身、续断似非此证所宜。

【潘评】善后之方，以香砂六君之类，健脾和胃，化湿理气为主，勿汲汲滋养也。

2.发热恶寒，头项强痛，无汗胸痞，脉浮紧细，证属正伤寒，南方所罕见。询系连朝营墓辛勤，届在严寒，又居旷野，太阳表证悉具，宗仲圣不汗出而烦躁者，大青龙汤主之。

麻黄五分　桂枝五分　防风一钱　杏仁三钱　甘草四分　羌活七分　生石膏三钱　生姜五分　大枣二枚

【诒按】证在初起，似不必遽用石膏，就案中所述，乃麻黄汤的证。

【潘评】本案为太阳表实证，宜汗以取之，令热达腠开，邪从汗出也。以有烦躁，用大青龙，柳案认为只须麻黄汤，只在烦躁两字区别。按缪希雍治外感，太阳病口渴烦躁者，用羌活汤加石膏，持石膏为解肌清热之要药，太阳表证亦不避，与历来专借以清阳明邪热用法相间，张氏此案即存其意。以实效而言，不用羌活，加入淡豆豉三钱尤佳，每获覆杯汗出之效。

【再诊】病甫两日，太阳证未罢，而阳明少阳证已悉具。可知南人禀赋柔弱，其传经之迅速若此，汗既未畅，拟三阳并泄。

麻黄四分　柴胡四分　白芷七分　葛根七分　羌活五分　杏仁三钱　连翘一钱五分　黑山栀一钱五分　姜渣五分　大枣三枚

【三诊】汗畅热解，烦躁已除，脉转细小，形疲体酸嗜卧，而思纳谷矣。其发也凶悍，其传也迅速，其退也亦易易。究属质弱者，易感易达，不若北方天气刚劲，禀赋厚而腠理实，必至传遍六经乃已，是证若宗三时六气治之，势必淹缠几候耳。拟和营卫法。

桂枝四分　橘白一钱　姜渣三分　防风七分　茯苓三钱　桑枝五钱　秦艽一钱五分　大枣二枚

【诒按】南方少正伤寒证，方案虽平浅，宜存之，以扩闻见。

3.表热九日，有汗不解，舌绛起刺，烦渴引饮，间作寒战之象，热甚下午，至夜神志时糊，脉洪无力。阳明经分之邪，灼伤津液，极似大柴胡证，而与脉情不符，细绎病情，正虚津竭，既非陷里之神糊，如何香开？致使内传，欲其腑滞能通，必俟津回液复。拟宗仲圣人参白虎汤意，参入景岳柴胡煎，庶与脉证符合，诸先生以为何如？

参须一钱　柴胡四分　石膏七钱　鲜石斛七钱　元参一钱　竹叶三钱　麦冬一钱五分　黑山栀一钱五分　知母一钱五分

【诒按】于虚实进退之间，惨淡经营，良工心苦。

【潘评】析理用药，俱称精当，参景岳柴胡煎，亦颇别致，景岳治外邪不离柴胡也。而药量委实太小，四分柴胡如何驱达外邪，斡旋表里？鲜生地、鲜石斛、鲜沙参之类甘寒之味，宋前医方皆取大量自然汁饮用，清热存津之力自宏，明清以还但取其意而用之，实效自不可同日语耳。

【再诊】汗热烦渴已减，舌绛淡而尖刺已少，津液稍回，正气较振，脉数未平，神志已爽。少阳阳明之表分既清既泄，而腑分之滞，尚待清润育阴而下也。切勿因滞而遽投荡涤，审证二字，其难其慎，临时应变，平日之工夫也。

生地四钱　知母一钱五分　银花一钱五分　赤芍一钱五分　麻仁三钱　瓜蒌仁三钱　花粉一钱五分　丹皮一钱五分　鲜霍石斛一两

【诒按】此取增液，以行宿滞之意。

伏气门

1.表热四候，额汗如淋，汗时肤冷，汗收热灼，消滞泄邪，清补诸法，已遍尝矣。诊脉虚细，唯尺独滑，舌苔已净，胃纳稍思。细绎脉证，病邪不在三阳，而在三阴。考仲圣有反发热一条，是寒邪深伏少阴之阳分，今乃湿温余邪，流入少阴之阴分，良由少年肾气不藏所致。治当宗其旨、变其法，拟补肾阴、泄肾邪，一举两得，庶可许热解汗收。

熟地五钱　枸杞炭一钱　独活一钱五分　茯苓三钱　五味子七粒　细辛三分　牛膝五分　丹皮一钱

【诒按】能从对面勘出，此为善读书人。唯方中熟地似不如生地为得。

【再诊】热解已净，自汗亦收，脉滑已和，纯乎软弱，神情向倦，而虚象旋著，拟转用补养。

参须一钱　枸杞子一钱　山药三钱　丹皮一钱五分　福泽泻一钱　熟地五钱　杜仲三钱　茯苓三钱　牡蛎七钱　萸肉一钱五分　炙草三分

【潘评】此证是邪热已罢，些微余热而已，与寒邪在三阴者不同。取意景岳补肾法，加入独活少许、细辛三分，试想四候表热深入少阴之里，如何能数分独、细一举功成霍然而解者？颇令人猜疑也。殆是肾亏虚热，故而补益收效，此叙病之不实也。

疫邪门

1.壮热神糊，陡然而发，脉数大，而混糊无序，舌垢腻，而层叠厚布，矢气频转，小溲自遗，脘腹痞硬，气粗痰鸣，既非寻常六气所感，亦非真中类中之证。观其濈濈自汗，汗热而不黏指，转侧自如，四体无强直之态，舌能伸缩，断非中风。设使外感，何至一发便剧，而安能自汗。倘守伤寒先表后里，下不嫌迟之例，是坐待其毙矣。亦曾读吴又可先里后表，急下存阴之论否，盖是证也，一见蓝斑，则

胃已烂，而包络已陷，迅速异常，盍早议下，尚可侥幸，诸同学以为然否？

厚朴一钱　大黄八钱　黄芩一钱　枳实一钱　槟榔一钱　草果四分　知母一钱五分　陈皮一钱

【诒按】论证明确，方亦老当，绝无帮贴肤凑之弊。

【潘评】此案矜式吴又可，阐明戾气证治。外非寻常六气之感，内非真中、类中发病，陡然壮热神昏，脉数大无序，舌垢腻厚布，系戾气伏蛰外露，邪在膜原，且有传胃之征，腹硬多矢气，故用达原饮加大黄治之。厚朴破戾气所结，草果辛烈气雄，除伏邪盘踞，而槟榔善消能磨，剔除伏邪。三味协力，直捣巢穴，令邪气溃散，速离膜原，合大黄攻里通下，里气一通，表气亦顺，郁伏之邪，可透达于表，有助汗解。方治精当，洵得吴氏制疫心传。大黄而用八钱，亦是吴氏学验，盖与张氏平日轻灵治风已判若两人焉。

【再诊】神志得清，表热自汗。腹犹拒按，矢气尚频，便下黏腻。极秽者未畅，小水点滴如油，脉数略有次序，舌苔层布垢浊，胃中秽浊蒸蕴之势，尚形燔灼，必须再下。俟里滞渐楚，然后退就于表。吴又可治疫之论，阐发前人所未备，甚至有三四下而后退走表分者，若作寻常发热论治，岂不谬乎！

大黄五钱　枳实一钱五分　银花二钱　知母一钱五分　细川连五分　丹皮一钱五分　滑石三钱　元明粉一钱五分　厚朴一钱

【诒按】此等证，有下至三四次而后清者，必须有胆有识，方能奏功，后二方亦层次井井，的是老手。

【潘评】吴又可于下法，有勿拘于下不嫌迟及勿拘结类证之论，发叶氏议下之先声。本案便下黏腻，医者往往踟蹰，不敢复下。张氏按又可心得，更投大承气汤加味，以认定胃中秽浊蒸蕴故也，并借大黄为主，吴氏所谓“三承气功效俱在大黄”，“以其润而最降，故能逐邪拔毒”，诚发前人所未备。

【三诊】大腑畅通，悉是如酱、如饴极秽之物，腹已软而神已爽，表热壮而汗反艰。舌苔半化，脉数较缓，渴喜热饮，小水稍多。此际腑中之蒸变乍平，病已退出表分，当从表分疏通，先里后表之论，信不诬也。

柴胡五分　枳实一钱　通草一钱　紫厚朴七分法　半夏一钱五分　连翘一钱五分　橘皮一钱　茯苓三钱　大腹皮一钱五分　藿香一钱

【四诊】表热随汗就和，舌苔又化一层，脉转细矣，神亦倦矣。病去正虚之际，当主以和养中气，佐轻泄以涤余热，守糜粥以俟胃醒，慎勿以虚而早补剂，补之则反复立至也。

桑叶一钱五分　石斛三钱　扁豆三钱　神曲一钱五分　豆卷三钱　甘草三分　橘白一钱　薏仁三钱

疟疾门

1.间疟止后复发，发不归期，或二三日，或七八日，发

则寒战热甚，两三月如此，从无汗泄，脉沉而细，形瘦骨立，胃纳式微。证由久疟伤阴，阴损不复，其为劳疟显然。现届夏令，已得可汗之时，且服存阴泄邪，以冀汗泄于表，阴复于里，转准疟期，庶有畔岸可依，拟少阳少阴并治。

柴胡四分　大生地四钱　地骨皮三钱　黄芩一钱五分　鳖甲七钱　青蒿一钱五分　归须一钱　细辛三分　丹皮一钱五分

【**诒按**】此病若认作虚证，而投腻补，则愈补愈热、不死不休矣。幸遇明眼人识破，乃能得此生机。

【**潘评**】此久疟伤阴，伏邪羁留之证，故仍治疟为主，因从无汗泄，犹望邪从汗出，勿因所谓劳疟而妄投何人饮类滋补。

【再诊】药四服而值疟来，寒战依然，热势转短，热退时，汗已畅达。脉沉转出，神气觉爽，而食物有味，察其转轻之象，皆从汗后。究由外感，乘虚蕴伏，愈伏愈深延为怯象，兹有向外泄化之机，仍宗前议加减，必得转为间疟乃妥。

黄芩一钱五分　炒归须一钱五分　炒知母一钱五分　青蒿一钱五分　鳖血炒柴胡五分　丹皮一钱五分　炒秦艽一钱五分　小生地四钱　荆芥炭一钱　豆卷三钱

【**诒按**】得汗即是生机，仍可用大生地、归身以助阴达邪。

【三诊】疟准日作，解后有汗，寒热之势大减矣。脉形细小，舌不生苔，久疟阴伤，复其阴可耳。证属转机，已得坦途，凡腥膻鲜发以及麦食等，均须慎禁。拟清养法，参以

泄化。

洋参一钱五分　桑叶一钱五分　炙鳖甲一两　石斛三钱　丹皮一钱　青蒿一钱五分　穞豆衣二钱　谷芽一两　秦艽一钱五分

【**诒按**】此善后之法，凡归、地等养阴之品似不可少。

黄疸门

1.疸证多种，黑者属肾，肾气过损者，曰女劳黑疸。今肌肤舌质尽黑，手指映日俱黯，强壮之年，肾阳早已不举，体虽丰腴，腰软不耐久坐，脉弱神疲，纳减足冷，显属肾脏伤残太甚，尚谓北路风霜所致乎？昔有人患此，遍处医治，皆曰风毒，后遇顾西畴，道破证名，宗湿热流入肾经主治，试以此证较之，证虽同虚实又异矣。现届深冬，姑先治本，需春暖阳和，再商他法。

血余四两　猪油一斤，熬至发枯，取油盛贮。一切食物中可以用油者，俱用之。

煎方：制附子七分　炒枸杞一钱五分　炒黄柏一钱　菟丝子一钱五分　茯苓三钱　牡蛎七钱　茵陈一钱五分　杜仲三钱　熟地六钱

【**潘评**】《金匮》："额上黑，微汗出，手足中热，薄暮即发，膀胱急，小便自利，名曰女劳疸。"症结是肾劳，额黑、小便自利为特点，其腹满者难治。《金匮》用硝石矾石散，而历来医家多以补肾为治，如六味、八味丸类，《圣惠》则用鹿茸散（鹿茸、熟地、萸肉、五味、黄芪、牡蛎），张氏此治亦补益肾中阴阳，兼与猪膏发煎。按猪膏润泽，血余消瘀，谅必肠燥便结瘀滞者。

【再诊】前方已服二十余剂，肌肤之黑半化，其势渐转阴黄，形神大振，胃纳加餐，且可耐劳理事矣。春令虽交，和暖未回，再拟补养脾肾，耐性摄养为属。

人参一钱　沙苑三钱　山药三钱　杜仲三钱　熟地一两　茯苓三钱　白术一钱五分　茵陈一钱五分　杞子一钱五分　续断三钱　菟丝二钱　泽泻一钱五分

【诒按】此方中亦当再添温润之药。

【三诊】肤色花斑。证转阴黄，较之黑疸浅一层矣。培植脾肾之药，已经四十余剂，形神色脉，俱属平善，节令将交惊蛰，春暖之气已和，治当开泄腠理，以涤肤斑。《内经》云："必先岁气，毋伐天和。"《易》曰："待时而动，何不利之有？"拟宗仲圣茵陈四逆法加减，三剂即停，接服丸药可耳。黑色退尽之时，当在夏初。

制附子五分　白术一钱五分　赤小豆三钱　麻黄五分　炒黄柏一钱　茵陈一钱五分　连皮苓五钱

【诒按】此证即非冬时，亦当先以温煦脾肾为主，务使身中阳和之气，渐渐煦动，然后投以此剂，方能奏效。接服丸方未见，拟八味丸去萸、桂，加术、柏，此病情颇奥，治法亦奇。

【潘评】频进补肾，先天得培，正气渐充，疸由虚转实。湿热尚未清彻，春月发陈，待时而动，故用茵陈四逆法宣泄余邪，铲除病根。

腹痛门

1.脾肾之阳素亏，醉饱之日偏多。腹痛拒按，自汗如雨，大便三日未行，舌垢腻，脉沉实。湿痰食滞，团结于内，非下不通，而涉及阳虚之体，又非温不动。许学士温下之法，原仲圣大实痛之例化出，今当宗之。

制附子五分　肉桂四分　干姜五分　生大黄四钱　枳实一钱五分　厚朴一钱

【诒按】论病立方，如良工制器，极朴属微至之妙。

【潘评】仲景三物备急丸，峻攻寒结，垂范温下之例，许学士颇究心之。以巴豆悍猛，扶持以人参，名干姜丸，《本事方》甚称其验，其尤缓者与温脾汤，而避巴豆之峻烈也。

【再诊】大腑畅行，痛止汗收，神思倦而脉转虚细，拟养胃和中。

北沙参三钱　甘草三分　橘白一钱　白扁豆三钱　石斛三钱　白芍一钱

肿胀门

1.旬日内，遍体俱肿，肤色鲜明。始也原有身热，不慎

风而即止，亦无汗泄。诊脉浮紧，气喘促，小便闭，舌白，不思饮。证系水湿之邪，藉风气鼓行经隧，是以最捷。倘喘甚气塞，亦属至危之道。治当以开鬼门、洁净府为要著。

麻黄三钱　赤苓三钱　苏子二钱　桂木五分　薏仁三钱　紫菀七分　椒目五分　浮萍一钱五分　大腹皮一钱五分

外用麻黄、紫苏、羌活、浮萍、生姜、防风各五钱，闭户煎汤，遍体揩熨，不可冒风。

【诒按】病名风水，立方清灵流动，颇得轻可去实之旨。

瘕癖门

1.少腹块垒，上攻及脘，其力猛而痛势剧，转瞬之间，腹中鸣响，则块垒一阵，向下即平。证名奔豚者，因其性情踪迹行止类似江豚耳，然考其证有三，犯肺之奔豚属心火，犯心之奔豚属肾寒，脐下悸欲作奔豚者属水邪，今系肾水寒邪所发，体属阳亏所致，拟以真武汤参奔豚汤意。

茯苓五钱　川芎五分　小茴五分　归尾一钱　附子五分　白芍一钱　半夏一钱五分　橘核三钱　李根皮一两

【诒按】案语明辨以晰，立方精切不浮。

【潘评】《难经》:“肾之积，名曰奔豚，发于少腹，上至心下，若豚状，或上下无时，久不已，令人喘逆，骨痿少气。”大抵肾气内动致之，若阴寒之气上逆者，宜桂枝加桂汤，若挟水饮上乘者，宜茯苓桂枝甘草大枣汤。另肝经郁火上冲，宜奔豚汤（甘草、芎、当归、半夏、黄芩、生葛、芍药、生姜、甘李根白皮）疏泄为主。本案阳虚挟水欲作奔豚，故变化治之。

痢疾门

1.腹痛下痢，昼夜无度，汗冷肢冷，脉细舌白。暑湿热挟滞互结，病经五日不减，嗜酒中虚之体，邪不能化热外达，而见多汗伤阳、多痢伤阴之险。凡里急后重、腹痛者，治法宜通，口燥烦躁溲秘者，又当清渗。此证中阳先馁，不能托化，邪滞未动，虚波已至，诚属棘手。姑拟温清并进，宗泻心汤意，参以疏邪化滞，若正气、保和之类何足恃耶？

制附子五分　厚朴七分　桂木五分　藿梗一钱五分　建曲一钱五分　赤苓三钱　木香三分　姜渣三分　酒炒黄连五分

【诒按】此正虚不能托邪之证，若仅与苦寒香燥，痢门之套药乌能挽回？前后三方，扶阳托邪，选药俱丝丝入扣，所以奏效。

【潘评】化滞太轻，盘肠屈曲，借黄连、木香数分，焉能荡涤垢积、推陈致新？用之今日临床，无异缘木求鱼矣。

【再诊】下痢减半，赤白相杂，肢冷较和，汗亦稀少，舌白苔腻不化，里急后重已缓，诊脉沉细，腹中犹痛。究属中虚湿胜，暑积阻结，不能藉阳和运动，尚非坦途，再拟温中运邪一法。

制附子五分　厚朴七分　黄连三分　白术一钱五分　淡干姜四

分　防风一钱　木香三分　枳实七分　丹皮一钱　赤苓三钱

【三诊】痢下大减，舌苔渐化，腹痛陈而宿垢亦通，小溲赤而两三度，脉象起矣，谷食思矣。中阳既得运动，无虑邪滞不化也，尚当和中。

白术一钱五分　佩兰一钱　青皮七分　藿梗一钱五分　建曲一钱五分　厚朴七分　扁豆三钱　桔梗五分　肉果四分　滑石三钱　苡仁三钱

【潘评】无邪无积之虚利可用肉果温涩之。此证痢下初减，宿垢未楚，切忌兜涩，以免留邪致弊也，休息痢者大抵由此而成。

2.暑湿热病下痢，始系赤白垢腻，昼夜数十余次，旬日后，痢虽减，而纯下血矣。伤及肝肾，病情最深，非易治者。姑先清热存阴，宗厥阴下痢之条，拟白头翁汤，合黄连阿胶汤意。

白头翁三钱　秦皮一钱五分　丹皮一钱五分　黄连一钱　地榆炭二钱　白芍一钱五分　荷蒂三个　炒黄柏一钱　阿胶蛤粉拌炒，一钱五分

【诒按】方论俱明当。

【潘评】不用大黄虑垢积不清，而痢下无休止也。肝肾伤残是一回事，腑垢积滞亦是一回事，两者相互关连，相互影响，治疗不可偏废，不能因虚而忘祛邪，致养痈遗患。痢疾古称滞下，非滞不痢也，许学士云："必先涤所蓄之邪，然后补之"，严用和称："每遇此证，必先导涤肠胃"，戴人更详而明之，扩而充之，务攻涤以净其肠垢。明清以还，补养法

日益讲究，祛邪法渐向式微，本案张氏治病，示其一斑也。柳按称其“方论明当”，实未必也。

【再诊】下血较昨减半，而其来必阵下，肠中滑泄已甚，关闸尽撤，肾气有下脱之虑，拟用昨方参桃花汤意。

赤石脂四钱　地榆一钱　干姜炭五分　白芍一钱五分　丹皮一钱　阿胶蛤粉拌炒，一钱五分　炙草三分　炒黄柏一钱　粳米四钱　黄连四分

【诒按】病虽稍减，尚系紧要关头，不可松手。

【三诊】血下缓而大减，脉微神倦，气阴并乏矣，堵塞存阴之药，尚不可撤，拟就昨方加立中意。

原方加入人参一钱　另煎冲入

大便门

1.大小便易位而出，证名交肠，当得之大怒大饱之后，气火错乱，升降失常，以致清浊混淆，水滓不按常道而行，久则难治。

明矾七分，敲如绿豆大，用腐衣五层包扎，淡盐汤送下。日三服，三日九服，可愈。

【诒按】立方简当。

【潘评】交肠证方书有载，而临证罕见，明清诸贤，偶存案例，方药各异。采录数案如下备考：张石顽治绿石山詹石匠之妇，产后五六日，恶露不行，腹胀喘满，大便从前阴

而出。绿平昔酷嗜烟酒，所产之儿身软无骨，因而惊骇，遂患此证。以芎归汤加莪术、肉桂、山楂，一服恶露通，而二便如常。又钱吉甫女，年十三，体肥痰盛，因邻居被盗，发热头痛，呕逆面青，六脉弦促，而便溺易位，此因惊气乱，痰袭窍端所致也。与四七汤下礞石滚痰丸，开通痰气而安。俞东扶师金上陶先生，治金姓裁缝，二十余岁，雨途道滑，臀仆坐地，亦无痛苦，次日腹中欲去大便而转矢气，从阳具出。自觉大便不往后去，转向前走，阳具中痛苦不堪，其粪逼细如稻柴心而出，用补中益气汤，一服即愈。四五日病复再发，用此汤不效矣。小便行时并不带粪，粪来亦不夹杂小便，尿孔渐为干粪撑大，痛苦莫可名言，大肠竟废而不用。是时吴郡名医王、叶、薛诸公皆在，遍求之，皆不能疗，金断其次年三月死，当届期人已羸瘠不堪，然犹能饮食，二便之迭从阳具出者，反习以为常，痛苦亦减，似可未死。忽一日，小便顿闭，大便仍来，闭三日，而小便从鼻孔涌出，其色黑，立死。

外疡门

1.恼怒悒郁，内火自生，火能燥痰，则气结痰凝，火性上炎，则痰随之上窜，结核成串于左项，安保右项之不发？壮年朴实之体，而得斯疾，谅亦偏于性情之固执也。倘能暂抛诵读，专心舒闷畅怀为事，则疬痰之消，犹可计日而待，盖不若自戕本元者之水亏火旺，而燥痰成串也。设听其在络

内四窜，久延必至于溃，则终身之累矣，后悔莫及，聊赠数言，然乎？否乎？

旋覆花一钱五分　橘络一钱　白芥子七分　杏仁三钱　苏子一钱　海藻一钱五分　昆布一钱五分　丹皮一钱五分　竹茹一钱五分　香附一钱五分

【再诊】通络化痰、理气开郁之方，已投七服。左项痰核软而可推，余络未窜，脉仍弦数，大便五日不行，内火犹炽，再议化痰通络之法。

海藻一钱五分　鳖甲五钱　黑栀二钱　昆布一钱五分　丹皮一钱五分　旋覆花一钱五分　蒌皮一钱五分　炙甲片七分　白芥子七分　竹沥一两

【三诊】前方五服，痰核已消三粒，所剩四粒，亦软而小，其势不至四窜矣。脉弦小软，大便已畅，再拟消痰，以冀速除，然方药虽效，亦半藉怡养工夫耳。

橘核一钱　川楝子一钱　炙山甲七分　土贝母三钱　昆布一钱　丹皮一钱五分　旋覆花一钱　海浮石三钱　黑栀一钱五钱　竹沥一两

【诒按】此案三方，药力不甚结实，而用意颇玲珑，在应酬方中，可云完善。

妇人门

1.痛经数年，不得孕育，经水三日前必腹痛，腹中有块凝滞，状似癥瘕伏梁之类。纳减运迟，形瘦神羸，调经诸法，医者岂曰无之，数载之中，服药无间，何以漠然不应。询知闺阁之时，无是病，既嫁之后，有是疾，痛之来源良有以也。是证考古却无，曾见于《济阴纲目》中，姑勿道其名目，宗其意而立方。不必于平时服，俟其痛而进之，经至即止，下期再服。

荆三棱一钱　莪术一钱　延胡一钱五分　香附一钱五分　制军一钱　归身一钱五分　丹皮一钱五分　川芎四分　桃仁二钱　枳实七分

【再诊】前方于第二期，经前三剂，经来紫黑，下有似胎非胎一块，弥月不复痛，而经至矣。盖是证亦凝结于胞中者，今既下矣，复何虑乎？

白芍一钱五分　石斛三钱　川芎五分　醋炒柴胡三分　橘白一钱　白术一钱五分　归身一钱五分　丹皮一钱五分　谷芽一两

2.经停三月，骤然崩冲，阅五月而又若漏卮，询系暴崩属虚，虚阳无附。额汗头震，闻声惊惕，多语神烦，脉微虚软，势将二气脱离，其危至速。拟回阳摄阴法，急安其气血。

附子五分　鹿角霜一钱五分　杞子炭一钱　熟地七钱　五味七粒　白芍一钱五分　人参一钱　龟板一两　天冬一钱五分　山药三钱

【诒按】证情已急，须得重剂，方可挽回。方中选药甚合，特嫌分量太轻耳。

【再诊】脱象既除，经漏较稀，脉尤濡细，神思尚怯。气血乍得依附，再宗暴崩属虚之例，拟温补法。

人参一钱　熟地一两　枸杞一钱五分　鹿角胶一钱五分　杜

仲三钱　巴戟一钱五分　白芍一钱五分　归身一钱五分　阿胶一钱五分　天冬一钱五分

3.上腊严寒生产，受寒必甚，当时瘀露未畅，脐下阵痛，迄今五月未止。阅所服药，皆宗产后宜温之例，因属近是，惜未考经穴经隧耳，譬诸锁则买矣，何以不付以匙？买者不知，卖者当知，病者不知，医者当知，致使远途跋涉，幸遇善与人配匙者。

肉桂二钱　细辛五分　同研末，饭丸，匀五服，每晨一服。

【**诒按**】方颇奇特。

【**潘评**】论理颇当，引申涉自衒一途，不足为训。

四家医案跋

或问：医案古有之乎？曰：古有诊籍，《扁鹊仓公列传》所记是也；曰：验乎？曰：古今不同，其品齐轻重，不可得而悉也。然则柳先生奚为辑是书也？曰：时近而文显，时近则阴阳之沴同，文显则质直而易晓，抑且商榷微眇，称量而出，不啻其自为之也。先生所辑者八家，今先刊者四种，其门人王君吉臣、柳君颂余、金君兰升，匄资成之。三君守师法，笃风义，良足称述。金君属叙于余，余不知医，勉赘数语，以质世之善读书者。

时光绪甲辰四月常熟翁同龢